알기 쉽게 설명하는

ECMO의 기본

나승운 감수 | 이동원 옮김

氏家良人 監修

小倉崇以, 青景聡之 著

도서출판 대한의학

감수의 글

순환기내과 심혈관중재시술 전문가 이동원 선생님이 일본어를 공부해서 직접 번역하신 한국어 ECMO 번역서의 감수를 부탁받고 감수하는 시간 내내 깊은 감명을 받았습니다. 이동원 선생님은 평소 저와 심혈관중재학회, 방문 합동 시술 시연 및 정기적인 시술 관련 등 밀접한 교류를 해오고 계신 복잡 관상동맥 및 말초혈관질환의 전문가입니다. 부산의 지역 심혈관병원에서 맡은 바 소임을 다하느라 바쁘신 가운데도 뜨거운 열정과 집념으로 훌륭한 번역서를 만들어 이 영역에 도움이 필요한 의료인들을 위해 출간하게 되었다는 것 자체가 참 대단하다고 생각합니다.

이동원 역자 선생님이나 감수자인 저는 ECMO 전문가는 아니지만 실제 임상에서 많은 경험을 하는 동안 'ECMO' 하면 '복잡하다, 어렵다, 정답이 있는지 모르겠다, 소수 전문가의 영역이다'라는 생각을 수없이 해왔습니다. 따라서 이러한 임상가들 입장에서 무엇이 필요한지 더 잘 알고 있기에 이 번역서를 감수하는 내내 정말 많은 임상인들에게 이 책이 큰 도움이 될 것이라 확신하게 되었습니다.

원저자인 일본 선생님들은 세계적으로 유명한 ECMO센터에서 연수하였으며 일본에서 오랜 시간 ECMO 임상 경험을 쌓아 오신 분들로서 복잡한 내용을 대화 형식으로 쉽게 저술하였습니다. ECMO 관련 모든 영역에 기초부터 심도 있는 내용까지 다루고 있어서 ECMO 지식에 체계적인 골격을 세워 적극적으로 잘 활용할 수 있는 훌륭한 가이드 서적으로 자리 잡을 수 있을 것으로 여겨집니다.

비록 임상에서 ECMO 관련 진료업무나 임상연구를 수행하는 의료인들이 아주 많지는 않지만, ECMO는 심폐기능부전의 중대한 응급상황에서 생명을 구할 수 있는 현재로서는 대체 불가능한 필수 의료기기로 자리 잡고 있습니다. 이 번역서가 ECMO 장비 자체의 이해, 임상에서 꼭 필요한 적응증, ECMO 설치 관련 주의점, 치료관리에 대한 핵심적인 지침을 가이드해 줌으로써 ECMO 관련 전문 의료인들에게 큰 힘이 되어줄 것이라 믿습니다.

개인적으로도 감수 과정을 통해 큰 공부가 되었으며, 이러한 의미 있는 일을 계획하고 추진하여 열매를 맺어 주신 역자 이동원 선생님께 다시 한번 감사와 축하, 격려의 말씀을 전합니다. 이 책이 ECMO를 필요로 하는 심혈관질환 중환자들과 가족들에게 많은 도움이 되기를 기대합니다.

2024년 8월

나승운

역자 서문

존경하는 의료인, 의학도 여러분

심장과 폐 기능이 중요하게 저하된 환자들의 치료에서 ECMO(체외막산소요법) 기술은 그 가치를 점점 더 인정받고 있습니다. 이 기술은 특히 심각한 심장 또는 호흡부전 환자에게 필수적인 치료법으로 자리잡고 있으며, 전 세계 많은 의료기관에서 생명을 구하는 데 필수적인 역할을 하고 있습니다.

본 서문을 통해, 한국의 의료 전문가 여러분께 일본에서 출판된 ECMO 관련 서적을 소개하게 되어 매우 기쁩니다. 이 책은 ECMO 치료의 이론부터 실제적 적용에 이르기까지 광범위한 지식을 제공하며, 이 분야의 최신 연구와 경험을 바탕으로 구성되었습니다. 본 서적의 번역은 한국의 의료 전문가 및 의과 대학생들이 더 넓은 지식을 얻고, 더 나은 치료 방법을 모색할 수 있는 기회를 제공하기 위해 이루어졌습니다.

ECMO는 다양한 임상 상황에서 환자의 생명을 유지하고 회복을 돕는 데 있어 필수적인 도구입니다. 이 기계의 작동 원리부터 시작하여 적절한 환자 선별, 치료 중 발생할 수 있는 합병증의 관리, 그리고 치료 후 회복 과정에 이르기까지 ECMO 사용에 대한 심도 깊은 이해를 돕기 위해 이 책은 매우 유용할 것으로 생각됩니다.

이번 번역본의 출판은 한국에서의 ECMO 기술의 발전과 보급을 촉진하는 데 큰 기여를 할 것입니다. 이 책을 통해 여러분은 ECMO 치료에 필요한 실질적인 지식을 얻을 수 있을 것이며, 이는 궁극적으로 환자들에게 더 나은 생명 유지 기술을 제공하는 데 도움이 될 것입니다.

본 번역서가 여러분의 임상 실습과 연구에 귀중한 자원이 되기를 바라며, ECMO 기술의 이해와 적용이 한국에서도 널리 확산되기를 진심으로 기원합니다. 함께 이 새로운 지형을 개척해 나가는 여정에 동참해 주실 것을 부탁드립니다.

진심으로 감사드리며, 여러분의 무궁한 발전을 기원합니다.

2024년 8월

이동원

약력

감수 나승운

고려대학교 의료원 내과 전공의

고려대학교 안암병원 순환기내과 전임의

고려대학교 구로병원 순환기내과 전임의

Washington Hospital Center, Georgetown University, Washington DC, USA 연구교수

고려대학교 구로병원 순환기내과 조교수, 부교수

고려대학교 구로병원 순환기내과 교수

고려대학교 순환기내과 중재시술연구소 CIRI 소장

옮김 이동원

부산대학교 의과대학 박사

부산대학교병원 인턴, 전공의, 전임의

SMG연세병원 순환기내과 전문의

순환기내과 의사로서 의업에 종사하고 있으며 더욱더 다각적이면서 자유롭고 활발한 의학과 의료의 지식의 생태계가 되기를 희망하면서 조금이라도 도움이 되고자 이번에 책을 만들게 되었습니다.

감수의 말

2017년 봄, Toshiyuki Aokage 선생님으로부터 Takayuki Ogura 선생님과 함께 레지던트, 간호사, 임상공학기사, 기타 의료인을 대상으로 쓰일 예정인 ECMO에 관한 책의 감수를 의뢰받았는데, 그것이 바로 이『알기 쉽게 설명하는 ECMO의 기본』이었다.

두 분은 장래가 기대되는 젊은 Intensivist이며, 이 책은 젊은 전문의들, 레지던트나 간호사 선생님들에게 마치 환자를 눈앞에 두고 설명하는 듯한 스타일로 쓰여 있어 매우 알기 쉬우며 딱딱하지 않고 읽기 쉽게 만들어졌다. 그러면서도 새로운 지식과 ECMO의 요령이 알차게 쓰여 있어 응급실이나 중환자실 전문의들에게도 작으나마 도움이 될 수 있는 책이며 본인도 감수하면서 많은 공부가 되었다.

두 선생님은 영국과 스웨덴의 최고 수준의 ECMO center에서 공부하고 그 경험을 바탕으로 이 책을 쓰셨다. 그러나 사실 국내에서도 1970년대부터 1990년대까지 Kumamoto University 마취과에서 고(故) Morioka Tohru 교수님을 중심으로 Extracorporeal Membrane Oxygenation을 이용하여 장기적 호흡관리, 심폐보조 연구 등 많은 임상 적용을 시도하고 있었다. Morioka 선생님은 이를 ECLA (Extracorporeal Lung Assist), ECLHA (Extracorporeal Lung & Heart Assist)라고 부르며 세미나를 열어 보급 교육 활동도 하고 계셨다. 나는 '86년, '87년 경으로 알고 있는데, 당시 소속되어 있던 Sapporo 의과대학에서 Kumamoto 의과대학으로 가서 강습을 받았는데, 동물실험실에서 ECLA를 장착하고 며칠이 지난 염소가 의식이 있는 상태로 서 있었던 것을 기억하고 있다.

나는 88년 Sapporo 의과대학 응급중환자치료실 직원들과 함께 인공폐를 준비시켜 놓고 심폐정지 환자에게 이를 사용하기 시작했다. 이것이 지금의 E-CPR이며, 세계 최초로 임상 응용한 것이 나중에 PCPS가 되어 국내 전역의 응급센터에 보급되었다.

Morioka 교수님는 학술집회 때마다 "Sapporo 의과대학에서는 ECMO를 이용한 심폐소생술에 사용하기 시작했다."고 칭찬을 아끼지 않았다.

그 전에 Sapporo까지 강연을 하러 온 Hidenori Teerasaki 조교수(현재 Kumamoto 대학 마취과 교수)는 "ECMO가 자연스럽게 장기적으로 사용되기 시작했을 때가 임상에서 받아들여질 시기일 것"이라고 말했었다. 당시 Kumamoto 병원에서 잠과 식사를 잊고 연구와 임상에 종사하고 계셨던 Hirotada Katsuya(전 Nagoya 시립대학 마취과 교수), Sugahara Kazuhiro(전 Ryukyu 대학 마취과 교수), Okamoto Kazufumi(전 Shinshuu 대학 응급의학과 교수), Kukita Ichiro(현 Ryukyu대학 응급의학과 교수) 등 각 선생님을 비롯한 선배님들에게 경의를 표하며, 젊은 Intensivists들의 노력으로 '지금, 이 시기를 맞이하게 해주었다'고 생각하며 그 기쁨을 나누며, 감사의 말을 전하고 싶다.

2018년 2월

Okayama 대학 명예교수

Ujike Yoshihito

머리말

푹 자고 있는 아이의 잠꼬대하는 모습. 이보다 더 부드럽고 조용하고 평온한 호흡이라는 것이 이 세상에 존재하는지 모르겠다. 호흡부전 환자의 호흡도 모두 이와 같았으면 좋겠다고 항상 생각한다.

내가 막 의사가 되었을 때, 수술 후 장폐색이 발생, 구토물의 흡입으로 인해 ARDS로 진행된 환자를 잃은 적이 있다. 우리는 새하얗게 변한 폐에 산소를 이렇게 자주 주입하고, 무리하게 인공호흡을 시켜서 억지로 모양이 좋은 혈액 가스 소견을 만들었던 그 당시 그 환자는 매우 고통스러워하고 괴로워하는 모습이 너무 보기 힘들었었고, 이후 내 머릿속에는 '망가진 폐에 가스를 주입하는 치료로 정말 사람이 좋아질 수 있을까'라는 의문이 떠올랐고, 나의 남은 레지던트 생활은 '폐에 좋은 호흡'을 탐구하는 데에 시간을 쏟았다.

ECMO를 만난 것은 레지던트 과정을 마친 2011년이었다. 스웨덴 KAROLINSKA ECMO CENTER를 방문했을 때, 그곳에는 ECMO를 장착하고 있는 한 할머니의 모습이 있었다. 그 가슴에는 읽고 있던 것으로 보이는 책이 조심스럽게 손을 얹고 놓여 있었다. 그 할머니의 숨소리가 너무 조용하고 부드러웠다. 그때 '어떻게 하면 폐에 좋은 환기를 시킬 수 있을까'를 생각했던 시대에서 '어떻게 하면 폐를 사용하지 않고 온전하게 호흡을 하게 할 수 있을까'를 생각하는 시대로 돌입한 순간이라는 것을 직감했다.

그 후 7년간 나는 ECMO Physician으로 살아가고 있다. 근거가 부족하다는 전문가들로부터 혹독한 지적을 받기도 하지만, 나는 ECMO를 달고 눈을 감고 있는 환자의 잠이 든 편안하고 순수한 얼굴을 좋아한다. 반짝이는 눈망울을 가진 딸의 잠자는 숨소리와 비슷한 그런 호흡을 본보기로 삼고, 나는 항상 그런 호흡을 위해 고민하며 ECMO와 함께 도전을 계속하고 있다.

2018년 2월
Maebashi에서 저자를 대표해서
Takayuki Ogura

목차

- 감수의 글 ······ 3
- 역자 서문 ······ 4
- 약력 ······ 5
- 감수의 말 ······ 氏家良人 6
- 머리말 ······ 小倉崇以 9
- Color Atlas ······ 12

1장 ECMO에 대해 알아보자

Part 1 ECMO의 개념. ECMO란 어떤 치료기계인가? 16

1 ECMO는 즉, 생명유지장치 ······ 16
2 ECMO의 관리 개념 ······ 19
3 호흡 ECMO의 개념: 폐를 쉬게 한다 ······ 23
4 심장 ECMO의 개념: 심장을 쉬게 한다 ······ 38
5 합병증을 줄이는 세심한 ECMO 작동을 ······ 49

Part 2 ECMO 관리를 위한 기초 지식 59

1 ECMO 시스템의 구조 ······ 59
2 ECMO의 생명 = Blood drainage: Cannula는 굵게! 짧게! ······ 69
3 간단하지만 어려운 가스 교환(수증기도 계산해 봐요!) ······ 75
4 회로 내압: Drainage는 100까지, return은 400까지 ······ 84
5 Circuit 모니터링: 과도한 압력을 모니터링하여 부작용 발생을 감시하자 ······ 87
6 ECMO의 핵심 약물 = 항응고제: 헤파린으로 aPTT를 40-60초로! ······ 92
7 용혈 방지 ······ 98

2장 ECMO를 사용해 보자!

Part 3 심장 ECMO로 유지되는 생명 104

1 순환보조는 이렇게 사용한다! ······ 104

2 심장 ECMO의 이곳에 주목! 123
3 신은 디테일에 있다(심장 ECMO 편) 127

Part 4 호흡 ECMO로 유지되는 생명 130

1 인공호흡 보조는 이렇게 사용한다! 130
2 호흡 ECMO의 이곳에 주목! (ECMO 관련 감염증 및 패혈증) 139
3 신은 디테일에 있다(호흡 ECMO 편) 146

Part 5 E-CPR로 유지되는 생명 154

1 E-CPR은 이렇게 사용한다! – 구급헬기 사례를 통해 배우자! 154
2 E-CPR의 이곳에 주목! 173
3 신은 디테일에 있다(E-CPR 편) 176

3장 ECMO이기에 가능한 것들

Part 6 Awake ECMO 180

1 Awake ECMO 환자의 관리 – 편안함을 지향한다 180

Part 7 Early Mobilization 187

1 ECMO 환자의 일상으로의 복귀를 목표로 187
2 Post Intensive Care Syndrome (PICS) 189
3 Early Mobilization 191
4 ECMO의 Early Mobilization 194

Column ECMO를 통해 중환자 치료의 정체성을 생각하다 青景聡之 198

글을 마치며 小倉崇以 200

색인 201

본문 일러스트 협력 : 小倉玲子

Color Atlas

A) Centrifugal pump

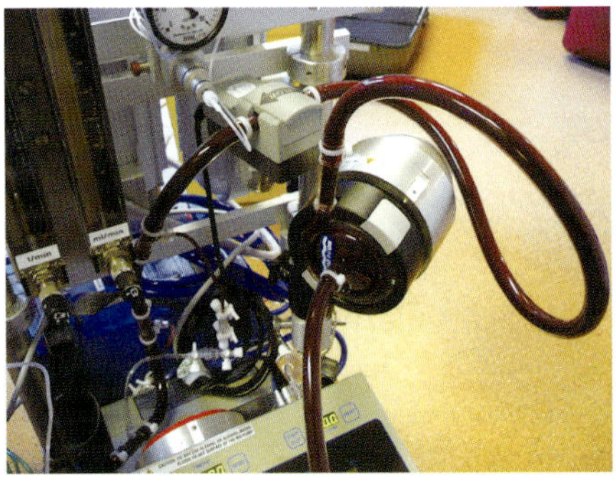

B) Roller pump

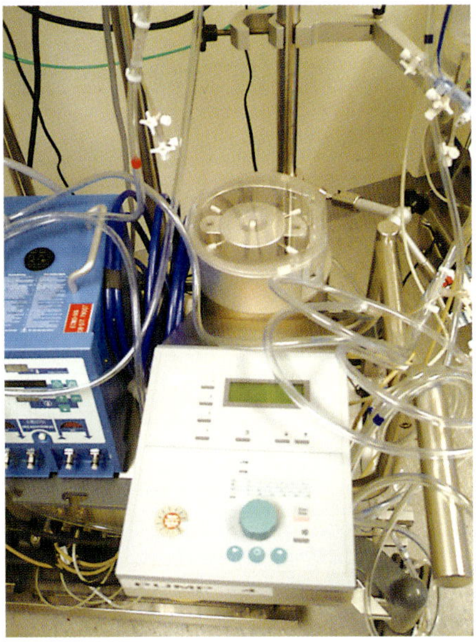

❶ 펌프의 종류와 구조

(p.63 그림 3 참조)

A) ECMO에서 사용하는 cannula

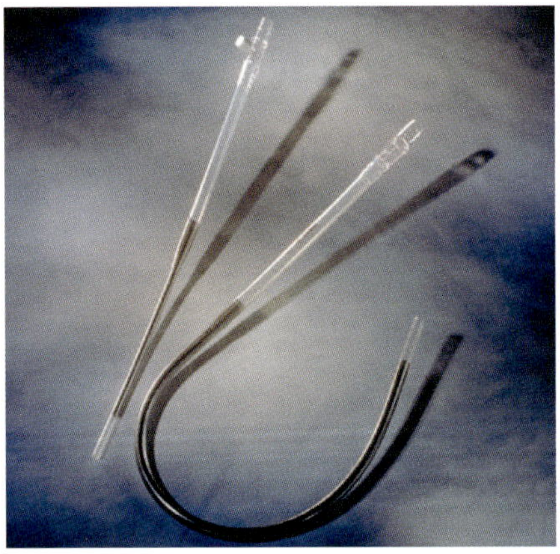

BioMedicus cannula(일본 메드트로닉사 제품)

B) Drainage cannula(경부)

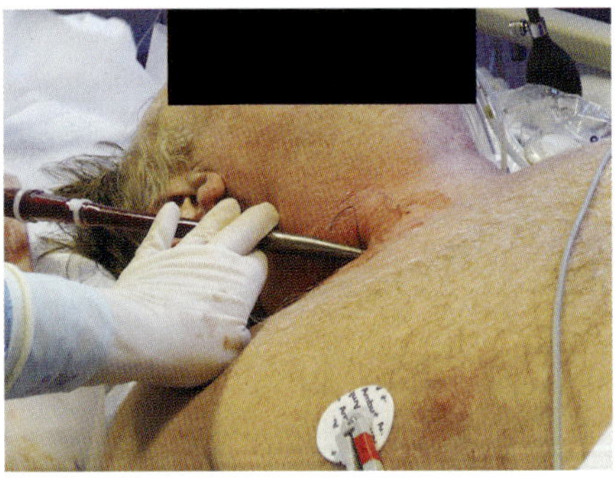

C) Return cannula(대퇴부)

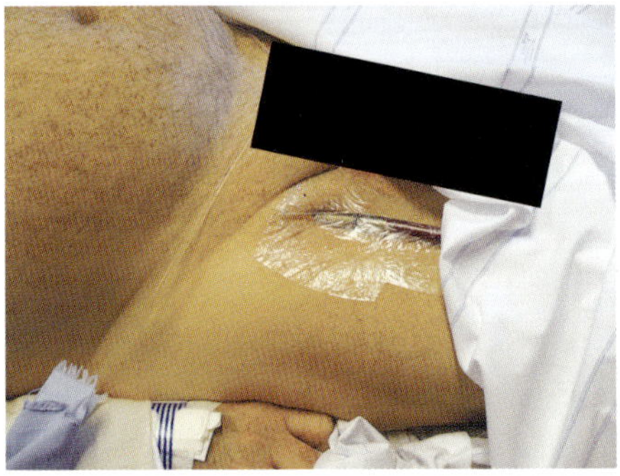

❷ ECMO cannula

Drainage cannula는 return cannula보다 더 굵다.

(p.65 그림 4 참조)

A) 혈압계

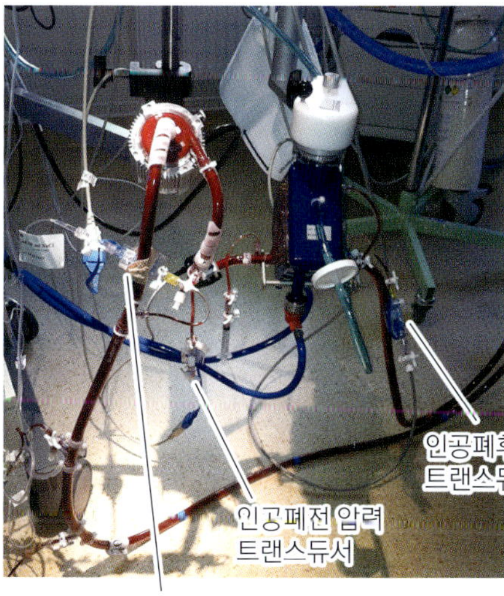

B) 모니터 화면

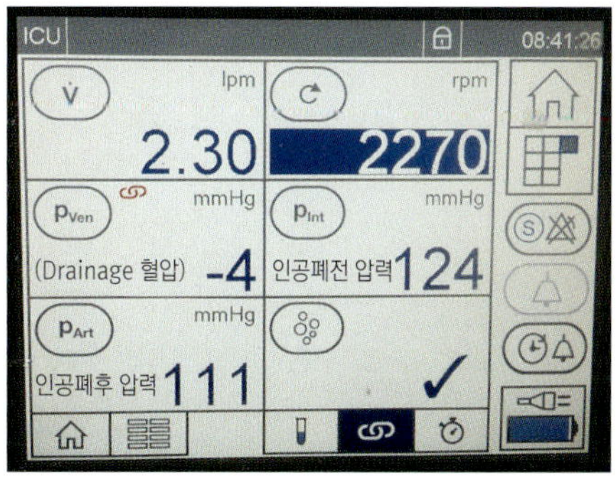

❸ 회로 내압 모니터링

(p.68 그림 5 참조)

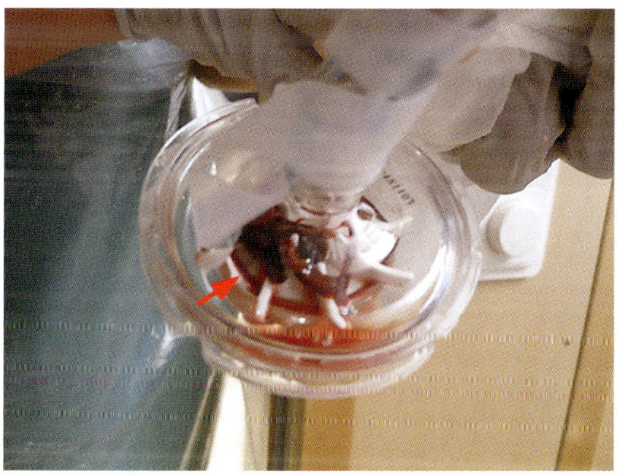

❹ 펌프 내 혈전

(p.99 그림 16 참조)

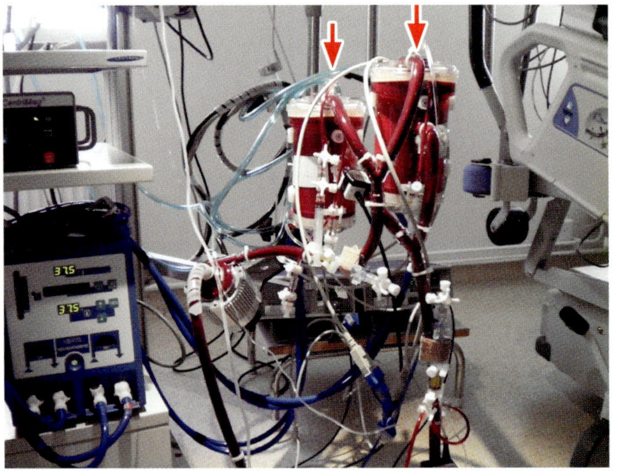

❺ 인공폐 2개를 병렬로 사용

(p.150 그림 8 참조)

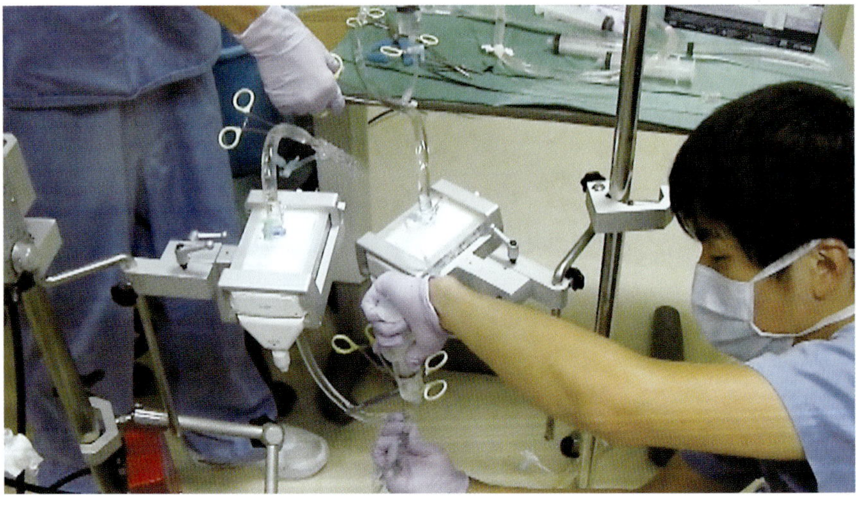

❻ Training 사진

(p.171 그림 2 참조)

1장
ECMO에 대해 알아보자

레지던트 : 선생님, ECMO는 어떤 치료법인가요? ECMO의 장비가 너무 크고, 왠지 위압감이 느껴져서 겁까지 납니다.

간호사 : 그래요! 뭔가 기계나 모니터를 자꾸 만지작거리는 것만 봐서, 그런데 무슨 일을 하고 있는 건지 잘 모르겠습니다.

레지던트 : 네. 결국 ECMO에서 어떤 치료가 이루어지고 있는지 정확히 잘 모르겠어요. 선생님께서 ECMO가 어떤 치료인지 알려주세요!

Dr. Ogura : 사실 ECMO는 치료라고 생각하지 않습니다.

레지던트 · 간호사 : 치료가 아니라면 그럼 ECMO는 대체 뭐 하는 건가요?

Dr. Ogura : 그러면 ECMO에 대해 함께 차근차근 공부해 봅시다.

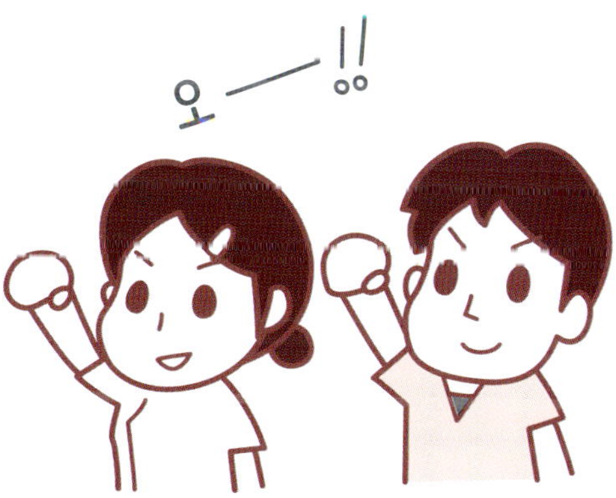

Part 1 ECMO의 개념. ECMO란 어떤 치료기계인가?

1 ECMO는 즉, 생명유지장치

Dr. Ogura : Extracorporeal Membrane Oxygenation (ECMO, 체외막산소요법)은 아까 말씀드렸다시피 치료 기기가 아니라고 생각합니다. ECMO에 대해 이야기하기 전에 같이 생각해 볼 필요가 있는데, **인공호흡기가 치료 장치라고 말할 수 있을까요?**

간호사 : 네, 선생님! (오른손을 들어 올리며) 저는 중환자실에서 매일 인공호흡기를 달고 있는 환자를 보고 있는데, 인공호흡기를 달고 있는 환자도 꽤 좋아지더라고요. SIMV mode나 CPAP mode 등 여러 가지 모드를 사용하면서 모두 좋아지고 있었습니다.

레지던트 : 적절한 환기 모드를 설정하고, 환자의 호흡 상태에 맞게 유지하는 것, 즉 이건 '치료'를 하고 있는 모습이라고 생각합니다. 그래서 인공호흡기는 치료 장치라고 생각합니다!

Dr. Ogura : 최종 답변은? (눈을 부릅뜨며)

레지던트 · 간호사 : 최종 답변…. (침을 꿀꺽 삼키며….)

Dr. Ogura : 뭐라고 생각하십니까?

레지던트 · 간호사 : 어! 아닌가요!

Dr. Ogura : 인공호흡기는 말 그대로 **생명유지장치**라고 할 수 있지요. 많은 환자들이 인공호흡기를 필수적으로 사용하지만, **인공호흡기**를 사용한다고 해서 **그것으로 치료되는 호흡기 질환은 하나도 없어요.** 예를 들어, 중증 세균성 폐렴이나 기관지 천식의 임상을 떠올려 봅시다. 세균성 폐렴의 치료는 원인균에 적합한 항생제를 선택적으로 투여하는 것이 일차적인 치료이고, 기관지 천식 치료는 좁아진 기도를 확장해 주는 것이 일차적인 치료이지요. 세균성 폐렴이든 기관지 천식이든 인공호흡기가 임상 현장에 많이 등장하지만, 원질환의 치료 효과가 나타나기 전에 환자의 생명이 위태로워지기 때문에(산소가 부

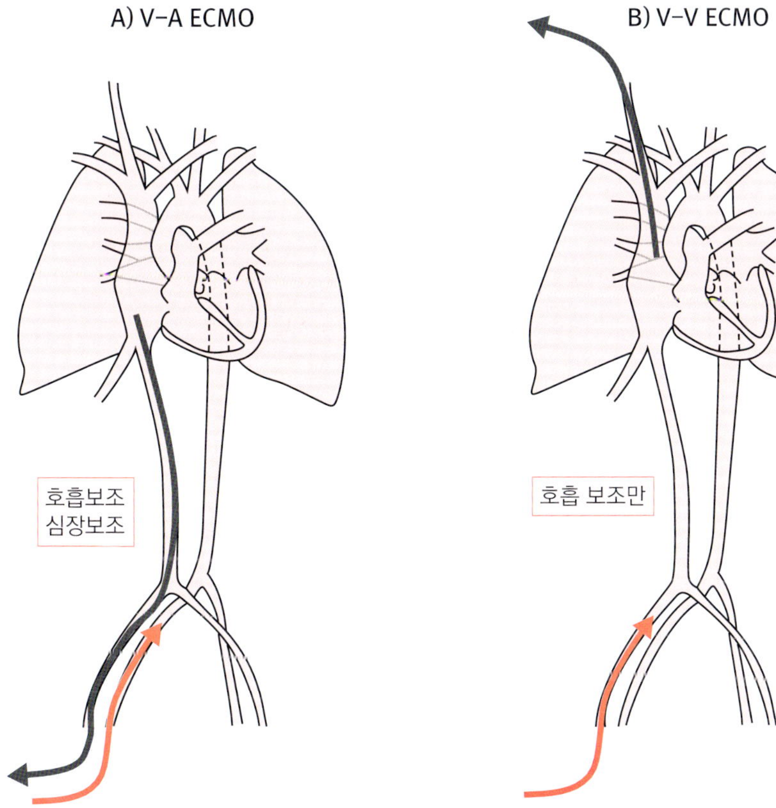

그림 1 **V-A ECMO와 V-V ECMO**

A) V-A ECMO: Veno-Arterial Extracorporeal Membrane Oxygenation, 정맥-동맥간 체외막산소요법.
B) V-V ECMO: Veno-Venous Extracorporeal Membrane Oxygenation, 정맥-정맥간 체외막산소요법.

족하거나 이산화탄소가 축적되기 때문에) **일단 인공호흡기로 생명유지를 하고, 그렇게 생명유지를 하면서 원인 질환을 제어해 버리자**는 것이 중증 세균성 폐렴이나 기관지 천식의 치료 개념입니다.

Dr. Ogura : ECMO도 결국은 **생명유지장치**인데, ECMO는 인공폐를 통해 체외에서 산소와 이산화탄소를 교환한 후, 산소화된 혈액을 다시 체내로 되돌려주는 것뿐입니다. 체내에 산소가 부족해지거나 이산화탄소가 축적되어 환자의 생명이 위태로울 때, ECMO는 산소화된 혈액을 체내로 되돌려줌으로써 산소 부족과 이산화탄소 과잉 축적을 해소하고 생명을 유지합니다. 또한 인공호흡기에는 다양한 '모드'가 있지만, ECMO에는 기본적으로 단 두 가지 모드만 있습니다[Veno-Arterial (V-A, 정맥-동맥간) ECMO와 Veno-Venous (V-V, 정맥-정맥간) ECMO, 그림 1). 그래서 사실 **ECMO는 인공호흡기보다 더 간단한 생명유지장치라고 할 수도 있지요**(표 1).

간호사 : 그렇군요.

표 1 인공호흡기와 ECMO의 비교

	인공호흡기	ECMO
Device	생명유지장치	생명유지장치
Mode	다수	2가지
	· CMV & A/C mode · SIMV mode · SPONT mode	· VA ECMO · VV ECMO
Gas Exchange	자가폐	체외식 인공폐

Dr. Ogura : ECMO는 치료가 아니라고 생각하는 데 동의하시는지요?

레지던트 · 간호사 : 네!

잠깐 설명

V-A ECMO와 V-V ECMO

ECMO는 혈관 접근 부위별로 A) 정맥측 drainage-동맥측 return (Veno-Arterial, V-A) ECMO, B) 정맥측 drainage-정맥측 return (Veno-Venous, V-V) ECMO로 분류되며, 전자는 호흡 보조와 더불어 순환 보조가 가능하지만, 후자는 호흡 보조만 가능하다.

POINT

- ECMO는 단순한 생명유지장치이다.
- ECMO는 치료 장치가 아니다.

2 ECMO의 관리 개념

레지던트 : 하지만 선생님. ECMO는 단순한 생명유지장치라고 하셨는데, 뭔가 어렵다는 생각을 벗어나지 못하겠어요.

간호사 : 그렇네요. 장치 자체도 복잡하고요.

Dr. Ogura : 네, 확실히 처음에는 어렵다는 첫 이미지를 지울 수 없을 수도 있어요. **ECMO는 원리상 단순하지만 이를 적용하고 운용하는 것은 단순하지 않기** 때문입니다. 오히려 단순하기 때문에 쉽지 않은 것이 아닐까 하는 생각도 듭니다. 실제로 ECMO에 의한 관리는 특히 어렵기 때문에 각국에서는 전문 센터화가 진행되고 있으며, 특히 영국에서는 전문의가 갖추어진 특정 시설이 아니면 할 수 없는 구조로 되어 있어요.[1-4] 하지만 ECMO 관리 '개념'을 이해하면 쉽지 않은 부분은 분명 조금 더 다루기 쉬워질 거라고 생각해요.

레지던트 · 간호사 : 선생님! ECMO의 '개념'을 가르쳐 주세요!

Dr. Ogura : 좋습니다. 자, 한번 같이 알아봅시다.

1 환자의 장기는 사용하지 않는다

Dr. Ogura : 이것은 호흡 ECMO에서 특히 말할 수 있는 것이지만, ECMO 관리에서는 **'환자의 장기는 사용하지 않습니다', '환자의 장기를 쉬게 할 수 있다'가 철칙**입니다. ECMO는 인공폐를 통해 산소와 이산화탄소의 가스 교환을 체외에서 실시한 후, 산소화된 혈액을 체내로 되돌려주는 장치라고 했지요? 중요한 것은 **체내가 아니라 체외에서**라는 점이에요.

간호사 : 무슨 말씀인가요?

Dr. Ogura : 예. 체외라는 의미는 '자기 몸 밖에서'라는 뜻입니다. ECMO가 필요한 환자

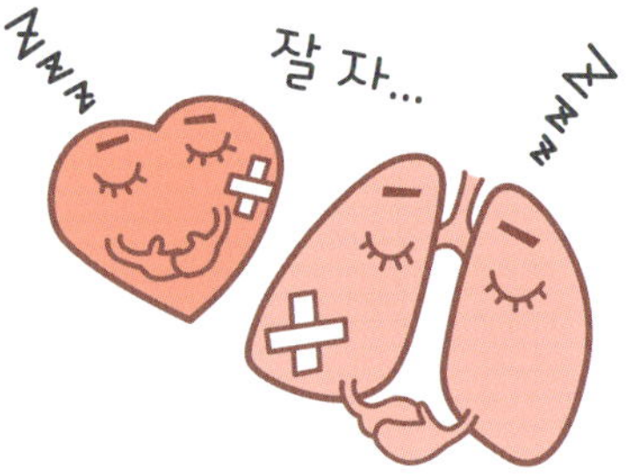

는 폐나 심장, 또는 그 두 가지 모두에 심각한 손상을 입은 상태이기 때문에, 자신의 장기를 사용하지 않는 것이죠. 따라서 손상된 장기를 무리하게 사용하지 말고, 'ECMO에 모든 것을 맡기고, 힘쓰지 않아도 된다! 편안하게 충분히 쉬게 해주자!'라는 그런 의미로 ECMO를 관리하는 겁니다.

레지던트 : 그렇군요! 예전에 동아리 선생님께서 말씀하셨어요! 근육 운동으로 근육통이 생기면 통증이 가라앉을 때까지 사용하지 말라고 했는데, 그런 원리와 같은 것이지요? 선생님!

Dr. Ogura : 그래요! 바로 그런 원리입니다! 손상된 근육을 사용하면서 트레이닝을 계속한다는 것은 무리가 되겠지요? ECMO도 마찬가지입니다. 손상되어 움직이기 힘든 심장, 손상되어 찢어질 것 같은 폐, 그런 상태의 장기들을 계속 혹사시키면 끔찍할 결과가 예상될 뿐이지요. **ECMO는 심장의 기능과 폐의 기능을 대신하는, 말하자면 인공장기 같은 역할을 하는 거라고 생각하면 됩니다. 다친 장기들을 쉬게 하고, 그 대신 ECMO가 열심히 일하게 하자**는 거지요.

간호사 : 환자의 장기를 쉬게 할 수 있다니. 지금까지는 생각도 못 했네요. 하지만 사람은 누구나 피곤하면 쉬는 법이고, 이렇게 생각하면 당연하다는 생각이 듭니다.

Dr. Ogura : 좋은 말씀이네요. 그러면서 환자를 구해야지요!

2 섬세한 ECMO

Dr. Ogura : 앞에서 ECMO에서는 환자 본인의 장기를 사용하지 않는다는 이야기를 했는데, 환자의 장기를 사용하지 않고 ECMO로 환자를 살리기 위해서는 **세심한 ECMO 관리가 가장 필요**합니다.

레지던트 : 세심한 ECMO라고 하니까 전혀 개념이 떠오르지 않아요.

Dr. Ogura : ECMO는 위압적으로 보이지만 매우 정교한 장치입니다. 그리고 이 세심함을 최대한 이끌어 내기 위해서는 여러 가지 노력이 필요한데, 그렇다면 왜 ECMO에 대한 위압감을 지울 수 없는 걸까요? 왜 ECMO라고 하면 왠지 모르게 겁이 나는 걸까요?

간호사 : Cannula가 빠지면 대량 출혈이 일어나고, ECMO가 갑자기 멈추면 환자는 바로 죽어버리고, 뇌출혈을 일으키는 사람도 있어요. Cannula를 꽂을 때도 혈관을 뚫어서 위험할 때도 있고, 관리 중에 갑자기 회로에 공기가 들어가 버릴 때도 있고요. 왠지 좋은 이미지가 없어요. 그런 의미에서 ECMO라고 하면 왠지 모르게 무서운 상황이 먼저 떠오릅니다.

Dr. Ogura : 그렇기도 하지요. 방금 말씀하신 것은 대체로 **ECMO의 대표적인 합병증**을 말씀해 주신 것과 같네요. 그리고 실제로 그런 합병증이 발생하면 환자가 위험에 처하기도 합니다.

간호사 : 네. ECMO는 작동을 시작하면 그 순간부터 긴장을 늦출 수가 없어요.

Dr. Ogura : 알아요, 그 상황. 솔직히 말해서 ECMO는 '단순'하지만 '쉽지'는 않고, 그 '쉽지 않다'라는 느낌은 합병증을 예방하고 관리하기 위해 다양한 테크닉이 필요하기 때문에 그러한 생각이 드는 것입니다. 하지만 그 합병증에 대한 적절한 준비와 대책이 있다면 분명 ECMO는 더 이상 두려운 것이 아닐 것이고, 합병증이 적은 ECMO는 환자들에게도 적용할 수 있다고 생각합니다.

레지던트 : ECMO의 성공적인 치료를 위해서는 **직원들의 합병증에 대한 높은 대응 능력이 필수 불가결**한 것이군요!

Dr. Ogura : 일본에는 ECMO를 진료하는 의사 외에 ECMO specialist라는 직업이 있는데, 이들은 ECMO 합병증 예방과 발생 시 대응에 매우 능숙합니다. 그들이 항상 병상에 상주하고 있기 때문에 현장의 간호사나 전임의들은 안심하고 ECMO 환자들을 진료할 수 있는 거죠. 우리 모두 열심히 공부해서 합병증이 적은 세심한 ECMO를 제공할 수 있는 의료인을 되기로 합시다.

레지던트 · 간호사 : 화이팅!

Dr. Ogura : 요컨대, ECMO 환자 관리의 개념을 한마디로 요약하면 '**환자의 장기를 쉬게 하고, 합병증이 적은 ECMO를 위해 세심하게 관리한다**'는 것으로 귀결됩니다. ECMO 환자 관리에서는 '환자의 손상된 장기를 혹사시키지 않고 어떻게 관리할 수 있을까?', 'ECMO의 합병증을 예방하려면 어떻게 하면 좋을까?', '합병증 발생 시에는 어떻게 해야 하는가?' 등과 같은 사항에 집중해서 관리하는 것이 가장 중요합니다. 거기서부터 흔들림 없이 관리를 일관되게 하는 것이 ECMO를 성공으로 이끄는 열쇠입니다.

레지던트 : 한마디로 말하면 간단하지만, 실제로 해보면 어려울 것 같네요.

Dr. Ogura : 네. ECMO는 혼자서 하기에는 힘든 의료행위라고 생각합니다. 그렇기 때문에 **ECMO에서는 여러 직종이 협력하여 팀을 구성하고, 한 팀으로 한 명의 환자를 진료하는 것이 중요합니다.** ECMO 환자는 항상 중증으로, 사실 어디서부터 손을 대야 할지 모를 정도로 생사의 갈림길에 서 있는 상태입니다. 그런 환자의 손상된 장기를 처음부터 끝까지 철저하게 쉬게 하고, 그 대신 ECMO를 철저하게 안전하게 돌리고, 마지막에 아무 일 없이 ECMO를 떼어내야 합니다. '자기 장기를 쉬게 하고, 합병증이 적은 ECMO로 슬기롭게 관리한다'는 것을 혼자서 다 하려고 하는 것은 너무 무모하다고 생각됩니다. 더 나은 ECMO 관리는 ECMO 팀 의료에 의해 제공됩니다. 즉, ECMO는 한 사람이 아닌 팀으로 관리합시다.

레지던트 · 간호사 : 네!

POINT

- ECMO로 장기의 기능을 대체하고 손상된 장기는 사용하지 않고 쉬게 하자.
- 합병증만 피할 수 있다면, ECMO는 장기 친화적인 장치이다.
- ECMO는 팀으로 관리한다.

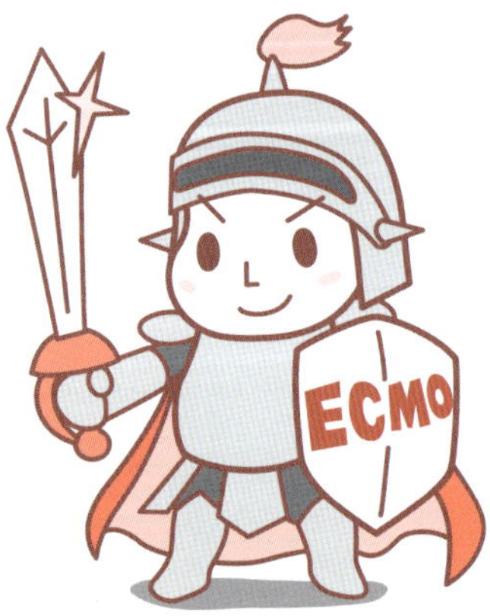

3 호흡 ECMO의 개념: 폐를 쉬게 한다

1 V-V ECMO로 폐를 없앨 수 있다!

Dr. Ogura : 세심한 조절로 ECMO를 사용함으로써 폐를 쉬게 할 수 있다고 했는데, 어떻게 폐를 쉴 수 있게 한다는 걸까요?

레지던트 : 폐에 무리를 주지 않습니다. 일을 시키지 않는 등 이런 게 폐를 쉬게 하는….

Dr. Ogura : 네. 좀 더 의학적으로 구체적으로 정리해 봅시다. 그럼 폐는 어떤 장기일까?

레지던트 : 폐는 공기가 드나드는 기관으로, 폐포에서 가스 교환이 이루어지고 있습니다.

Dr. Ogura : 그렇지요. 그걸 쉴 수 있게 한다는 것은, 즉 사용하지 않는다는 것은?

레지던트 : 가스가 드나들지 않고, 가스 교환을 하지 않아도 되는… 뭐 그런 뜻이겠지요?

Dr. Ogura : 예! **폐를 쉬게 한다는 것은 환기를 하지 않고, 가스 교환을 하지 않아도 잘 유지되게 한다는 뜻이에요.**

Dr. Ogura : 그림 2를 보세요. 심장의 좌심실에서 내보낸 혈액은 각 장기로 가서 산소와 이산화탄소를 교환하고 심장으로 돌아오지요(**체순환**). 심장으로 돌아온 혈액은 원래는 우심실에서 보내져 폐로 가서 이산화탄소와 산소를 교환하고 다시 심장으로 돌아오는데(**폐순환**), 중증 호흡부전 환자는 이 이산화탄소와 산소를 교환할 수 없기 때문에 **호흡을 보조하는 ECMO에서는 이론적으로 이 폐순환을 우회하면 된다**는 것입니다(그림 3).

레지던트 : 이게 바로 폐를 사용하지 않는다는 거군요! 폐순환을 ECMO로 우회하게 하면 된다는 거군요! 쉽게 이해는 하겠는데, 하지만 단순히 폐를 우회하려면, 미세한 부분이지만, 우심방 또는 우심실에서 혈액을 뽑아내어 가스 교환을

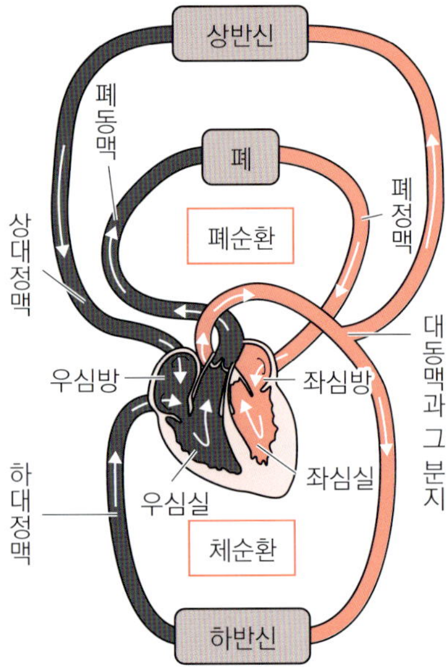

그림 2 인체 순환과 폐순환

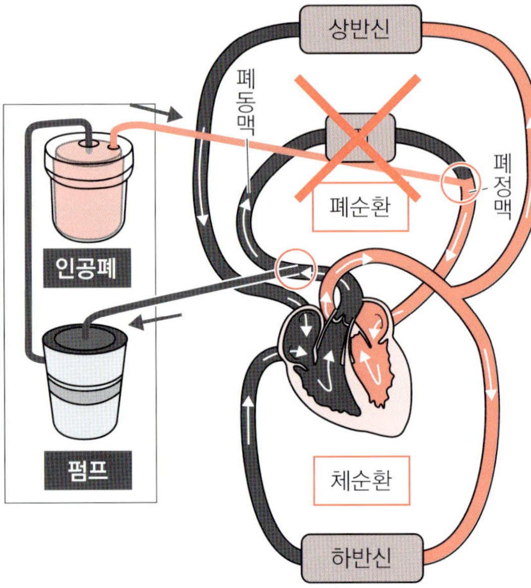

그림 3 폐를 우회하는 경로(폐동맥에서 drainage하여 폐정맥으로 혈액을 return)

한 후 폐정맥으로 혈액을 되돌려야 하는 거잖아요? 체표에서 우심방까지의 접근경로는 중심정맥이나 내경정맥을 경유하는 방법이 떠오르는데, 체표에서 폐정맥으로의 접근경로는 없는 것 같은데, 어떻게 해야 하나요?

Dr. Ogura : 그렇지요. 좋은 질문입니다. 일반적으로 호흡 ECMO에서 체표에서 폐정맥으로 가는 접근 경로를 확보할 수 없습니다. 그래서 **일반 호흡 ECMO에서는 폐순환을 정확히 우회할 수 없습니다.**

간호사 : 어떻게 해야 하는 건가요?

Dr. Ogura : 폐가 없는 것으로 간주하고 관리해야지요.

간호사 : 네?

Dr. Ogura : 즉, **폐를 그냥 혈액이 지나가는 길이라고 생각하고 관리하**는 겁니다. 체순환에서 우심방으로 돌아오는 혈액을 빼내어 가스 교환을 한 후, 혈액을 우심방으로 흘려보냅니다(그림 4). 그러면 ECMO에 의해 산소화된 혈액이 그대로 폐순환을 통과하게 되고, 폐는 우회하지 않지만 산소화된 혈액이 폐순환에서 체순환으로 흘러가게 된다. 정맥계(중심정맥이나 내경정맥)에서 혈액을 채취하여 정맥계(우심방)로 되돌려 보내는 이 ECMO 관리를 Veno-Venous ECMO (V-V ECMO)라고 합니다.

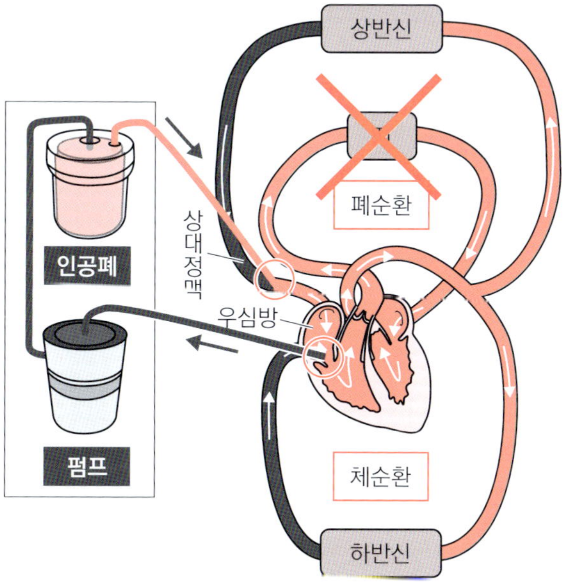

그림 4 폐를 없는 것으로 간주(우심방에서 drainage 및 상대정맥으로 return)

레지던트 : 네. V-V ECMO는 폐를 그냥 혈액이 지나가는 통로라고 생각하면 되는군요!

2 인공호흡기 기계 설정에 집착하지 않는다

간호사 : 그런데 선생님, V-V ECMO를 장착하면 인공호흡기는 어떻게 하나요?

Dr. Ogura : ECMO의 개념은 어떻다고 말씀드렸나요?

간호사 : 환자의 장기를 쉬게 하는 거였어요.

Dr. Ogura : 맞아요. 그래서 환자의 폐가 '휴식을 취하게 하자, 폐를 좀 쉬게 만들자'라고 생각할 수 있도록 인공호흡기의 세팅을 하는 거지요. 휴식이 필요한 폐에게 억지로 환기를 시키거나 농도가 높은 산소를 마시게 하면 그것은 일을 하라고 하는 겁니다. 그러므로 특별한 인공호흡기 설정 따위는 필요 없어요.

레지던트 : 그렇군요.

Dr. Ogura : 하지만 호흡부전 환자에서 V-V ECMO 관리 중 인공호흡기 세팅에 대해서는 어떤 세팅이 환자에게 가장 최선이 될까요? 이에 대한 답은 정해져 있지 않아요. 반대로 폐를 손상시키는 Driving Pressure가 높은 인공호흡기 설정은 피하자는 것에는 공통된 의견으로 형성되어 있습니다.[5)]

Dr. Ogura : 실제로 **ECMO를 도입한 후, 많은 의사들이 폐를 쉬게 하려고 인공호흡기 설정을 약하게 하는 경우가 많습니다.** 지금까지 폐포의 허탈을 방지하기 위해 높게 설정했던 PEEP(호기말기 양압)를 낮추거나, 한 번의 환기량을 늘리기 위해 큰 압력 차이 속에서 빈번하게 환기하던 것을 중단하기도 합니다. 그래서 폐포가 허탈해지거나 1회 환기량이 현저히 감소하기도 합니다. 심지어 1회 환기량이 100 mL에도 미치지 못하는 경우도 종종 있습니다.

간호사 : 100 mL라는 것은 폐에 가스가 전혀 들어가지 않는다는 얘기인데요?

Dr. Ogura : 네. 하지만 V-V ECMO에서는 '폐는 없는 것으로' 되어 있기 때문에 한번 환기량이 100 mL로 떨어지는 것은 그다지 중요한 문제가 아닙니다. 중요한 것은 **V-V ECMO를 장착한 후에 혈액이 이산화탄소와 산소를 가스 교환하여 전신으로 제대로 보내지고 있느냐**는 것입니다.

간호사 : 1회 환기량이 100 mL. 불안하지만, 그것에 익숙해지는 용기도 필요하겠군요.

Dr. Ogura : 그렇죠. 반대로 한 번의 환기량이 증가하면 환자의 폐가 좋아지고 있다는 뜻이므로, 그 수치를 지표로 삼아 V-V ECMO 관리를 하면 좋을 것 같아요.

간호사 : 그렇군요! ECMO 환자라면 봐야 할 부분이 전혀 달라지네요!

Dr. Ogura : 네. ECMO를 진료하기 위해서는 특별한 지식과 훈련이 필요합니다.

레지던트 · 간호사 : 네!

3 Ventilation Induced Lung Injury (VILI)

Dr. Ogura : 저기요. 그런데 선생님들, **인공호흡기를 착용하는 것만으로도 환자의 폐를 손상시킬 수 있다**는 거 알고 계신가요?

레지던트 : 그런가요?

① Barotrauma(고압에 의한 손상)

과도한 압력이 가해져 폐포벽에 구멍이 생기는 현상
- 상피세포의 손상
- 기흉

② Volutrauma(고용량에 의한 손상)

과도한 가스가 유입되어 폐포가 무리하게 늘어나면서 발생하는 손상
- 폐포의 물리적 손상
- 혈관 구축
- Cytokine 방출, 폐부종
- 계면활성제 손상
- 폐 compliance(순응도) 저하

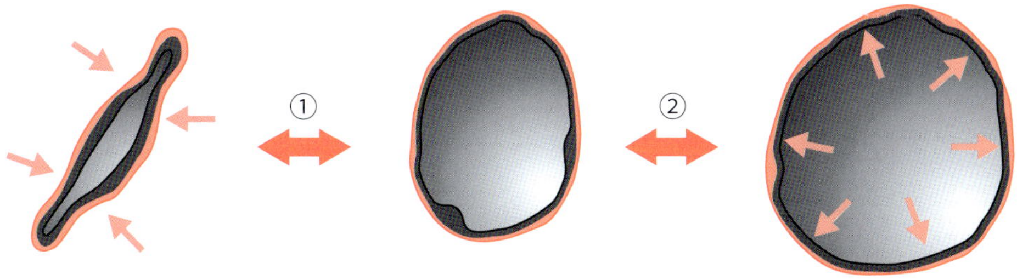

③ Atelectrauma (허탈에 의한 손상)

세기관지의 허탈과 재개통에 의해 폐포상피세포가 마찰로 인해 손상되는 현상

④ Biotrauma (생물학적 외상)

①-③이 손상으로 인해 염증성 cytokine이 방출되어 폐부종이 악화됨

⑤ Oxygen Toxicity (산소 독성에 의한 손상)

산소에 의한 폐포상피에 대한 독성

그림 5 Ventilation Induced Lung Injury (VILI)

Dr. Ogura : 네. 그림 5는 인공호흡기가 어떻게 폐를 손상시키는가를 정리한 거에요. 어려운 용어를 쓰면 **인공호흡기 관련 폐손상**(Ventilation Induced Lung Injury, VILI)의 원리를 설명하고 있습니다. 인공호흡기는 잘못 사용하면 할수록 폐에 손상을 입히기 쉽고, 인공호흡기를 착용하고 있는 환자라면 누구나 인공호흡기에 의해 폐가 손상될 수 있어요.

레지던트 : 인공호흡기가 그렇게 위험한 물건이군요. 환기만 하면 되는 건 아니라는 거군요.

Dr. Ogura : 그렇지요. 기계환기시키고 항생제를 투여하면 중증 세균성 폐렴이 다 낫는다는 것은 아닙니다. 인공호흡 관리라는 것은 자기 폐를 사용하여 체내에서 산소와 이산화탄소를 교환하는 것이라고 말씀드렸는데, 폐를 과도하게 사용하지 않는 관리를 배우려면 폐가 어떻게 손상될 수 있는지 알아야 합니다.

ECMO 이야기에서 조금 벗어난 이야기지만, 인공호흡기 관련 폐손상에 대해 한번 알아봅시다.

잠깐 설명

인공호흡기 관련 폐손상: VILI

인공호흡기 관련 폐손상에는 크게 ① Volutrauma, ② Barotrauma, ③ Atelectrauma, ④ Biotrauma, 그리고 ⑤ Oxygen Toxicity의 5가지가 있다.

① Volutrauma는 상한선을 넘어 폐포에 가스가 유입될 때 폐포벽이 무리하게 늘어나면서 손상을 입는 형태를 말한다. ② Barotrauma는 폐에 과도한 압력이 가해져 폐포벽에 구멍이 생겨 기흉이 되는 현상을 말한다. ③ Atelectrauma는 큰 압력차로 인해 환기가 이루어질 경우 세기관지의 허탈과 재개통이 반복되면서 폐포 상피가 마찰되어 손상되는 현상[shear stress(전단력)–접하고 있는 물체끼리의 한 면을 따라 크기가 같고 서로 반대되는 힘이 어긋나게 하는 작용. 역자주–에 의한 손상]을 말하며, 정상 폐와 무기폐의 경계부에서 발생하기 쉽다.

④ Biotrauma는 ①–③에 의해 폐포상피가 직접 손상되어 호중구, 폐포대식세포 등 염증 관련 세포가 활성화되고 염증성 cytokine이 분비되어 폐포혈관의 혈관투과성 증가로 비심인성 폐부종이 악화되는 현상을 말한다.

한편 ⑤ Oxygen Toxicity는 산소에 의한 폐포상피에 대한 독성을 말한다. 산소는 대사과정에서 산화물질을 생성하고, 그 산화물질은 세포막과 DNA를 손상시킨다. 고농도의 산소 투여는 염증성 폐손상이라 할 수 있는 급성호흡곤란증후군(Acute Respiratory Distress Syndrome, ARDS)과 유사한 병태를 발현시키는 것으로 알려져 있다. 현실적으로 폐의 병증이 심할수록 고농도 산소가 투여되기 쉽고, 인공호흡기 지원이 강화될수록 VILI의 발생 위험은 높아진다.

Dr. Ogura : 이제 VILI에 대해 알겠나요?

레지던트 · 간호사 : 네!

4 ECMO의 폐 보호 전략(Lung Rest 설정)

Dr. Ogura : 인공호흡기를 사용할 때는 인공호흡기 관련 폐손상의 위험이 있기 때문에 폐를 손상시키지 않는 각별한 인공호흡 관리가 필요하다는 것을 모두 이해

했겠지요? 이렇게 폐를 손상시키지 않는 인공호흡 관리를 '**폐 보호 환기 전략**'이라고 할 수 있는데, ECMO를 착용한 환자도 이 폐 보호 환기 전략은 매우 중요합니다. 모처럼 ECMO를 사용하여 폐를 쉬게 하려고 하는 것이니만큼 폐를 다치게 하는 일은 하고 싶지 않겠지요.

간호사 : 그럼 폐보호 환기전략이란 도대체 구체적으로 어떤 환기 전략을 말하는 건가요?

Dr. Ogura : 구체적으로는 ① **Barotrauma를 피하기 위해 최대 흡기압을 30 cmH_2O로 하고, volutrauma를 피하기 위해 저환기를 허용하는 것**(pH>7.2까지 고이산화탄소혈증을 허용하는 것), ② **Atelectrauma를 피하기 위해서는 폐포의 허탈을 막는 것이고 이를 위해 최소한의 PEEP (Positive End Expiratory Pressure, 호기말양압)를 유지하는 것**. 그리고 마지막으로 ③ **산소 독성을 피하기 위해 투여 산소 농도를 50% 이하로 하는 것**(SaO_2 = 90%를 목표로 투여 산소 농도를 최대한 낮추는 것)의 세 가지를 들 수 있습니다.

레지던트 : ARDS network라는 유명한 ARDS 연구단체의 견해로는 1회 환기량을 6 mL/kg(이상 체중) 정도로 설정하는 것으로 되어 있는데, ECMO에서는 어떤가요?

Dr. Ogura : 확실히 ARDS network의 가이드라인에는 그렇게 적혀 있습니다. 하지만 V-V ECMO가 필요할 정도로 폐 상태가 좋지 않은 환자에서는 최대 흡기압 30 cmH_2O를 밑돌면서 6 mL/kg(이상 체중) 정도의 1회 환기량을 달성하는 것은 매우 어려운 일이고, 설령 달성하더라도 그것이 진정한 의미의 폐 보호가 될 수 있을지는 모르겠어요. 즉, '폐를 쉬게 하고 있는가?'라고 하면 의문이 남는다고 생각합니다.

레지던트 : 그렇죠.

Dr. Ogura : 그리고 여담이지만, 6 mL/kg(이상 체중) 정도로 1회 환기량을 설정하면 폐 보호 환기라는 근거도 사실 부족한 것으로 밝혀졌어요.[1,2] 그래서 세계 표준 ECMO 교과서인 Red Book에서는 6 mL/kg (이상 체중) 정도의 1회 환기량 설정에 의문을 제기하고 있어요. 앞서 언급했듯이, 저도 역시 ECMO가 도입된 후에는 1회 환기량에는 신경을 쓰지 않고, 6 mL/kg(이상체중) 정도의 1회 환기량 사항을 정확한 목표로 삼지 않아요.

레지던트 : 그럴 수도 있겠네요! 그럼 반대로 ① 최대 흡기압을 30 cmH_2O 이하로 저환기를 허용하고, ② 최소한의 PEEP를 하고, ③ 투여 산소 농도를 50% 이하

로 하고, **이 3가지를 지키면서 폐 보호 환기를 하면서도 저산소혈증이나 고이산화탄소혈증이 지속되는 경우에는 V-V ECMO의 적응증이 되는** 거군요!

Dr. Ogura : 맞습니다! 그리고 그러한 ECMO 도입 직전의 산소호흡기 설정으로는 폐를 손상시킬 가능성을 배제할 수 없기 때문에, V-V ECMO를 도입한 후 혈중 산소농도나 이산화탄소 농도에 여유가 생기면 ECMO 도입 당시의 산소호흡기 설정에서 보다 안전한 설정으로 서서히 변경해 나가는 겁니다. 그럼으로써 폐를 사용하지 않게 합니다. PEEP를 낮게 설정하여 폐가 허탈하더라도 압력을 가하지도 않고 재개통도 시키지도 않습니다. 한 번의 환기량이 전혀 들어가지 않더라도 ECMO에 의한 지원이 효과적이라면 전혀 신경 쓰지 않아요.

간호사 : **ECMO가 폐 보호 환기 전략보다 폐를 더 보호해 주는군요!**

Dr. Ogura : 좋은 말씀입니다! 인공호흡기의 폐 보호 환기 전략을 영어로 Lung Protective Ventilation Strategy라고 하는데, ECMO에서는 폐를 좀 더 보호하는 환기 설정을 **Lung Rest Setting**이라고 합니다!

레지던트 : 선생님께서 하시는 '폐를 사용하지 않는다', '폐를 쉬게 한다'라는 전략이 구체적으로 이해되네요! ECMO는 아주 유용한 기계입니다. 상식을 뒤엎는다고 할까요, 보통 사람의 장기에만 의존해서는 할 수 없는 관리를 할 수 있게 되는 것 같네요.

Dr. Ogura : 네. ECMO는 '인간이 가지는 생존 한계를 넘어선 치료 전략'이라고 해도 좋을 것 같아요.

간호사 : 최첨단의 의학적 기술이 담긴 의료기계라고 생각이 듭니다.

5 낮은 SaO_2를 허용한다

1) 주입되는 혈액의 산소포화도를 고려한다

Dr. Ogura : 여기서는 'V-V ECMO가 폐의 bypass가 아니라 폐가 마치 없는 것처럼 관리한다는 것'에 대해 임상적으로 조금 더 세밀하게 생각해 보았으면 좋겠어요. 지금까지는 'V-V ECMO로 폐를 쉬게 한다'는 개념이 호흡 ECMO의 본질이라고 주로 이야기해 왔어요. 그러나 이런 개념이라는 것은 때때로 현실과 거리가 있는 경우가 있어요.

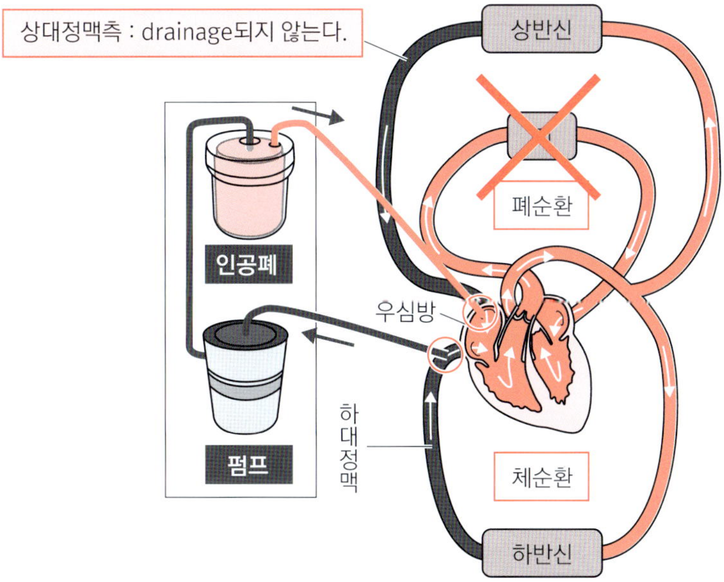

그림 6 **하대정맥 쪽에서 drainage하여 우심방으로 return하는 경우**

간호사　: 거리라면 어떤 걸 말씀하시는지요?

Dr. Ogura　: **V-V ECMO를 장착했을 때도 폐로 보내지는 혈액의 산소포화도는 100%가 될 수 없다**는 거지요?

간호사　: 네? ECMO에서는 폐로 보내지기 전의 혈액을 뽑아내어 가스 교환하여 산소를 공급하고, 그 혈액을 다시 폐로 보내어 '마치 폐를 없었던 것으로 한다'고 해서 폐로 보내지는 혈액의 산소포화도는 100%라고 생각했는데요?

Dr. Ogura　: 하지만 한번 생각해 보길 바라요. 폐로 보내지기 전에 혈액을 어떻게 다 빼낼 수 있을까요? Drainage 시에는 반드시 혈액이 소실되는 경우가 어느 정도 있어요. 우심실의 출구와 ECMO의 drainage cannula를 직접 연결하면 가능할지도 모르지만, 현실적으로 대퇴부 정맥에 접근하여 drainage를 하는 경우 간정맥 하부 정맥에서 drainage를 하는 경우가 많고, 반면 머리를 돌고 상대정맥을 거쳐 돌아오는 혈액을 빼내어 ECMO에서 산소화되지 않은 채 폐로 보내지게 됩니다(그림 6).

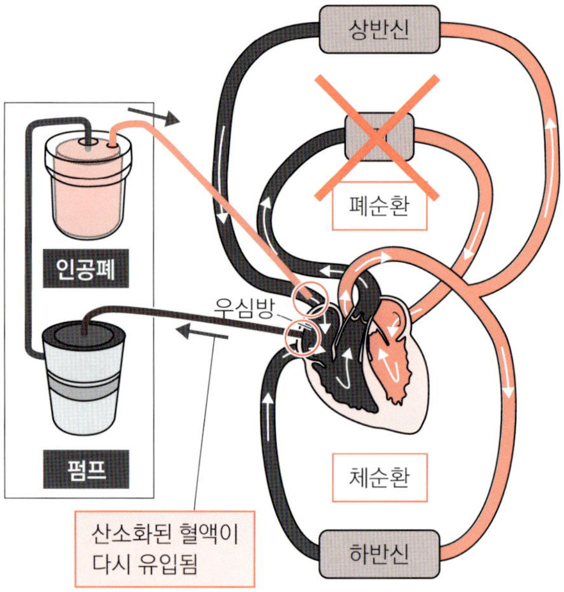

그림 7 **우심방에서 drainage하여 더 원위부 말초정맥으로 return하는 경우**

레지던트 : 그렇군요. **그러면 실제로는 산소가 공급된 혈액과 산소화되지 않은 혈액이 모두 폐로 보내지기 때문에 폐를 통과하는 혈액의 산소포화도는 100%가 될 수 없는 거군요.**

Dr. Ogura : 이제 이해할 수 있겠나요?

간호사 : 하지만 선생님. 그렇다면 몸을 돌고 돌아오는 혈액과 머리를 돌고 돌아오는 혈액이 합쳐지는 우심방에서 drainage를 하면, 혈액이 빠져나가는 양이 줄어들지 않을까요?

Dr. Ogura : 맞아요! 하지만 그렇게 되면 어디로 혈액을 보내게 될까요? 폐동맥으로 직접 보내면 좋을지도 모르지만, 폐동맥에 접근하는 것은 기본적으로 불가능에 가까워요. 그렇다고 우심방에서 혈액을 빼내어 우심방에서 말초 정맥으로 혈액을 되돌려 보내면 이번에는 산소가 포함된 혈액이 다시 우심방으로 돌아와서 ECMO에 drainage되는 겁니다(그림 7).

간호사 : 네, 그렇죠.

Dr. Ogura : 대부분의 ECMO는 중심정맥에서 drainage를 해서 다시 우심방으로 되돌려주는데, 우심방으로 보내지는 혈액의 산소포화도는 100%가 되지 않아요.

간호사 : 그럼 결국 심장에서 전신으로 보내지는 혈액의 산소포화도는 어느 정도가 되는 건가요?

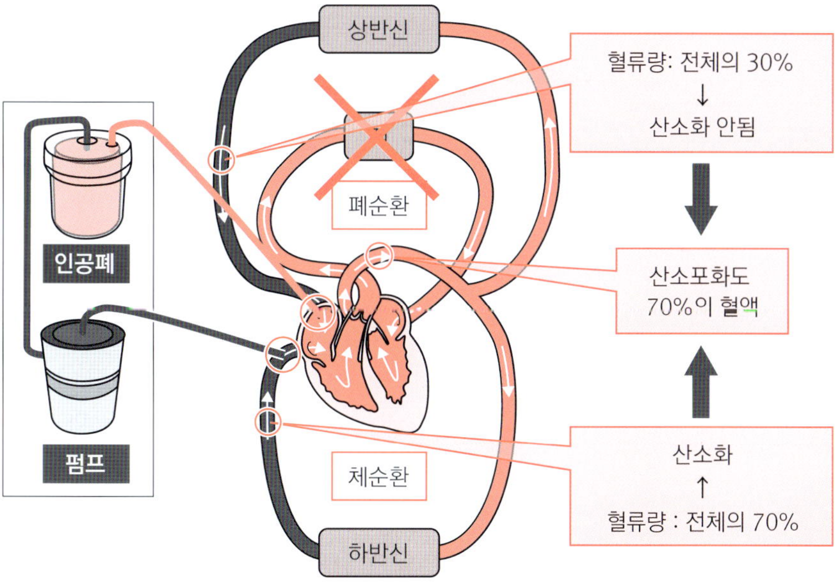

그림 8 심장에서 빠져나가는 혈액의 산소포화도

Dr. Ogura : 그것은 증례에 따라 다르지만, 폐의 상태가 너무 나빠서 폐를 전혀 사용할 수 없는 경우, 그리고 중심정맥에서 완전히 drainage되어 우심방으로 산소화된 혈액이 return되는 회로를 생각해 봅시다. 인간의 뇌 혈류는 전체의 15%, 골격근은 전체의 30%이므로, 양쪽 상지라면 10% 정도 될까요? 얼굴의 혈류를 고려하면 상부 대정맥으로 돌아오는 혈류량은 전체의 30% 정도로 추정할 수 있어요. 장관과 후복막 장기, 양하지를 돌아서 돌아오는 혈류 흐름이 나머지 70%인데, 그것들이 중심정맥으로 돌아와서 모두 ECMO에 흡수되어 산소가 공급되면 우심방에서는 70%의 혈액이 산소화되어 있고 30%의 혈액이 산소화되어 있지 않은 셈이 됩니다(그림 8).

레지던트 : 그러면 폐를 돌아서 좌심실에서 나오는 혈액의 산소포화도는 70%까지 떨어지게 되는 거잖아요!

간호사 : 그런 상황이 괜찮을까요?

Dr. Ogura : 보통은 괜찮지 않겠지요.

간호사 : 그럼 문제가.

Dr. Ogura : 예, 평상시라면 말이지요.

간호사 : 그럼 그런 상황이 아니라면요?

Dr. Ogura　: 보통 상태라면 견딜 수 없지만, 환자가 특수한 상태로 될 수가 있는 환경을 만들어 주면 돼요. 조금 이상하게 들릴 수도 있지만, 환자가 살기 위해서는 이런 상황도 필요하다면 해야 합니다.

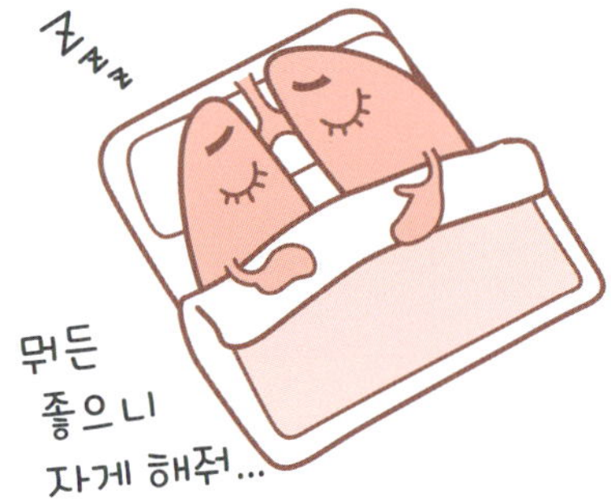

레지던트　: 구체적으로 어떻게 하는 건가요?

Dr. Ogura　: 산소의 운반량을 확보하면 됩니다.

레지던트　: 전혀 모르겠어요.

Dr. Ogura　: 그래요, 겁먹지 말고 아래 수식을 잘 살펴봅시다.

2) 산소 함량을 계산해 보자!

$$CxO_2\ (mL/dL) = SxO_2 \times 1.36 \times Hb\ (g/dL) + 0.003\ (mL/mmHg \cdot dL) \times PxO_2$$

- CxO_2 : 혈액(동맥 or 정맥)내 산소 함량(Oxygen Content)
- PxO_2 : 혈액(동맥 or 정맥)내 산소분압(partial pressure of Oxygen). A(V)BGA를 통해서 알 수 있다.
- SxO_2: 혈액(동맥 or 정맥) 산소포화도(Saturation of Oxygen.%). (산소와 결합한 Hb)/(전체 Hb). 보통 pulse Oxymetre를 사용하여 수치를 얻으며 A(V)BGA로 확인할 수도 있지만 임상에서는 차이가 거의 없다고 생각한다.

Dr. Ogura　: 이 공식은 1 dL(데시리터)에 포함된 혈액에 포함된 산소의 양을 나타내는데, 이해하기 어렵기 때문에 말로 표현하면 다음과 같다.

1 dL의 혈액에 포함된 산소의 양[CxO_2 (mL/dL)]은 '헤모글로빈(Hb)에 녹아 있는 산소의 양[$SxO_2 \times 1.36 \times Hb$ (g/dL)]과 혈액의 액체 성분에 녹아 있는 산소의 양[0.003 (mL/mmHg·dL) × PxO_2]의 합'이라고 생각하면 됩니다.

동맥혈 1 dL의 산소 함량은

$$CaO_2\ (mL/dL) = SaO_2 \times 1.36 \times Hb\ (g/dL) + 0.003\ (mL/mmHg \cdot dL) \times PaO_2$$

- CaO_2 : 동맥혈 산소함량(Oxygen Content)
- SaO_2 : 동맥혈 산소포화도(Saturation of Oxygen.%)
- PaO_2 : 동맥혈의 산소분압(partial pressure of Oxygen)

[a는 artery(동맥)의 머리글자].

따라서 1 L의 동맥혈의 경우, 그 10배(10 dL = 1 L)가 되므로

$$
\begin{aligned}
CaO_2\ (mL/dL) \times 10 &= [SaO_2 \times 1.36 \times Hb\ (g/dL) + \\
&\quad 0.003\ (mL/mmHg \cdot dL) \times PaO_2] \times 10 \\
&= SaO_2 \times 1.36 \times Hb\ (g/dL) \times 10 + \\
&\quad 0.03\ (mL/mmHg \cdot dL) \times PaO_2
\end{aligned}
$$

이군요. 혈액의 액체 성분에 녹아 있는 산소의 양(회색 부분)을 자세히 살펴보면, 그 계수는 '0.03'으로 거의 '0'에 가까운 숫자가 된다. 따라서 이번에는 체액 성분에 녹아 있는 산소를 무시하고 생각해 봅시다.

1분 동안 심장에서 박출되는 혈액량은 Cardiac Output (CO, 심박출량)으로 표시되므로, 이를 곱하면 다음과 같다.

$SaO_2 \times 1.36 \times Hb\ (g/dL) \times 10 \times CO$ (단위는 L)

이만큼의 산소가 동맥혈에 실려 몸 전체로 운반되고 있는 것입니다.

3) 산소 운반을 유지하기 위해서는?

Dr. Ogura : 그럼, 질문! **저산소혈증**에 걸렸을 때 사람은 어떻게 될까?

간호사 : 고통스러워지겠지요!

레지던트 : 그렇긴 하지만.

Dr. Ogura : 심장은 어떻게 되나요?

간호사 : **가슴이 두근거리지요. 즉, 빈맥이 되겠지요.**

Dr. Ogura : 맞아요. 그 현상을 위의 공식을 바탕으로 복습해 봅시다! 1분 동안 동맥혈에 실려서 몸 전체로 운반되는 산소의 양은

$SaO_2 \times 1.36 \times Hb\ (g/dL) \times 10 \times CO$ (단위는 L)

헤모글로빈 농도를 높이면
산소 함량을 늘릴 수 있다!

↑

$$SaO_2 \times 1.36 \times \boxed{Hb\ (g/dL)} \times 10 \times CO = ???$$

그림 9 혈액 중의 산소 함량과 헤모글로빈 농도

이었죠. 저산소혈증은 SaO_2가 낮아진다는 뜻이지요. 하지만 필요한 산소의 양은 줄어들지 않기 때문에 우리 몸에는 항상 일정량의 산소가 공급되어야 하겠지요? 그러면 저산소혈증으로 인해 SaO_2가 낮아져도 동맥혈을 통해 운반하는 산소의 양은 변하지 않기 때문에 결국 심박출량(CO)을 늘려서 대응하게 되는 겁니다. 전체 **심박출량을 증가시키려면 심장이 뛰는 횟수를 늘리면 되는 것입니다.** 즉, 그것이 '두근두근'하는 이유입니다.

간호사 : 그렇군요.

레지던트 : 심장이 두근거리는 것은 단순히 고통스럽기 때문이 아니라 산소를 공급하기 위한 의미가 있는 거군요! 많이 배우는군요.

Dr. Ogura : 사람의 몸은 의외로 합리적이라는 것을 알았어요. 그럼 심장이 박출량을 증가시켜도 대응할 수 없게 되면요?

레지던트 : SaO_2를 증가시키면 되는 것 아닌가요?

Dr. Ogura : 맞습니다! 단순히 산소를 흡입하거나, 인공호흡기를 붙이거나, 그래도 안 되면 ECMO를 해야겠지요!

간호사 : 하지만 선생님. 호흡 ECMO에서는 폐를 통해 심장으로 보내지는 혈액의 산소 포화도가 100%가 되지 않고, 경우에 따라서는 70% 정도에 그치는 경우도 있다고 하셨지요?

Dr. Ogura : 그렇지요. 그럼 어떻게 하면 좋을까? 공식을 잘 봐주세요. 또 하나, 혈액 내 산소의 증감을 담당하는 것이 있지요?

레지던트 : **Hb! 헤모글로빈 농도인가요**?

Dr. Ogura : 바로 그거에요! Hb가 낮으면 혈중 산소 함량이 감소하고, 반대로 높아지면 혈중 산소 함량이 증가합니다(그림 9). SaO_2가 낮아져도 Hb를 올리면 식의 오른쪽 값이 변하지 않는 상황을 만들 수 있겠지요! ECMO로 관리해도 SaO_2가 올라가지 않을 때는 그렇게 해서 산소 운반 기반을 확보해 주면 되지요. **낮은 SaO_2를 허용하고, 높은 Hb로 산소 운반량을 유지하는 거지요.** ECMO 특유의 호흡 관리지요!

Dr. Ogura : 호흡 ECMO의 개념은 '**V-V ECMO의 도입으로 폐를 최대한 쉬게 하고, 인공호흡기 설정은 전혀 신경 쓰지 않고, 낮은 SaO_2도 허용할 수 있고, 높은 Hb로 산소 운반량을 유지한다**'라고 한 문장으로 요약할 수 있습니다. ECMO를 잘 관리할 수 있을 것 같지 않나요?

레지던트 : 네! 한번 해보고 싶어요!

간호사 : 왠지 환자를 도울 수 있을 것 같은 느낌이 들어요.

Dr. Ogura : 다행이에요. 그럼, 마찬가지로 심장 ECMO에 대해서도 함께 공부해 봅시다!

POINT

호흡 ECMO의 개념은

- 혈액의 산소화는 폐의 앞부분에서 끝내고, 폐에는 산소가 공급된 혈액을 보내자!
- ECMO 중에는 폐를 완전히 쉬게 하는 인공호흡기 mode(최소한의 PEEP + Low Tidal Volume)로 설정한다.
- Hb를 높게 유지하여 산소 운반을 확보하고 Low SaO_2를 허용하자.

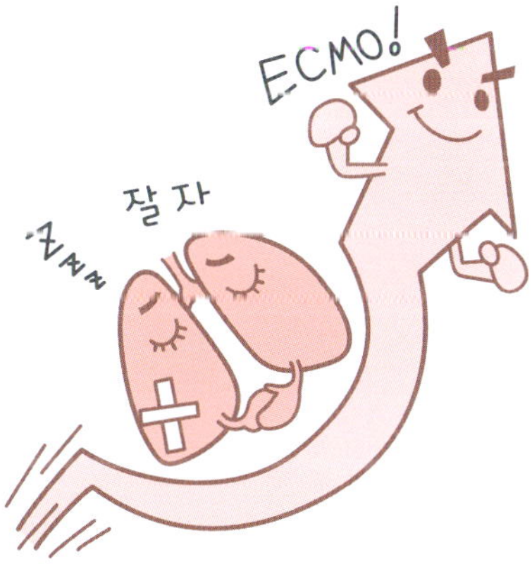

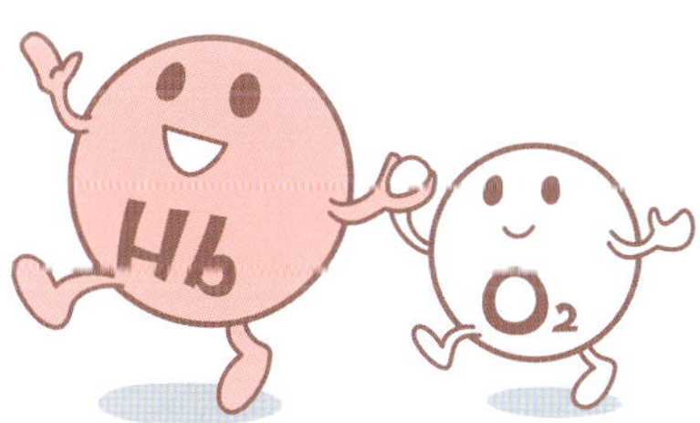

Part 1 ECMO의 개념. ECMO란 어떤 치료기계인가?

4 심장 ECMO의 개념: 심장을 쉬게 한다

1 심장 bypass

Dr. Ogura : 중증 심인성 쇼크로 ECMO를 장착한 경우, 어떻게 관리해야 할까요?

레지던트 : **심장을 사용하지 않고 쉬게 해야 합니다.**

Dr. Ogura : 그러면 심장을 쉬게 하려면 어떻게 해야 하나요?

레지던트 : **심장의 혈류를 bypass시켜 주면 되지 않을까요?**

Dr. Ogura : 그림 2를 통해 순환 보조의 ECMO 관리를 복습해 봅시다. 전신을 돌며 산소를 공급하고 이산화탄소를 공급받은 혈액은 하대정맥을 통해 심장으로 되돌아오지요. 한편, 두경부를 돌며 가스 교환을 하고 돌아온 혈액은 상대정맥을 통해 심장으로 되돌아옵니다. 그리고 혈액은 우심실에서 폐를 향해 박출되어 가스 교환이 이루어지고, 다시 좌심방으로 돌아와서 전신으로 박출되는 거지요. 자, 그럼 우심실이 손상이 있을 때는 어떻게 하면 좋을까?

간호사 : 우심실이 손상이 있을 때는 우심실에서 폐동맥으로 혈액을 박출할 수 없으니까 우심방에서 폐동맥으로 우회하면 되는 건가요? (그림 10)

레지던트 : 하지만 그렇게는 할 수 없어요. 우심방에서 탈혈은 할 수 있지만, V-V ECMO 때처럼 체표에서 폐동맥으로 접근 경로를 만들 수는 없잖아요?

간호사 : 그렇군요. 그럼, 어디에 접근 경로를 만들 수 있나요?

레지던트 : 글쎄요. 폐동맥의 끝은 폐인데, 폐에는 접근로를 만들 수 없고, 폐정맥, 좌심방, 좌심실에도 만들 수 없지요. 결국, 체표에서 접근 경로를 세울 수 있는 것은 대동맥밖에 없지요!

Dr. Ogura : 그렇군요. 이렇게 물리적으로나 이론적으로 생각해 보면, V-A ECMO의 drainage 루트의 확립을 어떻게 할 것인가를 알 수 있을 겁니다. 실제로 **우**

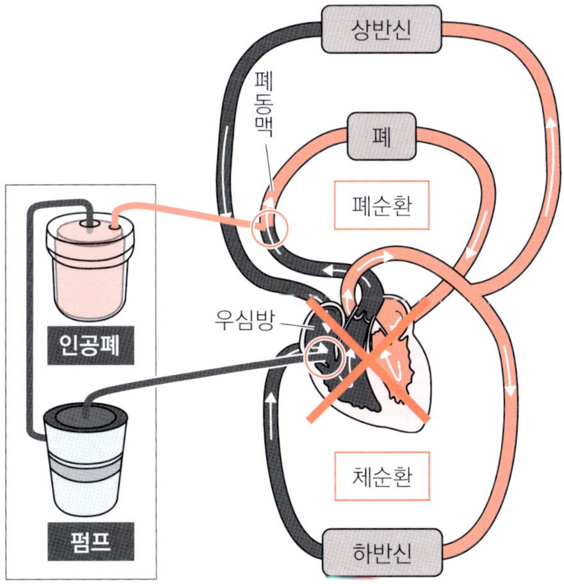

그림 10 심장 bypass(우심방에서 drainage 및 폐동맥으로 return)

심실 bypass를 할 때는 우심방에서 혈액을 빼내어 대퇴동맥이나 쇄골하동맥으로 혈액을 보내게 돼요. 대동맥으로 피를 보내는 것이 불가능한 것은 아니지만, 대퇴동맥이나 쇄골하동맥으로 피를 보내면 대동맥까지 피가 흐르기 때문에 대퇴동맥이나 쇄골하동맥으로 피를 보내서 bypass를 확립하는 것이 일반적입니다(그림 11).

간호사 : 좌심실 우회술을 할 때도 있나요?

Dr. Ogura : 마찬가지로 어디서부터 어떻게 접근 경로를 확립할 것인가를 생각하면 됩니다. 만약 좌심실이 전혀 움직이지 않아서 bypass하고 싶다면, 이론적으로는 좌심방에서 drainage하여 대동맥으로 혈액을 보내면 됩니다. 우심실 bypass 때와 마찬가지로 대퇴동맥으로 return해주면 대동맥까지 피가 흐르기 때문에 좋지만, drainage는 역시 조금 까다롭지요. 사실은 좌심방에서 drainage를 하고 싶지만, 체표면에서는 접근이 불가능하고, 폐정맥이나 폐도 불가능합니다. 그래서 결국은 우심방에서 drainage를 하게 되는 거지요!

레지던트 : 그러니까 우심실 bypass도 좌심실 bypass도 같은 접근 경로가 되겠네요.

Dr. Ogura : 그렇군요. 여기서 알아두면 좋은 점은 **우심실 bypass도 좌심실 bypass도** 결

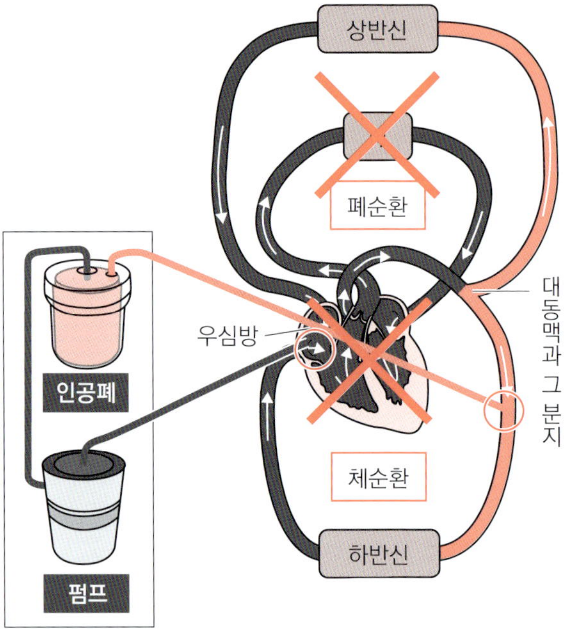

그림 11 심장 bypass(우심방에서 drainage 및 대퇴동맥, 쇄골하동맥으로 return)

국은 폐까지 bypass하게 되므로, 심장의 bypass인데 결국은 가스 교환도 해 주어야 하므로, ECMO인 거군요!

레지던트 : 그렇군요, 그렇군요. 그렇게 생각하면 ECMO에 의한 bypass의 의미가 잘 이해되네요.

2 어쨌든 심장에 무리를 주지 않는다

Dr. Ogura : ECMO를 연결한 상태로 심장을 쉬게 한다는 것은 어떤 의미일지 생각해 봅시다.

레지던트 : 음, 우선 심장은 근육의 힘으로 혈액을 박출하는 기관입니다. 그러한 심장을 편안하게 쉬게 한다고 할까, 과도하게 사용하지 않게 한다는 의미를.

Dr. Ogura : 꽤 좋은 비유입니다! 많은 경우, 심장이 손상되어 나빠지면 catecholamine

을 사용하여 '심장아 힘내'라며 심장을 독려하듯이 혈류 상태를 유지하는 경우가 많죠. 그러나 ECMO가 도입되면서 가급적이면 그런 걸 하지 말자는 게 심장 ECMO의 기본 개념이 되고 있습니다.

간호사 : 폐도 심장도 쉬게 하는 것이 ECMO의 개념이군요.

Dr. Ogura : 그래요. ECMO에서는 가급적 환자의 장기를 쉬게 하는 것인데요. 그러면 심장에 부담이 되게 하는 것에 대해서 알아볼까요?

레지던트 : '**심부하**'라는 것이 생각납니다! 심부하는 **전부하**와 **후부하**로 나눌 수 있잖아요! 순환기내과 로테이션을 할 때 배웠습니다.

Dr. Ogura : 예, 맞습니다.

레지던트 : '전부하'란 심장에 용량을 부과하는 것을 말합니다. '후부하'란 심장의 출구 쪽의 저항(주로 혈관 저항)을 말합니다. **심부하를 피한다는 것은 용량부하를 적게 하는 것과 혈관 저항을 낮추는 것**이죠.

Dr. Ogura : 네. 그래서 급성 심부전 치료의 기본은 탈수를 하는 것과 혈압을 낮추는 것이죠. ECMO를 연결한 환자에서도 이러한 원리를 충실히 이행해야 합니다. ECMO는 어디까지나 치료 장치가 아닙니다. 그래서 ECMO를 연결한다고 해서 심장 치료 방침이 바뀌는 경우는 거의 없어요.

간호사 : 그럼 ECMO를 연결한 심부전 환자의 관찰은 **소변량이 제대로 유지되고 있는지, 체액 균형이 과도한 플러스 혹은 마이너스가 되지 않는지**, 혈관 저항이 너무 높아지지는 않는지 확인하는 것이 주요한 점이 되는군요?

Dr. Ogura : 맞습니다. 그렇다면 '신장의 혈류'가 ECMO를 연결해도 충분하지 않고 소변량이 불충분할 때는 어떻게 하면 좋을까요?

간호사 : 아드레날린?

Dr. Ogura : 그것은 아니죠. 개념상으로는 심장에 부담을 주지 않아야 하지요.

간호사 : 네, 그럼 어떻게 할까요?

Dr. Ogura : **대동맥내 풍선 펌프**(Intra-Aortic Balloon Pump, IABP)를 넣지 않은 상태라면 IABP를 넣어보는 것도 한 방법이지요! IABP는 좌심실 보조 장치의 하나로, 좌심실 수축 시 풍선이 수축하여 좌심실로부터 혈액을 흡입하고 대동맥판막이 닫힌 후 좌심실 확장기에 풍선이 팽창하여 확장기 혈압을 올려서 장기 혈류량을 증가시켜 주는 거지요.

레지던트 : 하지만 보통은 ECMO 전에 IABP를 넣는 거지죠?

Dr. Ogura : 맞아요. 그때는 **ECMO의 혈류량을 높게 만들어 이에 대응**하지만, 그래도 혈역학이 불안정해서 평균 혈압이 60 mmHg 이하로 장기 혈류가 유지되지 않으면, 그때는 **심장을 뛰지 않고 혈관을 조여 혈관 저항을 높이는** 수밖에 없죠. 구체적으로 말하면 소량의 noradrenaline (=norepinephrine)을 사용하는 겁니다.

레지던트 : 괴로운 과정이군요….

Dr. Ogura : 혼란스럽지요! 하지만 실제로는 그런 과정이 필요한 경우가 종종 있습니다. 가급적 심장에는 양성 inotropic action(변력작용, 수축력을 높이는 작용)이나 양성 chronotropic action(변시작용, 심박수를 높이는 작용)이 있는 catecholamine은 피하고, 심장을 쉬게 해 주어야 합니다. 구체적으로 dopamine이나 dobutamine, adrenaline (epinephrine) 등을 사용하여 혈류 상태를 유지하는 것보다는 noradrenaline (norepinephrine)을 사용하는 것이 심장에 더 좋을 듯합니다.

간호사 : 네. Catecholamine의 선택도 신중하게 해야겠네요!

Dr. Ogura : 네. 하지만 ECMO 연결 중인 중증 심부전 환자에게 어떤 catecholamine을 사용해야 하는지에 대해서는 사실 문헌상으로는 정확한 답이 나오지 않았어요. Catecholamine의 약물들을 서로 비교한 연구는 많이 없어요. 그래서 뭐든지 좋다는 의견도 있을 수 있습니다. 하지만 모든 쇼크 환자에서 어떤 catecholamine이 좋은지 비교 검토한 연구[6]가 있는데, 여기에서는 생명 예후에 유의미한 차이는 없었지만 부정맥 등의 합병증은 noradrenaline (norepinephrine)에서 유의하게 적었다는 결과가 보고되고 있어요. 따라서 ECMO를 연결해야 하는 중증 심인성 쇼크 환자의 경우에도 **catecholamine을 사용해야 한다면 noradrenaline (norepinephrine)을 사용하는 것이 가장 좋은 선택**이 될 것 같아요. 심장이 무리하지 않게 하기 위해 무엇을 할 수 있을까를 잘 생각해 봅시다.

레지던트 · 간호사 : 네. 알겠습니다!

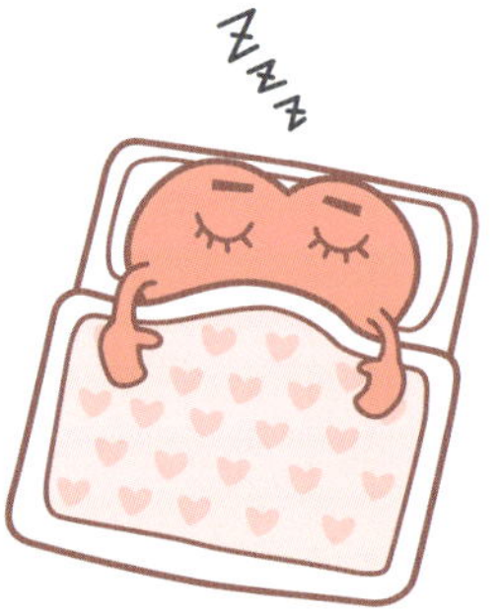

3 대퇴동맥으로의 return 유량을 최소로 낮추자

1) 대퇴동맥으로의 return은 어떻게 흐르나요?

Dr. Ogura : 여러분께서 한 가지 생각해 주셨으면 하는 것이 있는데, 심장 ECMO에서는 우심방(하대정맥) drainage, 대퇴동맥으로의 return이 가장 많은 혈관 접근 경로(그림 10 참조)가 됩니다만, 대퇴동맥으로 return이 되면 혈액은 어떻게 흘러갈까요?

레지던트 : 대퇴동맥에서 대동맥으로 혈액을 보내기 때문에 ECMO의 혈류는 총장골동맥에서 대동맥을 타고 올라가 대동맥궁에서 뇌로 혈액이 보내지게 됩니다.

Dr. Ogura : 예, 그렇습니다. 그럼 보통 대동맥은 어느 쪽에서 어느 방향으로 혈액이 흐르고 있을까요?

간호사 : 심장에서 박출된 혈액은 대동맥궁을 통해 흉부와 복부 대동맥에서 총장골동맥으로 흘러갑니다.

레지던트 : 그러니까 **ECMO의 혈류는 정상 혈류와 반대 방향으로 흐르고 있군요**(그림 12).

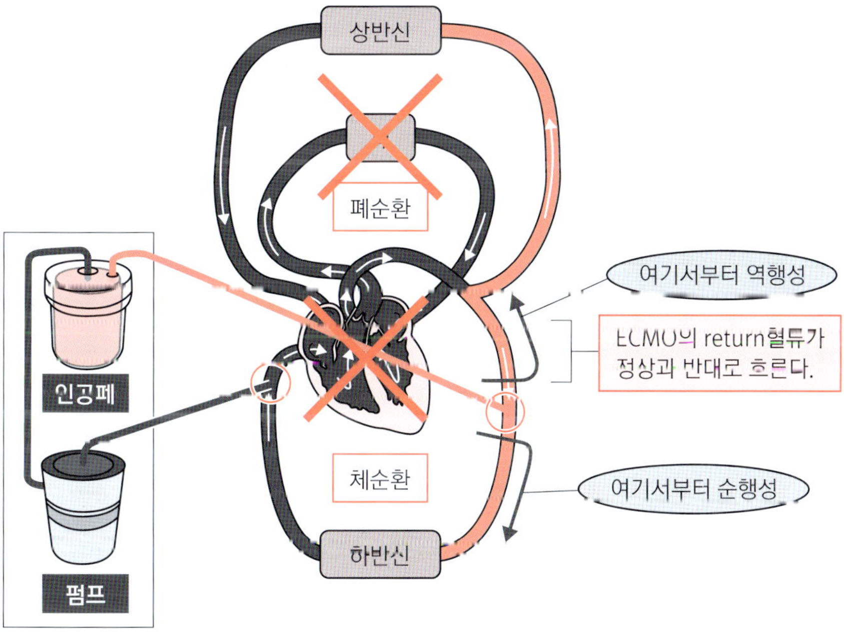

그림 12 대동맥을 역행하는 ECMO의 return 혈류

Dr. Ogura : 그렇지요! 그런데 그게 괜찮을까요?

간호사 : 그러게요. 선생님께 그런 말을 들으면 불안해집니다.

레지던트 : 하지만 대퇴동맥 접근이 가장 일반적인 혈관 접근법이라고 하니 분명 괜찮지 않을까요?

Dr. Ogura : 결국은 괜찮겠지만, 좀 더 자세히 생각해 봅시다. ECMO의 혈류가 대동맥과 대동맥궁을 역행한다는 것은 심장의 입장에서 생각해 보면 어떨까요?

간호사 : ECMO가 일을 열심히 해주고 있구나.

레지던트 : 나도 열심히 노력해서 나아져야지.

Dr. Ogura : 그렇지 않습니다. V-A ECMO 환자의 심장은 아무리 노력하지 말라고 해도 심장의 움직임을 멈추게 하지는 않잖아요. 그럼 심장이 미약하게나마 혈액을 내보내려고 하는 상황에서 V-A ECMO의 혈류가 대동맥을 역류해 올라오는 상황은 심장 입장에서는 어떨까요?

레지던트 : 부담이 되겠군요.

간호사 : 네. 뭔가 심장이 혈액을 내보내려고 하는데, ECMO의 혈류가 방해해서 혈액이 빠져나가지 않는 상황이네요.

Dr. Ogura : 예, 맞습니다. V-A ECMO를 대퇴동맥 접근으로 돌리면 **대동맥을 역행하는 혈류는 심장에서 보면 후부하를 증가시키는** 것이지요!

레지던트 : 어라? 심부전 치료는 전 부하와 후부하의 감소가 기본 개념인데, 대퇴동맥 접근의 V-A ECMO가 후부하를 증가시킨다는 것은 심부전 치료 방침에 위배되는 것이군요.

Dr. Ogura : 맞습니다.

레지던트 : 네, 하지만 **후부하의 증가는 피할 수 없는 거겠지요**?

Dr. Ogura : 네. 오른쪽 쇄골하 동맥에 접근하면 대동맥의 역류는 어느 정도 피할 수 있지만, 오른쪽 쇄골하 동맥에 접근하기 위해서는 보통 쇄골하 동맥에 인공혈관을 연결하고 그 반대편에 ECMO cannula를 연결하여 return하게 되므로 **V-A ECMO의 return은 대퇴동맥을 우선적으로 선택하게 됩니다**. 그렇게 되면 후부하의 증가는 피할 수 없어요. 그래서 이 경우, **대퇴동맥을 통한 return은 최소한으로 줄여야 합니다**.

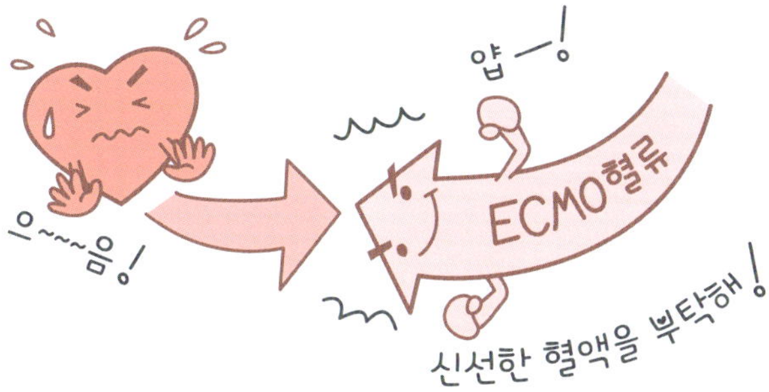

레지던트 : 네. 그 정도까지만 해도 역시 specialist가 아니면 어렵겠어요.

Dr. Ogura : 그렇네요. 초심자에게는 조금 어려울지도 모르지요. 하지만 지금 다들 열심히 공부하고 있으니까, 분명 그 정도를 알 수 있게 될 거에요!

간호사 : 하지만 선생님, 그 양을 조절할 수 있는 지표가 있는 건가요?

Dr. Ogura : 예, 있어요!

간호사 : 알려주세요!

2) 대퇴동맥으로의 return의 기준은?

Dr. Ogura : 일단은 **혈압**이 가장 중요합니다! 후부하란 이른바 혈관 저항을 말하는데, 혈압으로 그 수치가 나타나게 됩니다. 즉, 혈압이 너무 높다는 것은 그만큼 심장에 대한 후부하가 높다는 것을 의미하죠. 이는 ECMO에서도 마찬가지이기 때문에 혈압을 너무 높이지 않는 것이 중요합니다. **평균 혈압으로 말하면 60-65 mmHg 정도**가 적당하다는 것이 일반적입니다. 또 하나는 **대동맥 판막이 제대로 열려 있는지**를 체크하는 것입니다. 이것은 심초음파 검사(침대 옆에서도 할 수 있어요)를 해보지 않으면 알 수 없지만, 이러한 소견을 확인하는 것이 상당히 중요하다고 할 수 있습니다.

레지던트 : 대동맥 판막이 열려 있지 않으면 어떻게 되는 건가요?

Dr. Ogura : 여러 가지 문제가 있지만, 우선은 심장에 혈액이 고여서 빠져나가지 못하기 때문에 **심장 안에 혈전이 생기게** 됩니다. 그리고 대동맥 판막이 열리지 않을 뿐만 아니라 대동맥 역류가 있을 때는 대동맥을 역행한 혈액이 좌심실로 들어가 버리기 때문에 심장에 혈액이 쌓이고 심장 안의 압력이 상승하여 결과적으로 **심한 폐부종**이 발생합니다. 설령 대동맥판막 역류가 없더라도 우심실이 움직이고 좌심실이 움직이지 않는 경우라면 마찬가지로 좌심실에 혈액이 쌓이게 되므로 마찬가지로 폐부종이 발생하게 됩니다.

간호사　: ECMO의 유량을 너무 많이 올려도 안 되는군요. 오히려 환자를 악화시킬 위험이 있다고 하니까요.

Dr. Ogura　: 특히 대퇴동맥에 혈액을 return하는 경우에는 ECMO의 혈류량을 최소한으로 하고, 혈압을 60-65 mmHg로 유지하여 장기로 흐르는 혈류를 확보하는 것이 좋습니다. 그래도 대동맥 판막이 열리지 않으면 IABP를 넣어 좌심실에서 혈액을 흡입하여 혈류가 좌심실 내에 정체되지 않도록 합니다. 그래도 안 되면 Impella®(일본, 한국 미승인)를 넣기도 하지만, 그래도 안 되면 좌심방 환기(LA venting=LA decompression)를 합니다. 더 이상 설명하기가 어렵기 때문에 이 정도로만 설명해 드리고, **여기서 중요한 것은 V-A ECMO로 대퇴동맥으로 return하는 경우, 심장에 부담이 되는 후부하를 피하기 위해 혈압이 60-65 mmHg를 기준으로 하여 장기 혈류를 확보해야 한다**는 것입니다. 대동맥 판막이 제대로 열려있는지 확인하고, 열려있지 않으면 IABP 사용을 적극적으로 고려해야겠습니다!

레지던트 · 간호사　: 네! 알겠습니다!

잠깐 설명

Impella®란

좌심실에 삽입한 펌프에서 혈류를 흡입하여 대동맥으로 보내줍니다. 세계에서 가장 작은 심실 보조 장치입니다.

잠깐 설명

LA venting이란?

심방 중격에 카테터로 구멍을 뚫어 좌심방에서 우심방으로 혈액을 빼내어 좌심실의 압력을 낮춰주는 것입니다.

4 IABP와 ECMO

Dr. Ogura　: 중증 좌심부전 관리에서 심장을 쉬게 한다는 의미에서 IABP를 먼저 넣는 방법도 있었지요. IABP는 가장 간단하고 침습성이 낮고 안전한 심실 보조 장치입니다. 게다가 심장에 영양을 공급하는 혈관인 관상동맥의 혈류를 증가시키는 효과도 있기 때문에 관상동맥질환으로 인한 심부전인 경우 특히 선호되는 경향이 있지요. 그래서 catecholamine이 어느 정도 증량된 단계에서 중증 심부전 관리에는 IABP가 도입됩니다. 심실 수축을 돕고 심장을 쉬게 하기 위해 많은 심부전 환자들에게 IABP가 많이 활용됩니다.

간호사 : IABP도 심장에 좋은 장치인 거군요.

Dr. Ogura : 하지만 IABP가 예후를 개선한다는 증거는 전혀 없습니다.[7] Catecholamine으로 심장을 자극해서 관리해도, IABP로 심장을 쉬게 하면서 관리해도 생명 예후는 변하지 않습니다. 이것은 슬픈 현실입니다. 실제로 IABP의 심실 보조 능력은 ECMO에 비해 매우 낮기 때문에 실제로 IABP를 도입하여 catecholamine 용량을 줄일 수 있는 경우는 별로 경험하지 못했습니다. 그런 임상적 현실을 감안하면 IABP의 예후 개선 효과가 입증되기 어렵다는 것을 알 수 있을 것 같아요.

레지던트 : 그럼 선생님, ECMO는 어떻습니까?

Dr. Ogura : 애초에 심장 ECMO 영역에서는 catecholamine을 투여하여 순환 관리를 한 사례와 V-A ECMO를 도입하여 심장을 쉬게 하면서 관리한 사례를 비교 검토한 문헌이 전혀 없다고 해도 과언이 아닐 정도로 찾기 힘듭니다. **Catecholamine의 대량 투여나 IABP에 의한 심실 보조에 의해서도 혈역학적으로 안정되지 않는 경우에만 V-A ECMO가 사용되는 것이 보통입니다.** ECMO는 침습도가 높기 때문에 쉽게 도입하기가 부담스럽습니다.

간호사 : 그렇군요. 심장도 폐와 마찬가지로 생각하면 빨리 쉬게 해주면 좋을 것 같은데, 그렇게 하기가 쉽지 않네요.

Dr. Ogura : ECMO가 좀 더 친숙하고 안전하고 간편해지면 catecholamine으로 두들겨 패는 심부전 관리가 아니라 ECMO로 심장을 쉬게 하는 심부전 관리도 치료의 선택에 포함될 수 있을 거라고 생각해요. 참고로, **catecholamine의 대량 투여나 IABP에 의한 심실 보조로도 혈역학이 안정되지 않을 때, 어느 시점부터 V-A ECMO를 도입해야 하는지에 대한 근거는 전혀 나오지 않았어요.** 마지막까지 버티는 것이 좋을까요? 아니면 어느 정도 일찍 ECMO를 도입하는 것이 좋을까요? 저도 잘 모르겠어요. 호흡 ECMO에서는 인공호흡기로 너무 오래 버틴 경우는 ECMO를 도입해도 예후가 좋지 않다고 나와 있거든요.[3] **호흡 ECMO의 경우 인공호흡 관리 후 3일, 늦어도 1주일 이내에 ECMO의 적응증을 판단하자**고 되어 있어요. 심장은 어떨까요? 저는 역시 호흡부전 관리와 마찬가지로 심부전일 때도 손상되고 지친 심장을 빨리 쉬게 해주는 것이 좋다고 생각합니다.

간호사	: 선생님, 친절한 설명 감사합니다.
Dr. Ogura	: 감사합니다.
레지던트	: 하아, 라면이라도 먹어야겠어요!

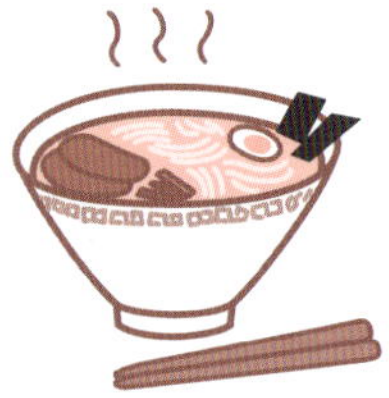

POINT

심장 ECMO의 컨셉

- 강심제로 알려진 catecholamine은 최대한 사용하지 않고 심장을 쉬게 한다.
- 심장의 후부하를 증가시키지 않도록 대퇴동맥 return 유량은 필요 최소한으로 하고, 혈압은 너무 높이지 않도록 주의한다.
- 치료 효과에 대한 증거는 하나도 없지만, IABP를 잘 사용하자.

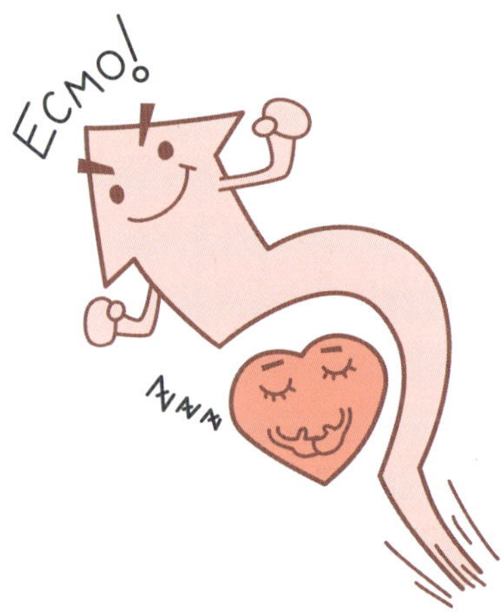

5 합병증을 줄이는 세심한 ECMO 작동을

Dr. Ogura : ECMO의 합병증은 ① **환자 관련 합병증, ② 회로 관련 합병증, ③ 기계 관련 합병증**의 세 가지로 나눌 수 있어요. ECMO는 매우 유용한 치료법임에도 불구하고, 이러한 합병증이 많기 때문에 그다지 좋은 치료 성적을 거두지 못한 흑역사가 있습니다. 나이 지긋한 선생님들 중에는 ECMO를 장착한 환자는 모두 죽는다고 생각하시는 분들도 계시는데, 그렇게 생각해도 어쩔 수 없을 정도로 일본에서도 ECMO의 치료 성적이 좋지 않았어요. 그리고 중요한 것은 ECMO 환자의 사망 원인은 ECMO 합병증으로 인한 경우가 많아서 ECMO 합병증은 지금도 심각한 문제로 인식되고 있고, 전 세계의 ECMO Physician은 그 악명에도 불구하고 노력하고 있어요.

간호사 : 사연이 많은 역사이군요….

Dr. Ogura : 네. ECMO의 역사는 오래되었고, 이미 50년 이상 전부터 선생님들이 많은 노력을 쌓아 지금에 이르게 되었어요. 그 당시에는 기계의 성능도 좋지 않아서, 선배 의사 선생님들도 정말 고생이 많았을 것 같아요. 하지만 선생님들은 포기하지 않고 장비와 시스템을 개선하여 지금은 초중증 호흡부전-심부전 환자를 죽음의 문턱에서 구하는 치료법으로 ECMO를 확립하기까지 이르렀지요. 그리고 그 **ECMO의 진화의 역사는 다름 아닌 합병증과의 싸움이었고, 합병증 극복이 ECMO의 임상 성적을 향상시킨 것입니다**. ECMO 성공의 열쇠는 항상 합병증 예방과 대처에 있으며, 우리 ECMO Physician들은 ECMO와 그 합병증에 대해 잘 알고 있어야 합니다.

간호사 : **좋은 ECMO란 합병증을 일으키지 않는 ECMO**를 말하는 거군요!

Dr. Ogura : 네! 맞아요! 환자 장기를 사용하지 않고 관리하는 세심한 ECMO 치료는 합병증에 대한 올바른 대응을 포함해야만 완성될 수 있습니다. 여기서는 ECMO의 합병증에 대해 자세히 알아보고자 합니다.

레지던트 · 간호사 : 네! 잘 부탁드립니다!

1 환자 관련 합병증

1) 출혈

Dr. Ogura : 뭐니 뭐니 해도 가장 많은 합병증은 **'출혈'**입니다! Extracorporeal Life Support Organization (ELSO) 레지스트리의 통계를 봐도 그 빈도는 매우 높습니다. 출혈 부위는 cannula 삽입부, 기도 및 폐, 소화관, 중추신경(뇌) 순으로 많다고 합니다.

레지던트 : ECMO 시에는 항상 헤파린을 사용하고 있지요?

Dr. Ogura : 네. 회로 내 혈전 형성을 방지하기 위해 ECMO 가동 중에는 항상 헤파린을 사용하여 항응고요법을 하고 있지요. 그것이 출혈을 조장하는 경우도 종종 있지요. 혈액은 이물질에 닿으면 응고되는 성질이 있으니까요. 이를 막기 위한 항응고제를 사용하지만, 때로는 그것이 오히려 역효과가 나기도 하지요. 조심해야 합니다.

간호사 : 실제로 헤파린은 어느 정도의 양을 차단하는 건가요?

Dr. Ogura : 헤파린의 효과는 사람마다 다르기 때문에 일률적으로 말할 수는 없지만, aPTT (Activated Partial Thromboplastin Time)로 말하자면, 40-60초 정도를 기준으로 헤파린의 용량을 조절하는 것이 일반적일 것입니다.
ACT (Activated Clotting Time)로 관리하라는 선생님도 계시지만, 세계 표준은 aPTT를 지표로 사용하여 관리하도록 되어 있어요. 헤파린의 혈중 농도는 ACT보다 aPTT가 더 정확하게 반영하기 때문이에요.

간호사 : 항상 ACT를 측정하려고 했는데, aPTT가 더 좋다고요?

Dr. Ogura : ACT는 침대 옆에서 할 수 있으니까 간단해서 자꾸만 ACT를 사용하게 되는데, 그것만으로는 불충분하겠지요?

간호사 : 조금 번거롭지만, 환자를 위해서라면 꼭 aPTT를 측정해 줘야겠네요.

Dr. Ogura : 네, 고마워요.

2) 혈액응고 이상·혈소판 감소

Dr. Ogura : 다음으로 많은 합병증은 **혈액응고 이상**과 **혈소판 감소**입니다. 혈소판은 이물질에 닿으면 활성화되어 염증성 매개물질들(inflammatory mediators)을 방출하고 응집합니다.

간호사 : 자세히 설명 좀 부탁드립니다.

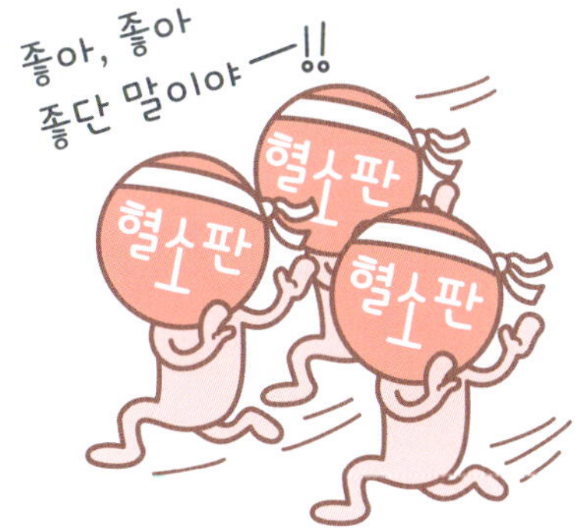

Dr. Ogura : 즉, 혈소판이 이물질에 닿으면 혈소판이 열심히 움직이기 시작해서 다른 혈소판에게 '여기에 집합!이라고 신호를 보내는 거예요. 그러면 다른 혈소판들이 '좋아, 좋아'하면서 서로 모여서 응고를 하지요. 이때 다른 응고인자들도 혈소판이 보내는 신호에 따라 모여 혈전을 형성하게 합니다. 그렇게 혈전이 만들어지고, 혈소판이 소모되어 오히려 혈소판 감소가 일어나는 경우도 있습니다. (혈소판의 작용에 대해서는 Part 2-6을 참조해 주세요)

Dr. Ogura : 원래 혈관이 손상받은 곳에서 혈액이 밖으로 튀어나왔을 때 혈소판은 활성화되어 혈액을 응고시켜 지혈이 되는 것입니다. 활성화되어 혈액을 응고시켜 지혈을 시도합니다. 혈액이 혈관 밖으로 튀어나와 ECMO의 회로 속을 빙빙 돌고 있을 때도 마찬가지로 혈소판이 활동을 시작하게 되지요.

레지던트 : 헤파린이 아니라 **항혈소판제**를 쓰면 되지 않나요?

Dr. Ogura : 일리가 있다고 생각합니다. 사실, 그런 생각으로 항혈소판제를 ECMO 회로 내 혈전 예방에 사용하는 사람도 있지만, 현재로서는 주요한 치료법은 아닙니다. 항혈소판제는 헤파린과 달리 출혈성 합병증이 발생해도 길항할 수 없고, 투약을 중단해도 항혈소판 효과는 며칠간은 지속되기 때문에 안전성이 확립되어 있지 않아요.

레지던트 : 하지만 혈소판이 뭉치는 것을 막지 않으면 혈전 형성은 피할 수 없는 것 아닌가요?

Dr. Ogura : 정확히 말하면 혈전 형성은 피할 수 있는 것으로 되어 있어요. 아시다시피, 혈전 형성은 혈소판이 모이는 '응집'이라는 과정과 함께 피브리노겐이 피브린으로 굳어지는 '응고'라는 과정이 있는데, 혈전은 이 두 가지 과정이 완성되어야만 형성되는 것이지요.

그래서 ECMO 가동 중에 지속적으로 헤파린으로 항응고요법을 하고 있다면, 이론적으로는 혈소판 응집이 일어나도 혈전 형성이 일어나지 않는 것으로 되어 있습니다.

레지던트 : 그것으로 충분합니까?

Dr. Ogura : 충분한지에 대해서는 저로서는 잘 모르겠지만, 적어도 현재로서는 항응고요법만으로도 어느 정도 성과가 나오고 있지요. 2009년 독감 대유행 때 ECMO 강국인 스웨덴, 영국, 이탈리아는 80% 이상의 생존 퇴원율을 달성했었습니다. '이것이 항혈소판제까지 사용하면 생존 퇴원율이 더 좋아졌는지, 그것은 알 수 없고, 항혈소판제 사용은 어쩌면 출혈성 합병증을 더 증가시켜서 결과적으로 사망자를 증가시켰을 가능성도 있을 수 있어요.

레지던트 : 고민하게 만드는군요. 하지만 재미있네요!

Dr. Ogura : 확실히 ECMO 중 혈액응고 관리는 아직은 미완의 단계인 것 같아요. **현재로서는 헤파린에 의한 항응고요법을 그 관리의 정점으로 하고, 혈소판이 감소하면 혈소판 감소에 의한 출혈성 합병증 예방을 위해 최소 80,000-100,000/mL 정도를 유지하도록 수혈을 해야 할 것 같아요.**

레지던트 · 간호사 : 그렇군요.

3) 기타 환자 관련 합병증

Dr. Ogura : 그 외의 주요한 환자 관련 합병증으로는 **신장 기능 장애**나 **감염** 등이 있습니다. 특히 감염은 **catheter 관련 혈류성 감염**이 가장 많으며, 때로는 이로 인해 패혈증이 발병하는 경우도 있습니다. ECMO 가동 중에 패혈증을 발생하면 패혈증과 관련 파종성 혈관 내 응고(Disseminated Intravascular Coagulation, DIC)나 다발성 장기부전이 유발되어 혈액응고관리가 매우 어려워지고, 당연히 사망률도 높아집니다. 일반 진료에서는 정기적으로 감시적 배양검사를 시행하여 혈류성 감염이 동반되어 있지 않은지를 자주 확인하고, 감염이 의심되는 경우에는 패혈증에 빠지기 전에 적절한 항생제로 치료를 시작할 수 있도록 신경을 쓰도록 합시다!

간호사 : 알겠습니다!

레지던트 : 그런데 예방적으로 항균제를 투여하는 것은 의미가 없는 건가요?

Dr. Ogura : 예방적 항생제 투여에 관해서는 아직 답이 나오지 않았어요. ECMO 가동 중에도 표피 상재균을 표적으로 하는 예방적 항생제를 투여하는 기관도 있고, 표적을 정하지 않고 광범위 항생제를 예방적으로 계속 사용하는 기관도 있지만, 예방적 항생제를 전혀 사용하지 않는 기관도 있어요. 이 점에 관해서는 증거 기반의 연구가 필요한 부분입니다.

레지던트 : 알겠습니다! 어쨌든 감염에 주의를 기울여 진료를 진행하는 것이 중요하네요.

2 회로 관련 합병증

Dr. Ogura : 다음으로 알아둘 회로 관련 합병증은 **회로 내 혈전증, 인공폐 기능부전, 용혈**로 나누어 볼 수 있습니다. 회로 내 혈전증은 역시 가장 많은 회로 관련 합병증으로, 회로 전체가 헤파린으로 코팅되도록 개선된 이후 많이 줄어든 것 같지만, 여전히 관련 합병증으로 많이 보고되고 있어요.

1) 회로 내 혈전증

레지던트 : 회로 내 혈전이란, 회로 내에서 찾아보면 알 수 있습니까?

Dr. Ogura : 눈으로 보고 찾을 수 있는 경우도 있어요. **혈전은 인공폐의 연결부위나 회로의 분기점, 즉 난류가 발생하기 쉬운 부분에 혈전이 생기기 쉬우므로** 잘 관찰해봐야 합니다. 하지만 실제로는 작동 중인 회로를 둘러보아도 혈전을 찾기가 쉽지 않아요. 그러기 위해서는 회로에 내장된 **pressure 모니터를 잘 관찰**하여 압력의 상하 변화를 통해 어느 부분에 혈전이 형성되어 저항이 높게 나타나는지를 파악해야 합니다.

간호사 : 그래서 pressure 모니터를 확인하곤 하는군요! 관찰! 열심히 하겠습니다!

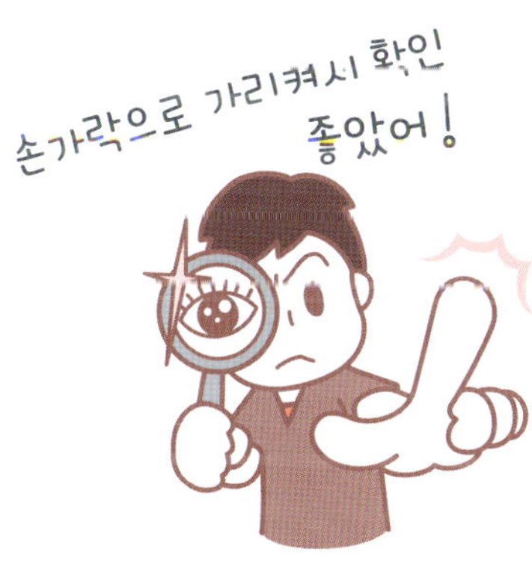

2) 인공폐 기능 부전

Dr. Ogura : 다음은 인공폐 기능 부전에 대해 설명해 보겠습니다. ECMO의 기자재 중 하나인 인공폐는 어디까지 소모품으로 혈액과 가스를 막으로 분리하여 가스 교환을 하고 있지만, 인공폐가 열화되면 그 한 장의 막의 구조가 파손되어 **인공폐의 가스가 흐르는 쪽에 혈장이 새어 나오게** 돼요. 그런 상태가 되면 **인공폐가 거품을 뿜어내는 것처럼 보이게 됩니다.**

간호사 : 인간과 마찬가지로 이미 한계가 왔다는 신호군요(웃음).

Dr. Ogura : 네. 하지만 정말 거품이 날 때까지 인공폐를 사용하게 되면, 그때는 가스 교환이 이루어지지 않은 상태이기 때문에 환자 입장에서는 그야말로 지옥이 됩니다! 그렇게 되기 전에 인공폐를 교체해 주어야 해요.

레지던트 : 그런 상태를 미연에 방지하려면요?

Dr. Ogura : 그러기 위해서는 무엇보다도 **모니터링**이 중요합니다. 인공폐의 출구에서 혈액을 채취하여 가스분석을 하고, 산소화가 충분히 된 혈액이 return되고 있는지를 확인하거나 인공폐에 가스를 주입하는 곳의 압력 상승이 없는지를 확인해 두어야 합니다.
만약 가스가 흘러들어가는 곳의 압력이 상승하고 있다면, 막이 열화되어 혈장이 빠져나오고 있을 가능성이 있으므로 인공폐의 산소화 능력과 비교 검토하여 인공폐의 교체를 적극적으로 고려해야 합니다.

레지던트 : 알겠습니다!

간호사 : 우리가 할 수 있는 일은 시간마다 체크해서 변화 여부를 보고 의사 선생님께 보고하는 거군요!

3) 용혈

Dr. Ogura : 다음은 용혈에 대한 이야기입니다. 용혈도 ECMO 회로가 발전함에 따라 많이 줄어들었어요. 용혈은 어떤 식으로 일어나는가를 살펴보면, 혈구가 흐르다가 부딪히거나 찢어져서 일어나는 거예요.

간호사 : 어떻게 찢어지는 건가요?

Dr. Ogura : ECMO 가동 중 용혈은 회로 내에 생긴 큰 혈전에 혈구가 힘차게 부딪혀서 생기는 경우도 있고, ECMO의 유량을 너무 높이면 흡입압과 송출압이 너무 높아져서 혈구가 늘어나거나 뭉개져서 깨져 버리는 경우도 있어요.

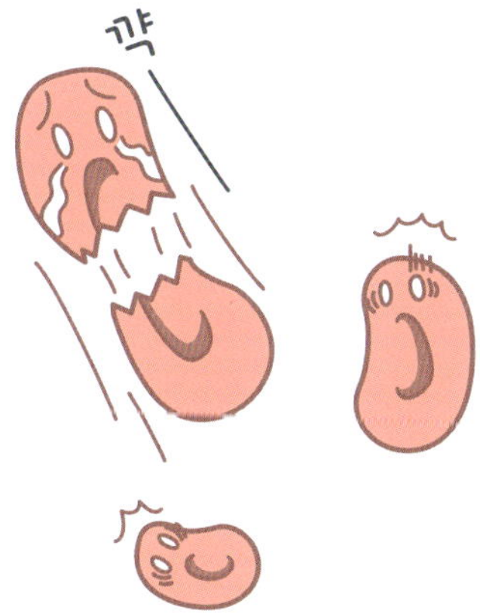

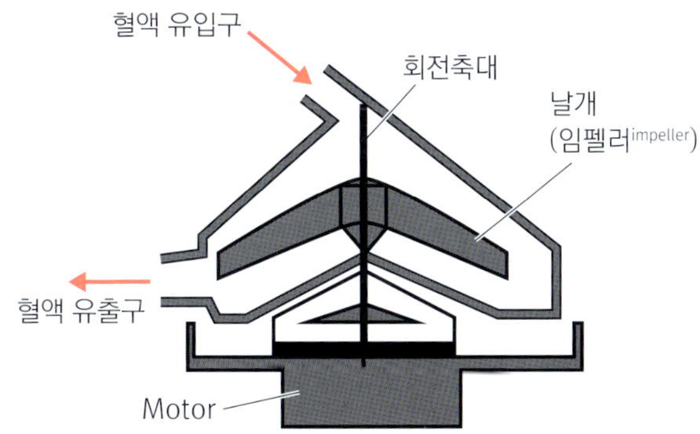

그림 13 축을 중심으로 회전하는 원심펌프

간호사 : ECMO가 돌기만 하면 되는 것은 아니군요! 어떻게 하면 용혈을 일으키지 않도록 관리할 수 있을까요? ECMO의 유량을 적당히 올려서 관리하지 않으면 산소화나 혈압을 유지할 수 없잖아요?

Dr. Ogura : 하나는 압력을 올리지 않고도 높은 유량으로 drainage할 수 있도록 두꺼운 cannula를 사용하는 것이죠. 그리고 또 하나는 방금 공부한 것처럼 회로 내에 혈전이 생기지 않도록 하는 것입니다. 이 두 가지는 '고급 ECMO'의 필수 항목입니다.

레지던트 : 세심하고 양질의 ECMO를 작동하려면 **굵은 cannula**가 필수적이군요. 그렇게 하면 좋은 ECMO를 할 수 있다는 얘기이지요? **ECMO를 돌리기 전에 cannula를 선택하는 시점에서 이미 절반의 승부가 결정되어 버린** 거군요.

Dr. Ogura : 네. 장치 선택은 정말 중요합니다. Cannula가 너무 가늘면 drainage도 return도 잘 안되기 때문에 ECMO를 어떻게 해도 잘 안되고, 너무 굵으면 cannula 삽입 시 혈관 손상 위험이 필요 이상으로 높아져 버립니다. 그 외에도 펌프의 선택도 중요한데, 축을 중심으로 회전하는 원심펌프(그림 13)는 회전축의 마찰로 인해 열이 발생하여 그 열로 인해 혈구가 손상될 수 있기 때문이에요. 장치 선택 시에는 합병증이 적은 '세심한 ECMO'를 위해 여러 가지 주의를 기울여 주었으면 좋겠어요.

레지던트 : 알겠습니다!

Dr. Ogura : 그리고 더 중요한 것은, 용혈성 빈혈이 단순히 **빈혈로 끝나지 않는**다는 것입니다.

레지던트 : 네? 빈혈이 되면 수혈하면 되는 줄 알았는데….

Dr. Ogura : 아니에요. 용혈되면 적혈구 안에서는 헤모글로빈 같은 소위 적혈구의 내용물이 혈액으로 나오게 돼요. 그 내용물이 문제인데, 헤모글로빈 같은 것이 혈액에 나오면 **염증 유발 물질로 취급되어 용혈과 함께 염증까지 발생하게 됩니다.**

레지던트 : 자신의 헤모글로빈으로 인해 염증이 생긴다고요? 자신의 헤모글로빈으로 자신이 손상을 입는다는 말씀이군요.

Dr. Ogura : 그래요. 보통 염증이 생기는 것은 감염 물질이나 감염 질환처럼 자신 이외의 이물질이 몸 안에 들어왔을 때 일어나는데, 사실 자신의 몸 안에도 염증을 유발하는 물질(Damage Associated Molecular Patterns, DAMPs)이 많이 있거든요. 헤모글로빈도 DAMPs 중 하나입니다.[9)]

레지던트 : 믿을 수 없네요.

Dr. Ogura : 상상해 봐요. 무릎을 부딪쳐서 부었을 때, 그 부은 무릎에 염증이 생겨서 열이 나거나 통증이 나지 않습니까? 감염된 것도 아닌데. 그 염증을 유발하는 물질은 무엇일까요? 바로 DAMPs입니다!

레지던트 : ECMO를 알면 알수록 그 심오한 지식이 알게 됩니다.

Dr. Ogura : 재미있지 않습니까! 환자 친화적인 ECMO를 위해 혈구를 파괴하지 말아 주세요!

3 기계 관련 합병증

Dr. Ogura : 마지막으로 기계 관련 합병증에 대해 이야기해 볼까요? 하지만 정말 간단한 이야기입니다.

간호사 : 무슨 뜻입니까?

Dr. Ogura : **기계도 고장 날 때가 있으니까 조심해야지요**! 그것뿐이에요.

간호사 : 예?

Dr. Ogura : 그 뜻이 아닙니다. 양면적인 이야기입니다. ECMO도 결국 사람이 만든 기계입니다. 갑자기 전원이 꺼질 수도 있고, 갑자기 펌프가 돌아가지 않을 수도 있지요.

레지던트 : 그렇군요.

Dr. Ogura : 실제로 ECMO 환자 이송 데이터를 예로 들면, ECMO의 긴급 정지 사례가 보고되고 있습니다.[7] 어쨌든 ECMO는 장비가 정지한 순간 즉시 아수라장이 되는 겁니다. 방금 제시한 문헌에는 'ECMO의 긴급 정지 시에는 손으로 ECMO를 돌렸다'고 적혀 있지만, 어쨌든 어떤 비상 상황에도 대응할 수 있도록 ECMO를 진료하는 의료 관련 직원들은 매일 훈련을 쌓아 둘 필요가 있어요.

레지던트 : ECMO! 깊이가 깊군요….

POINT

합병증이 적은 양질의 ECMO

- ECMO의 합병증에는 환자 관련, 회로 관련, 기계 관련의 3가지 합병증이 있다.
- 출혈성 합병증에 세심한 주의! (aPTT=40-60초, 혈소판은 8-10만/mm^3를 유지해야 한다!)
- 적절한 ECMO 장치를 선택하여 용혈이 일어나지 않도록 한다.
- 인공폐의 산소화 능력을 모니터링하고 적절한 시기에 교체한다.
- 'ECMO 기계가 고장 날 수도 있다!' 라는 것을 명심하고, 항상 대처 방법을 확인해 두자.

Part 1 참고문헌

1) 「Extracorporeal Life Support: The ELSO Red Book 5th Edition」 (Brogan TV, et al, eds), Extracorporeal Life Support, pp415-420, 2017

2) Amato MB, et al: Driving pressure and survival in the acute respiratory distress syndrome. N Engl J Med, 372: 747-755, 2015

3) Brodie D & Bacchetta M: Extracorporeal membrane oxygenation for ARDS in adults. N Engl J Med, 365: 1905-1914, 2011

4) Paden ML, et al: Extracorporeal Life Support Organization Registry Report 2012. ASAIO J, 59: 202-210, 2013

5) 「Extracorporeal Life Support: The ELSO Red Book 5th Edition」 (Brogan TV, et al, eds), Extracorporeal Life Support, pp93-103, 2017

6) Brogan TV, et al: Extracorporeal membrane oxygenation in adults with severe respiratory failure: a multi-center database. Intensive Care Med, 35: 2105-2114, 2009

7) Broman LM, et al: The Stockholm experience: interhospital transports on extracorporeal membrane oxygenation. Crit Care, 19: 278, 2015

8) Peek GJ, et al: Efficacy and economic assessment of conventional ventilalory support versus extracorporeal membrane oxygenation for severe adult respiratory failure(CESAR): a mullicentre randomised controlled trial. Lancet, 374: 1351-1363, 2009

9) Combes A, et al: Position paper for the organization of extracorporeal membrane oxygenation programs for acute respiratory failure in adult patients. Am J Respir Crit Care Med, 190: 488-496, 2014

10) Barbaro RP, et al: Association of hospital-level volume of exlracorporeal membrane oxygenation cases and mortality. Analysis of the extracorporeal life support organition registry. Am J Respir Crit Care Med, 191: 894-901, 2015

11) NHS: Treating adults with severe acute respiratory failure using an artificial 'lung' to oxygenate the blood outside the body (ECMO). 2011

https://www.nice.org.uk/guidance/ipg391/resources/treating-adults-with-severe-acute-respiratory-failure-using-an-artificial-lung-to-oxygenate-the-blood-outside-the-body-ecmo-pdf-317640493

12) Serpa Neto A, et al: Associations between ventilator settings during extracorporeal membrane oxygenation for refractory hypoxemia and outcome in patients with acute respiratory distress syndrome: a pooled individual patient data analysis: Mechanical ventilation during ECMO. Intensive Care Med, 42: 1672-1684, 2016

13) Gamper G, et al: Vasopressors for hypotensive shock. Cochrane Database Syst Rev, 2: CD003709, 2016

14) Ahmad Y, et al: Intra-aortic Balloon Pump Therapy for Acute Myocardial Infarction: A Meta-analysis. JAMA Intern Med, 175: 931-939, 2015

15) He HW, et al: Using anti-platelet therapy to prevent extracorporeal membrane oxygenator thrombosis without heparin resistance and with thrombocytopenia. Crit Care, 18: 595, 2014

16) Lee SK & Ding JL: A perspective on the role of extracellular hemoglobin on the innate immune system. DNA Cell Biol, 32: 36-40, 2013

1 ECMO 시스템의 구조

Dr. Ogura : Part 2에서는 Aokage 선생님과 함께 강의를 진행합니다. Aokage 선생님은 저와 마찬가지로 해외에서 호흡 ECMO를 배우고 돌아온 일본 ECMO의 권위자이십니다! 일본 ECMO의 리더적인 존재로, 저도 항상 많은 도움을 받고 있습니다. 분명 여러 가지 많은 것을 가르쳐 주시길 부탁드립니다. 그럼, Aokage 선생님, 잘 부탁드리겠습니다.

레지던트 · 간호사 : 잘 부탁드리겠습니다.

Dr. Aokage : 네, 잘 부탁드리겠습니다. ECMO는 단순한 생명유지장치라는 것을 공부한 것이 Part 1이었습니다. 다음에는 ECMO 시스템의 구조에 대해 공부해 보겠습니다.

레지던트 · 간호사 : 네.

Dr. Aokage : ECMO를 장착한 환자는 자신의 폐를 사용하지 않고도 숨을 쉴 수 있습니다. 즉, 자신의 폐를 사용하지 않고도 이산화탄소를 배출하고, 산소를 섭취(가스 교환)할 수 있습니다. 그렇다면 ECMO는 어떻게 가스 교환을 하는 것일까요?

레지던트 : 잘 모르겠습니다.

주1: 아래 설명은 성인 환자를 가정하여 작성되었습니다. 소아, 신생아 환자의 경우, 체격에 따라 cannula 크기와 혈류량 등이 달라집니다.

1 분당 3-4 L의 혈액으로 가스 교환을 한다

Dr. Aokage : 인공폐는 실제 폐처럼 부풀어 오르거나 줄어들지 않습니다. 주변은 플라스틱으로 둘러싸여 있고, 내부에는 공기의 통로와 혈액의 통로가 있습니다. **산소**와 **이산화탄소**를 운반하는 매개체는 **혈액**이기 때문에 인공폐 안에서는 혈액에 존재하는 산소와 이산화탄소의 가스 교환이 이루어지고 있습니다. 그러나 혈액과 공기가 직접적으로 접촉하지는 않습니다(그림 1 인공폐의 구조). 얇은 막에 의해 가스의 상(기체상)과 혈액의 상(혈액상)으로 나뉘어져 있습니다. 이 막에는 작은 구멍이 있어 가스만 통과할 수 있습니다. 이 막을 넘어 혈액이 기체상으로 유입되는 일은 없습니다.

가스상에 흐르는 공기는 일반적으로 산소 농도가 높고 이산화탄소를 포함하지 않기 때문에,(주2) 인공폐를 지난 후의 혈액은 인공폐에 유입되기 전 혈액에 비해 산소는 많고 이산화탄소는 적습니다.

주2: 일부 기관에서는 가스상의 기체에 이산화탄소를 첨가하는 경우도 있습니다.

레지던트 : 그렇군요! 하는 일은 투석과 비슷하네요!

Dr. Aokage : 그렇군요. 혈액을 사용한다는 점에서는 같은 부류에 속할지도 모르겠습니다. 하지만 크게 다른 점이 있습니다. 그것은 **사용하는 혈액의 양**입니다. 투석에서는 1분에 150-200 mL의 혈액을 사용합니다. 하지만 ECMO는 1분당 3-4 L의 혈액을 사용합니다. 즉, 투석보다 20배의 혈액량이 유출입되고 있는 것입니다.

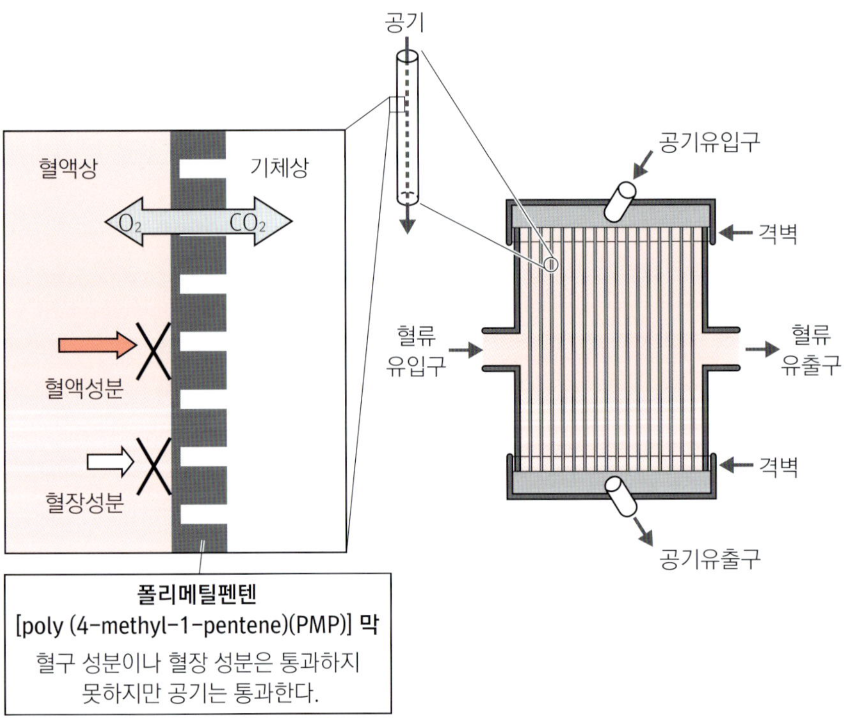

그림 1 인공폐의 구조

레지던트 : 정말 빠르네요.

Dr. Aokage : 그러기 위해서는 그 혈류량을 견딜 수 있을 만큼 충분한 내구성이 있는 구조물이 필요합니다. 이 ECMO의 구조물을 조합한 것을 '**회로**'라고 합니다. 그림 2는 ECMO의 전체 구조를 보여줍니다. 하나씩 살펴보겠습니다.

2 Drainage cannula, 펌프, 인공폐

Dr. Aokage : 먼저 몸에서 혈액을 빼내기 위한 관이 있습니다. 이를 drainage cannula라고 합니다. 그림 2에서는 오른쪽 경부 쪽에서 들어가는 것을 알 수 있습니다.

레지던트 : Drainage cannula는 항상 오른쪽 경부에서 삽입하는 건가요?

Dr. Aokage : 아니에요. 반드시 오른쪽 경부라고 정해져 있는 것은 아닙니다. 대퇴부에 삽입하는 경우도 있고, 가슴을 열고 직접 삽입하는 경우도 있습니다. 어느 쪽

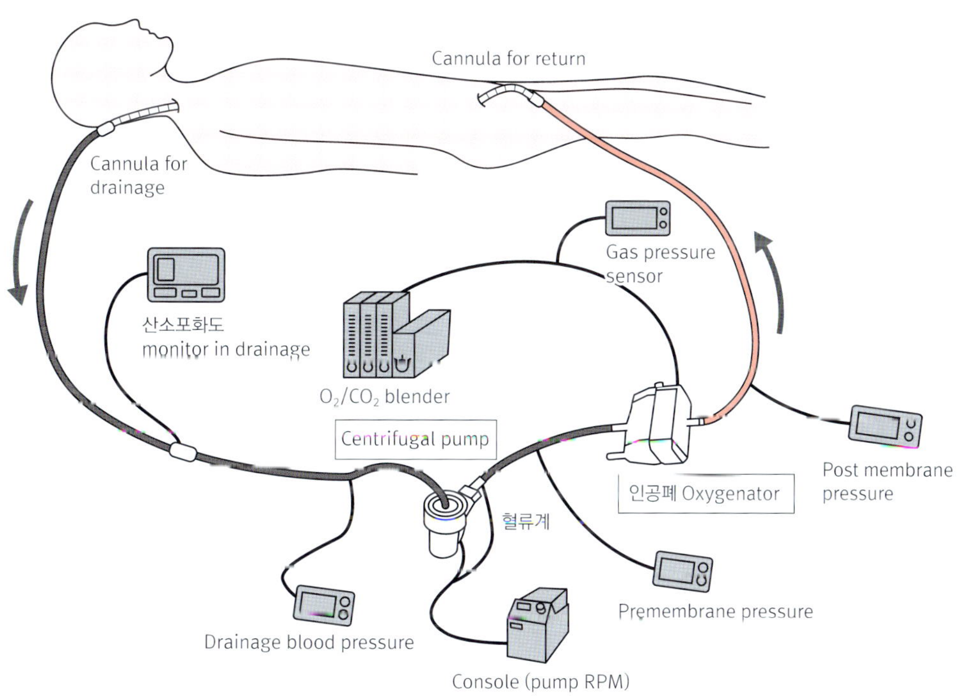

그림 2 ECMO 회로의 구조

이든 상관없다는 것이 아니라 환자의 상황이나 기관의 방침에 따라 결정되는 것입니다. 일반적인 ECMO는 정맥 쪽으로 삽입됩니다.

그리고 대퇴부 쪽에도 관이 들어가 있는 것이 보이지요? 이것은 다시 혈액을 보내기 위한 관으로, **return cannula**라고 부릅니다. 이것도 마찬가지로 반드시 사타구니에서 삽입되는 것은 아닙니다. 경부 쪽으로 삽입되는 경우도 있습니다. 또한, 'double lumen cannula'라고 한 개의 cannula로 drainage와 return을 하는 cannula도 있습니다. Part 1을 복습하자면, return cannula는 **정맥 측**에 삽입되는 경우와 **동맥 측**에 삽입되는 경우가 있는데, 전자를 V-V ECMO, 후자를 V-A ECMO라고 부릅니다(Part 1 그림 1 참조).

Dr. Aokage : 다음 구성물은 혈액을 통과시키는 호스입니다. 이를 '**튜브**'라고 부릅니다. 이 튜브는 투명하여 혈액의 색깔을 볼 수 있습니다. Drainage cannula에 연결된 튜브는 혈액 내 산소량이 적기 때문에 return되는 혈액보다 짙은 **붉은색**을 띠게 됩니다. 반대로, return cannula에 연결된 튜브 안의 혈액은 **선홍색**입니다. 만약 return되고 있는 혈액이 진한 붉은색이라면 인공폐에서 충분한 가스 교환이 이루어지지 않았을 가능성이 있습니다.

레지던트 : 그렇군요. 튜브 안의 혈액 색깔도 중요한 소견이군요.

Dr. Aokage : 또한, 튜브는 단순히 투명한 호스가 아니라 내막에 특수 코팅된 재질을 사용하는 경우가 많으며, 혈액 덩어리 등이 형성되기 어려운 구조로 되어 있습니다. 일반적으로 '**헤파린 코팅**'을 사용하지만, 제조회사에 따라서는 특수한 코팅 기술을 사용하는 경우도 있습니다.

그렇다면 탈혈된 혈액이 튜브를 통해 다음 단계에 만나는 구성물은 무엇일까요?

레지던트 : 그림 2를 보면 '원심펌프(centrifugal pump)'가 있습니다.

Dr. Aokage : 그 펌프의 종류에는 '**원심펌프**(centrifugal pump)'(그림 3A)라는 것과 '**롤러 펌프**(roller pump)'(그림 3B)라는 것이 있는데, 투석 기계에 사용되는 펌프는 주로 롤러펌프입니다. 그러나 최근 ECMO에서는 '원심펌프'를 사용하는 것이 일반화되어 가고 있습니다.

원심펌프는 펌프 내부에 있는 날개[임펠러(impeller)]가 회전함으로써 펌프 중앙에서 바깥쪽 방향으로 혈액에 동력을 공급할 수 있습니다. 구조는 그림 3C와 같습니다. 펌프가 없으면 혈액을 체외로 빼낼 수도, 다시 체내로 돌려

A) Centrifugal pump

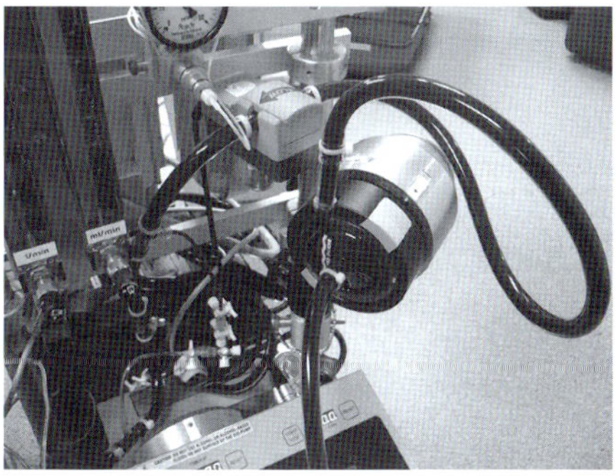

B) Roller pump

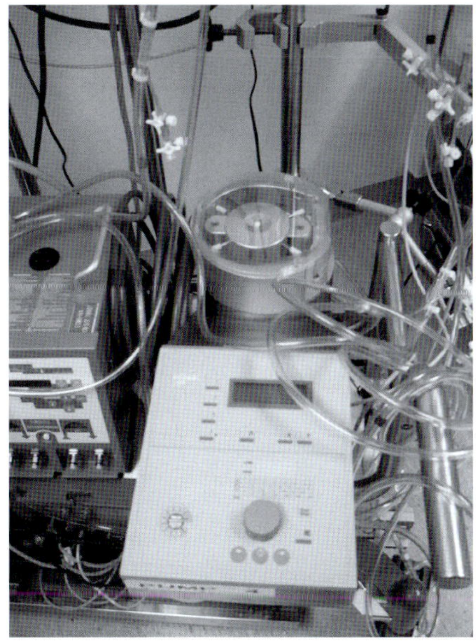

C) Centrifugal pump 구조

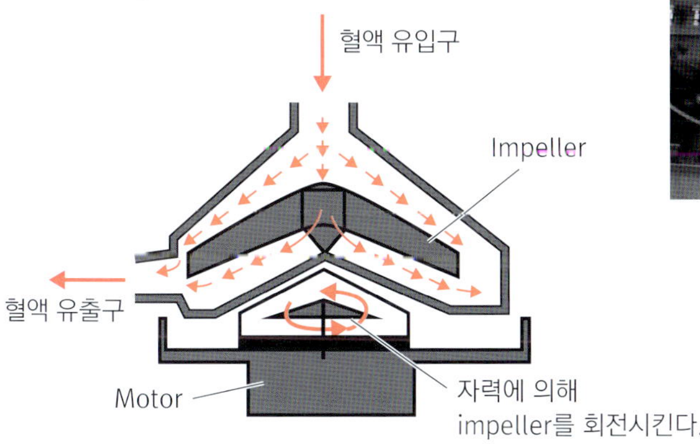

그림 3 **펌프의 종류와 구조**
(Color Atlas ❶ 참조)

보낼 수도 없으므로 ECMO의 구성 요소 중 인공폐만큼이나 중요한 부분입니다. 그다음 구성 요소는 무엇일까요?

레지던트 : **인공폐**입니다.

Dr. Aokage : 그렇지요. 드디어 인공폐가 나왔습니다. 혈액의 가스 교환은 이 인공폐에서 이루어집니다. 가스 교환된 후의 혈액은 기본적으로 산소 포화도 100%가 됩니다. 포화도 100%가 되고, 이산화탄소 분압도 drainage된 혈액보다 10–15 mmHg 정도 낮은 값이 됩니다.

그리고 그 외의 구조물로는 return 튜브와 return cannula로 구성됩니다.

간호사 : ECMO의 구조를 이제야 알게 되었습니다.

3 Centrifugal pump는 항상 인공폐 앞에 위치하고 있다

Dr. Aokage : 다행이네요. 그럼, 구조를 알았으니 이제 질문 하나 하겠습니다. 그림 2에서 원심펌프(centrifugal pump)는 인공폐의 앞쪽에 설치되어 있습니다. 원심펌프와 인공폐의 위치 관계가 반대(원심펌프가 인공폐의 뒤쪽)로 되어 있으면 안 되는 걸까요?

레지던트 : 어느 쪽이든 괜찮을 것 같은데요.

Dr. Aokage : 사실 **원심펌프는 항상 인공폐보다 앞에 있어야 합니다**.

레지던트 : 왜요?

Dr. Aokage : 인공폐의 막은 공기는 통과하지만 혈액이나 물은 통과하지 못한다고 설명해 드린 것 같습니다. 즉, 혈액상에서 기체상으로 혈액이 누출되지는 않지만, 기체상에서 혈액상으로 공기가 들어갈 가능성은 있습니다. 하지만 실제로 혈액상에 공기가 들어갈 수는 없습니다. 그 이유는 **혈액상의 압력이 기체상의 압력보다 높기 때문**입니다. 왜냐하면 인공폐는 원심펌프 이후, 즉 동력을 공급받은 혈액을 받는 쪽에 있기 때문입니다. 그런데 만약 인공폐가 원심펌프의 앞쪽에 설치되어 있다면 어떻게 될까요?

레지던트 : 앞쪽의 혈액은 원심펌프 쪽으로 끌어당겨지는 쪽에 있기 때문에 압력이 낮아지고, 뒤쪽의 혈액은 원심펌프에서 보내지는 쪽이기 때문에 압력이 높을 것 같습니다.

Dr. Aokage : 맞습니다. 원심펌프의 앞쪽에서는 혈액이 흡입되는 쪽이기 때문에 상황에 따라서는 음압이 될 수도 있습니다. 즉, **인공폐의 혈액이 음압, 즉 기체상보다 낮은 압력이 되면 혈액상에 공기가 빨려 들어가게 됩니다**. 인공폐에서 공기가 회로 내로 흡입되는 상황은 곧 공기가 혈관 내로 보내지는 것이기 때문에 큰 문제가 될 수 있습니다.

레지던트 : 와! 정말 무섭네요.

Dr. Aokage : 그리고 투석과 다른 점은 환자의 폐가 충분히 회복되지 않은 상태에서 작동되는 상황이므로, ECMO가 몇 분만 중단되어도 치명적일 수 있다는 점입니다. 체내에 저장되어 있는 산소의 양은 정상적으로는 800-1,000 mL 정도입니다. 그리고 휴식 시 산소 소비량은 분당 200-250 mL 정도입니다.
반면, ECMO는 분당 3-4 L의 혈액을 사용하여 분당 200-250 mL의 산소

A) ECMO에서 사용하는 cannula

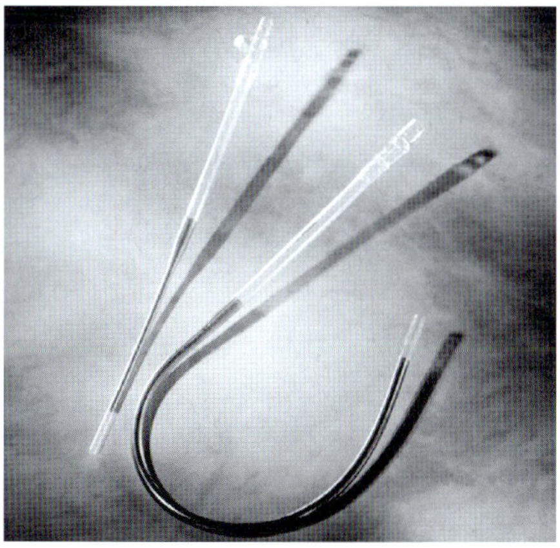

BioMedicus cannula(일본 메드트로닉사 제품)

B) Drainage cannula(경부)

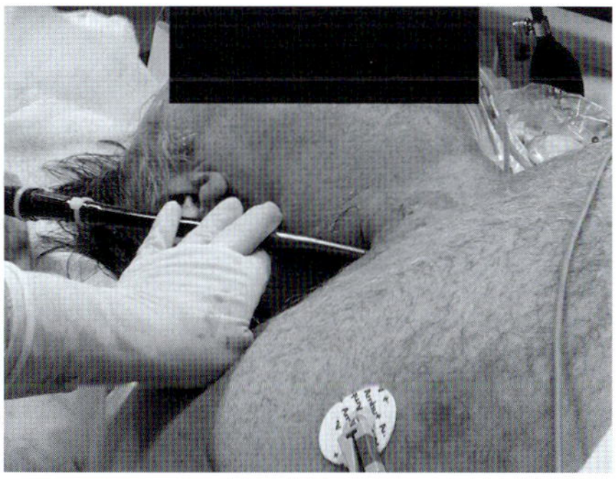

C) Return cannula(대퇴부)

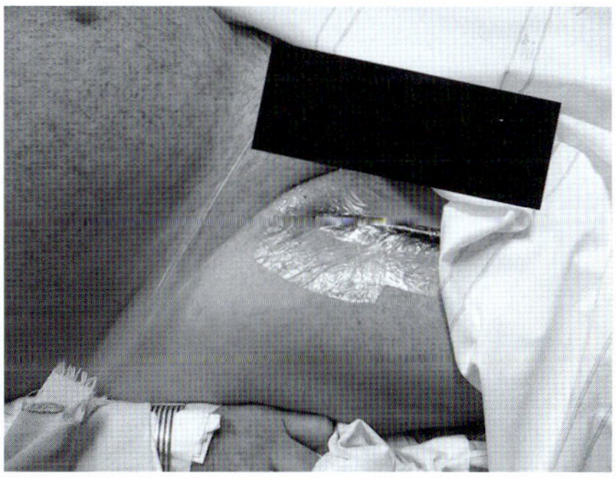

그림 4 ECMO cannula
Drainage cannula는 return cannula보다 굵다(Color Atlas ❷ 참조).

를 어떻게든 환자의 몸에 공급할 수 있는 것입니다. 자가 폐기능이 완전히 상실된 상태에서 ECMO가 중단되면 2-3분 안에 심정지에 이르게 됩니다.

레지던트 : 투석은 멈출 수 있지만, ECMO는 멈출 수 없다는 말씀이군요.

Dr. Aokage : ECMO는 멈출 수 없을 뿐만 아니라 **항상 높은 혈류량을 유지해야 합니다.** ECMO가 성립되기 위해서는 인공폐의 우수한 기능만으로는 충분하지 않으며, **우수한 펌프와 충분히 굵은 'cannula'**가 필요합니다.

그림 4A에 cannula 사진이 나와 있는데, ECMO는 단기간에 많은 양의 혈액을 필요로 하기 때문에 cannula 역시 많은 양의 혈액을 수용할 수 있는 것이어야 합니다.

4 Cannula 크기와 return 압력 및 drainage 압력에 미치는 영향

Dr. Aokage : 문제입니다. Drainage cannula와 return cannula 중 어느 것이 더 큰지 알 수 있습니까?

레지던트 : 같은 크기가 아닌가요?

Dr. Aokage : 같은 크기가 아닙니다. 보통 **drainage cannula가 return cannula보다 더 두껍습니다**. 나중에 설명하겠지만, 적혈구는 높은 압력에는 강하지만, 음압에는 약합니다. 예를 들어 채혈할 때 음압을 너무 많이 가하면 용혈이 일어납니다. 하지만 혈액에 높은 양압을 가해도 용혈되는 경우는 드뭅니다. 구체적인 수치를 말씀드리면, −100 mmHg 이하의 음압에서는 용혈의 위험이 높아지는 반면, +400 mmHg까지의 양압은 견딜 수 있습니다. 나중에 언급하겠지만, drainage cannula가 가늘면 강하게 흡입해야 하므로 용혈의 위험이 증가하게 되고, 반면 return cannula는 회로 내압이 +400 mmHg가 되지 않도록 설정하면 되므로 drainage cannula보다 얇아도 충분합니다.

레지던트 : Cannula의 두께에도 나름 이유가 있군요.

Dr. Aokage : 네, 그렇습니다. 사실 cannula의 굵기뿐만 아니라 길이, 삽입 부위 등 다양한 선택이 있고, 체격이나 ECMO 모드(V-V ECMO 또는 V-A ECMO)에 따라 선택해야 하는 것이 많습니다.

레지던트 : 깊은 뜻이 있었군요.

Dr. Aokage : Cannula에 관해서는 Part 2-2에서 Dr. Ogura 선생님께서 설명해 주실 것이니 거기서 공부해 보도록 합시다.

5 회로와 튜브의 길이: 너무 짧아도 안 돼요

Dr. Aokage : 그럼 다시 회로도(그림 2)로 돌아가 보겠습니다. 지금까지 인공폐와 펌프, cannula에 대해 공부했습니다. 다음에는 튜브에 대해 공부해 보겠습니다. 튜브의 길이는 어떻게 결정될까요?

레지던트　: 튜브가 길면 길수록 필요한 혈액량이 많아지니까 짧으면 짧을수록 좋다는 건 아닌가요?

Dr. Aokage　: 물론 튜브의 길이가 짧을수록 도입이나 회로 교환 시 혈액 손실은 적지만, 너무 짧으면 환자 이송이 어려워지고 회로에 문제가 발생할 시에 회로 수리가 어려워집니다. 또한 ECMO hand crank도 어느 정도 길이가 있어야 하고, 환자 이송이나 CT 촬영을 하기 위해서도 어느 정도 길이가 있는 것이 안전합니다.

레지던트　: 맞아요. ECMO가 도입되면서 CT를 촬영할 수 없게 되면 병태를 파악할 수 없게 되네요.

Dr. Aokage　: ECMO의 장점은 ECMO 연결 후 호흡 상태와 순환 상태가 안정화되어 기존의 높은 설정의 인공호흡관리를 유지한 채로는 불가능했던 검사와 환자 이송이 가능해졌다는 점입니다. 따라서 ECMO를 도입한 후 적극적으로 필요한 검사나 치료를 할 수 없다면 ECMO의 장점은 반감될 수밖에 없겠지요.

레지던트　: 적절한 진단과 병태 파악, 그 결과에 따른 치료가 가장 중요하지요. ECMO에 대한 개념 정리가 필요할 것 같아요!

6 회로 내압을 측정하자

Dr. Aokage　: 마지막으로 그림 2의 세세한 부분을 살펴보겠습니다. 펌프 앞쪽, 펌프와 인공폐 사이, 인공폐 뒤쪽에 모니터와 같은 'box'가 연결되어 있지요?

레지던트　: 이것은 무엇일까요?

Dr. Aokage　: 이것은 회로에 부착된 **혈압계**입니다. 펌프 앞부분(drainage 혈압), 펌프와 인공폐 사이(인공폐 전압력), 인공폐 뒷부분(인공폐 후압력 또는 return 압력)을 모니터링하여 혈류량이 감소했을 때 회로의 어느 부분에 이상이 있는지, drainage와 return이 잘 이루어지고 있는지 등을 적절히 평가할 수 있도록 되어 있습니다(그림 5).

레지던트　: ECMO의 혈류량 유지를 위해 여러 가지 노력을 기울이고 있군요. 모니터링만으로는 의미가 없기 때문에 저도 공부해서 모니터링 값을 적절히 평가할 수 있도록 열심히 공부하겠습니다.

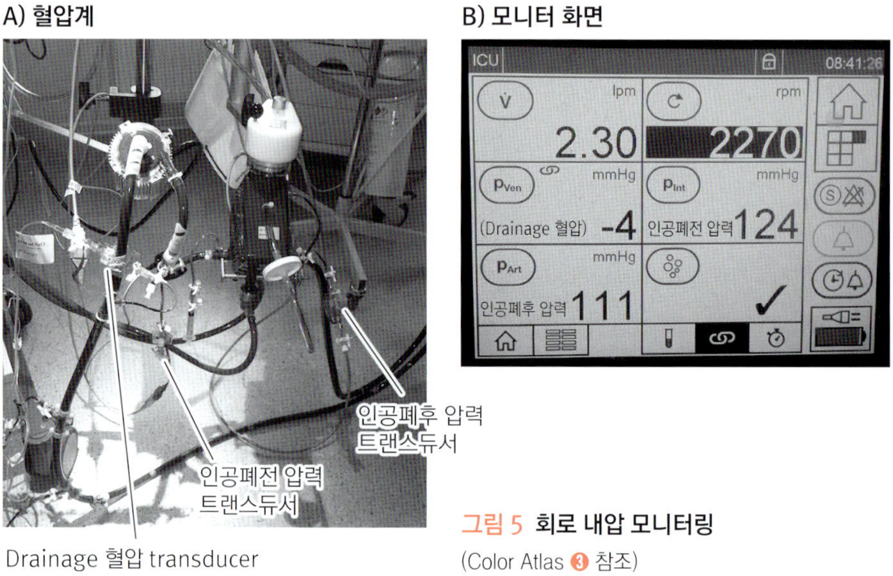

그림 5 **회로 내압 모니터링**
(Color Atlas ❸ 참조)

Dr. Aokage : 그렇게 생각해 주시면 저로서도 매우 기쁩니다. 그럼 잠시 휴식을 취한 후, 다음 항목으로 넘어가도록 하겠습니다.

POINT

- ECMO는 cannula를 통해 몸에서 혈액을 빼내어 혈액 속의 산소와 이산화탄소의 가스 교환을 하고, cannula를 통해 혈액을 다시 몸으로 되돌려주는 장치이다.
- ECMO는 항상 높은 혈류량을 유지해야 하기 때문에 모니터링으로 혈류량뿐만 아니라 회로 내 압력을 관찰해야 한다.

2 ECMO의 생명 = Blood drainage: Cannula는 굵게! 짧게!

Dr. Ogura : Aokage 선생님! 감사합니다! 자, ECMO의 기계에 대해 배웠으니, 이번에는 실제로 그 기계를 어떻게 사용해야 하는지를 배워볼까요? 복습이 되겠지만, ECMO란 어떤 시스템이었나요?

레지던트 : 피를 빼고, 가스를 교환하고, 피를 다시 넣는.

Dr. Ogura : 그래요! ECMO는 그것이 주요한 시스템이었지요. 여기서는 그 세 가지 과정에 대해 각각 나누어서 생각해 보고자 합니다! 우선은 drainage입니다.

레지던트 · 간호사 : 네!

1 Cannula 선택의 원칙: cannula는 굵고 짧아야 한다!

Dr. Ogura : Drainage에는 cannula가 필요한데, cannula라고 해도 주로 사용되는 것은 이만큼 됩니다(표 1).

레지던트 : 우와. 왜 이렇게 많아요!

Dr. Ogura : 예. 우선 크기가 다양하지요. 굵은 것, 가는 것, 긴 것, 짧은 것. 그리고 소재도 다양하네요. 와이어루 감겨 있는 것, 감겨 있지 않은 것, 비닐 소재, 플라스틱 소재, 금속제 등. 또한, single lumen의 것과 double lumen의 것까지. 정말 다양하지요?

간호사 : 잘 구분할 자신이 없는데요.

Dr. Ogura : 스마트폰과 마찬가지지요. 여러 회사의 다양한 기종이 있지 않습니까? 가격도 다양하고 기능도 다양하지요. 스마트폰을 선택할 때 선생님들은 어떤 기준으로 고르시나요?

표 1 Cannula 종류 목록

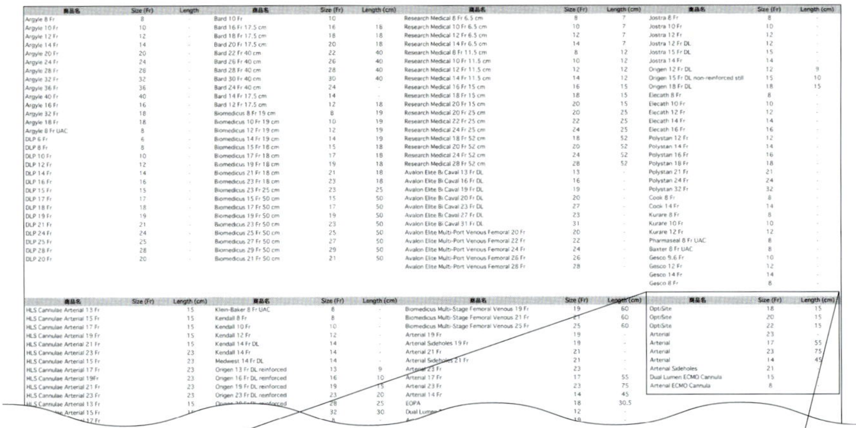

상품명	Size(Fr)	Length(cm)
OptiSite	18	15
OptiSite	20	15
OptiSite	22	15
Arterial	23	–
Arterial	17	55
Arterial	23	75
Arterial	14	45
Arterial Sideholes	21	–
Dual Lumen ECMO Cannula	15	–
Arterial ECMO Cannula	8	–

레지던트 : 엄마에게.

Dr. Ogura : (쓴웃음)

간호사 : 저는 역시 사용하기 편한 것이 가장 중요하고, 그 외에는 여러 가지 기능이 붙어 복잡하게 되어 있는 것은 피하는 편이에요. 어차피 잘 사용하지도 않고, 사용하기도 불편하니까요. 내가 필요하다고 생각하는 기능만 확실하게 있으면 괜찮다고 생각합니다. 게다가 귀여운 느낌이면 더더욱 마음에 쏙 드는 것 같아요!

Dr. Ogura : 그렇군요. 방금 중요한 말씀을 하셨네요. '자신이 필요하다고 생각하는 기능'이라는 부분입니다. 그것은 '자신이 스마트폰으로 무엇을 하고 싶은가'를 기준으로 구입하는 기종을 선택한다는 뜻이지요. Cannula도 마찬가지입니다. '내가 어떻게 drainage를 하고 싶은가'를 결정하면 필연적으로 사용할 cannula가 정해집니다. 즉, 자신의 목적에 가장 적합한 cannula를 선택하면 되는 겁니다.

간호사 : 그렇군요. 그렇게 말씀해 주시니 cannula 선택에 마음이 편해지네요!

Dr. Ogura : 그렇죠! **'어떤 cannula를 선택하면 정답일까'를 생각하는 것이 아니라, '어떻게 drainage를 하고 싶은가'를 결정하면 되는 거에요.**

레지던트 : Cannula는 제가 결정합니다!

Dr. Ogura : 예, 그렇게 생각하면 좋습니다. 그러면 drainage는 어떻게 할 건가요?

레지던트 : Drainage를 많이 하고 싶어요! 왜냐하면, drainage가 10 mL/min 정도로 적으면, 가스가 교환되는 혈액량도 10 mL/min이기 때문에, 겨우 10 mL/min의 혈액을 가스교환하여 되돌려 놓아도 ECMO의 효과가 전혀 없지 않습니까?

Dr. Ogura : 그렇게 생각이 듭니다. 그러면 drainage를 많이 하려면 어떤 cannula가 좋을까요?

레지던트 : ….

Dr. Ogura : 네. 쉽지는 않은 상황이지요? 그럼, 선생님이 빨대로 주스를 마신다고 생각해 봐요. 주스를 마시려고 보니 빨대가 4개 놓여 있어요. ① 가늘고 짧은 빨대, ② 가늘고 긴 빨대, ③ 굵고 짧은 빨대, ④ 굵고 긴 빨대. 어느 것이 마시기 편할까요?

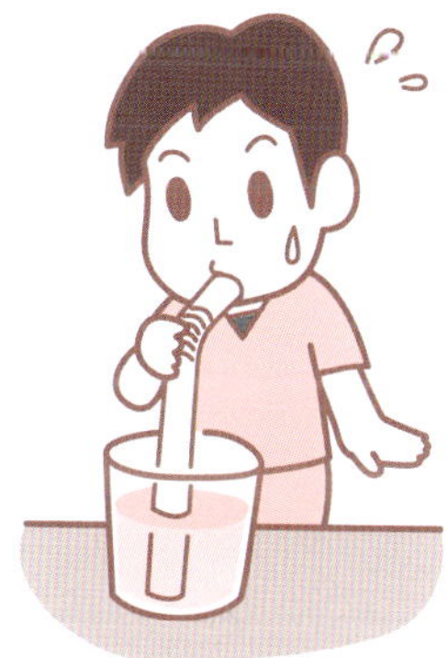

레지던트 : 음, ④ 굵고 긴 빨대일까요?

Dr. Ogura : 정말요? 빨대 길이가 5 m라도?

레지던트 : 아니, 그건 곤란하지요.

Dr. Ogura : 왜? 가늘면 빨기 힘들다는 건 알겠지요? 길면 안 되는 거지요?

레지던트 : 너무 길면 힘이 더 들지 않을까요?

Dr. Ogura : 그렇지요. 그러한 생각을 보여주는 것이 바로 Hagen-Poiseuille의 법칙입니다.

간호사 : 어렵군요.

Dr. Ogura : Hagen-Poiseuille 법칙! 우선 그림 6의 공식을 잘 봐주세요.

레지던트 : 조금 어렵네요.

$$V = \frac{\pi(P_A - P_B)}{8\eta l} \cdot r^4 \cdot t$$

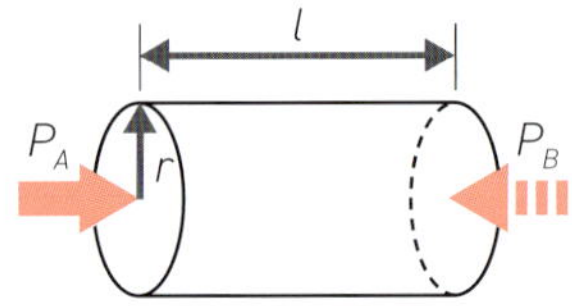

V	: 유량	l	: 관의 길이
t	: 시간	η	: 점성률
r	: 관내 반경	$P_A - P_B$	: 관 양단의 압력차

그림 6 Hagen-Poiseuille의 법칙

Dr. Ogura : 몰라도 괜찮아요! 중요한 것은 'l'과 'r'이 중요해요! 시간 't'로 관을 흐르는 물질의 부피 'V'를 늘리려면 'l'과 'r'은 어떻게 해야 할까요?

간호사 : 'l'은 작고, 'r'은 큰 것이 좋지 않을까요?

Dr. Ogura : 맞아요! Hagen-Poiseuille의 법칙은 일정 시간 't'초 동안 길이 'l'의 관을 흐르는 유체의 양 'V'를 나타내는 겁니다. 'V'를 늘리려면 '관의 반지름=r'은 크고, '관의 길이=l'은 작은 것이 좋지요. 즉, 튜브는 굵고 짧은 것이 좋으며, 중요한 것은 **튜브에 한꺼번에 많은 액체를 주입하고 싶을 때는 굵고 짧은 튜브가 좋다는 것입니다!**

간호사 : Cannula는 굵고 짧아야 한다는 말씀이군요!

Dr. Ogura : 굵게, 짧게! 굵게, 짧게!

레지던트 · 간호사 : 굵게, 짧게!

레지던트 : 그럼, return cannula도 마찬가지인가요?

Dr. Ogura : 그래요! 기본적으로 이론적으로 굵고 짧은 cannula를 사용하는 것이 혈액이 잘 흐르게 되죠.

간호사 : 이론적으로? 그렇지 않을 때도 있다는 말씀인가요?

Dr. Ogura : 그래. 그럼 실제로 cannula를 선택해 볼까요?

POINT

- Drainage cannula는 굵게! 짧게!

2 Cannula 선택의 실제: 개인의 체격에 맞게 맞춤 선택!

Dr. Ogura : 방금 cannula는 굵고 짧은 것을 선택하자는 이야기를 했는데, 실제로 ECMO에서는 어디에서 drainage를 하는 경우가 많나요?

레지던트 : **중심정맥**에서 drainage하는 경우가 많다고 배웠습니다!

Dr. Ogura : 그럼, drainage cannula는 어디서 삽입하는 거죠?

레지던트 : 대부분 **대퇴정맥**입니다.

Dr. Ogura : 그러니까 **대퇴정맥에서 중심정맥의 drainage 부위까지의 거리보다 cannula의 길이를 짧게 할 수 없다는 뜻이겠지요**? 구체적으로는 **40-50 cm**의 길이가 필연적으로 필요하게 됩니다. 또 다른 방법으로는 **내경정맥**을 통해 cannula를 삽입하고 **우심방**에서 drainage를 하는 경우도 있습니다(recirculation의 위험은 커집니다만). 이 경우 **내경정맥 삽입부위에서 우심방까지의 거리**만큼 cannula 길이로, 필연적으로 필요하게 되겠지요. 구체적으로는 **약 20-30 cm** 정도입니다.

레지던트 : 그렇게 생각하면 **굵기에도 한계가 있겠네요**.

Dr. Ogura : **혈관의 직경**이라는 제한이 있지요. 삽입하려는 혈관의 굵기보다 더 큰 cannula를 삽입할 수 없으니까요. 무리하게 넣으려고 하면 혈관을 찢어 버릴지도 모르니까 위험하죠. 물론 사람마다 체격 차이가 있기 때문에 체구가 작은 사람은 cannula 삽입부에서 drainage 부분까지의 거리가 짧아지고, 삽입되는 혈관이 그만큼 작아집니다. **Cannula는 환자의 체격에 맞게 선택하기 위해, 또는 cannula를 삽입하는 위치에 따라 삽입부위에서 drainage부분까지의 거리가 달라지기 때문에 다양한 사이즈가 준비되어 있어야 합니다.**

간호사 : 이제는 뭔가 알 것 같아요. 크기가 다양한 것은 환자의 체격이 다양하기 때문이군요! 왠지 종류가 많고 복잡한 것에 대해서는 용서할 수 있을 것 같습니다.

Dr. Ogura : 용서할 수 있다고요?

간호사 : 왜냐하면 사이즈도 길이도 다양하고, 항상 사용하는 cannula가 다르기 때문에 선생님이 무슨 생각으로 cannula를 결정하시는지 전혀 몰랐는데, 환자를 보고 그때그때 맞춤식으로 결정하는 것이라고 하니 조금 이해되고 ECMO가 조금 복잡해도 용서할 수 있을 것 같습니다.

Dr. Ogura : 사실 그런 말씀을 들으니 ECMO는 맞춤형 치료일지도 모르겠네요. 다음에 이야기할 가스 교환 이야기(인공폐의 선택)도 그렇지만, 환자의 체격에 맞춰서 사용하는 장비를 선택하는 단계가 필요합니다. ECMO는 환자를 눈앞에 두고, 환자를 진찰하고 생각하지 않으면 결코 좋은 관리를 할 수 없어요.

레지던트 : 환자 개개인을 위해서 왠지 열심히 공부해야 하겠다는 생각이 드네요!

Dr. Ogura : 그래요! 그 기분으로 열심히 합시다!

레지던트 · 간호사 : 예!

POINT

- Cannula 선택은 환자의 체격에 따라 달라진다.

3 간단하지만 어려운 가스 교환 (수증기도 계산해 봐요!)

1 '분압'의 복습

Dr. Aokage : 여기서는 가스 교환의 생리학에 대해 공부해 보겠습니다. 그 전에 기본적인 사항을 복습해 봅시다. 먼저, 공기는 어떤 기체가 혼합되어 있는 것일까요?

레지던트 : 네. 질소 78%, 산소가 21%입니다. 수증기가 1~2% 정도입니다.

Dr. Aokage : 잘했네요. 이산화탄소(CO_2)는 실제 공기에는 거의 포함되어 있지 않는데, 즉 0.03% 정도만 포함되어 있습니다.
다음으로 '분압'에 대해 살펴봅시다. '분압'이란 개별 기체 분자의 압력을 의미하며, 이는 혼합 기체의 분자 수에 비례하는 것으로 알려져 있습니다. 그리고 개별 기체 분자의 분압을 모두 더한 것이 기압이 됩니다. 대기 중 산소의 분압은 기압 760 mmHg와 산소의 비율 21%에서 구할 수 있으며, $760 \times 0.21 = 160$ mmHg가 됩니다.

레지던트 : 고등학교 과학 시간에 배웠지만, 많이 잊어버렸어요.

Dr. Aokage : 여기서는 복습한다는 생각으로 가볍게 들으시면 됩니다. 혈액 가스 분석의 PO_2나 PCO_2라는 것은 혈액에 녹아 있는 산소와 CO_2의 분압이 됩니다. 다만, 기체와 달리 혈액에 포함된 산소나 CO_2의 양(분자 수)은 분압에 비례하는 것이 아니라, 조금 복잡합니다.

레지던트 : 네. 따라가기가 좀 어려워졌어요.

2 혈액 내 산소 함량을 계산해 보자

Dr. Aokage : 이해하기 어렵죠? 그럼 퀴즈를 낼게요. PO_2 140 mmHg의 혈액 1 L와 PO_2

문제

같은 양의 혈액 산소분압(PO_2) 140 mmHg의 혈액과 산소분압(PO_2) 40 mmHg의 혈액을 섞으면 PO_2는 몇 mmHg가 될까요?

PO_2 140 mmHg	+	PO_2 40 mmHg	=	? mmHg

해답

산소 함량은 혈중 산소 포화도(SO_2)에 비례하므로 SO_2로 변경합시다.

PO_2 140 mmHg → SO_2 100%	+	PO_2 40 mmHg → SO_2 70%	=	SO_2 85% → PO_2 55 mmHg

SO_2 85%, 이 경우 PO_2는 약 55 mmHg이므로
답은 PO_2 55 mmHg가 됩니다.

그림 7 **혈액 내 산소량에 대하여**

40 mmHg의 혈액 1 L를 섞으면 PO_2는 얼마나 되는 혈액이 만들어질까요? (그림 7 참조)

레지던트 : 뭔가 문제가 있는 것 같네요. 140 mmHg와 40 mmHg의 평균인 90 mmHg가 아닌가요?

Dr. Aokage : 오답입니다. 90 mmHg가 아닙니다. 정답은 55 mmHg 정도입니다. 왜냐하면 **혈액 내 산소의 대부분은 헤모글로빈에 결합**되어 있기 때문이에요. 즉, 혈중 산소 함량을 구하려면 혈중 산소 포화도(SO_2)를 고려해야 합니다. 참고로 PO_2 140 mmHg의 혈액은 SO_2 100%이고, PO_2 40 mmHg의 혈액은 SO_2 70% 정도입니다. 따라서 각각의 혈액을 같은 양으로 섞은 혈액은 SO_2 85%이며, 이는 PO_2 55 mmHg에 해당합니다(그림 7). 1 dL의 혈액 내 산소함량을 나타내는 식은 **공식 1**로 표현됩니다.

공식 1　산소 함량 CxO_2 (mL/dL) = SO_2 × Hb (g/dL) × 1.36* (mL/g) + 0.003 × PO_2

* 1.36은 SO_2가 100%일 때 헤모글로빈 1 g에 포함된 산소량을 나타내는 계수이다. 실제로는 1.34–1.39 사이에서 변동하며 일정한 값을 취하지 않는다. 본서에서는 1.36으로 정하여 계산하고 있다.

Hb: 혈중 헤모글로빈 수치
(34page 참조)

앞서 설명한 바와 같이(Part 1-3), 실제로는 '0.003 × PO_2'는 'SO_2 × Hb × 1.36'에 비해 충분히 작기 때문에 무시할 수 있습니다.

레지던트　: 즉, **산소 함량은 산소 분압이 아니라 주로 산소 포화도에 비례하는군요.**

3 ECMO에 의한 산소 첨가량

Dr. Aokage　: 네, 맞습니다. 그리고 인공폐에서 혈액에 얼마나 많은 산소가 첨가되는가(**산소첨가량 : O_2 공급**)에 대한 것인데, 그것은 **return되는 측의 산소 함량과 drainage되는 측의 산소 함량 차이와 혈액 유량의 곱**으로 표현됩니다. 따라서, 산소 첨가량은 아래의 **공식 2**로 표현됩니다. (산소 함량의 단위가 mL/dL가 아닌 mL/L로 되어 있는 것에 주의해 주십시오.)

공식 2　O_2 supply [mL/min] = (return측 산소 함량[mL/dL] × 10 − drainage측 산소 함량[mL/dL] × 10) × 혈액 유량[L/min]
("× 10"은 산소 함량 단위를 mL/dL → mL/L로 하기 위한 계수)
= ($S_{return}O_2$ − $S_{drainage}O_2$) × Hb [g/dL] × 1.36 × 10 × 혈류량[L/min]

그리고 인공폐의 출구쪽 혈액 산소포화도는 예상 100%가 되므로 $S_{return}O_2$ = 1로 할 수 있습니다.

공식 3　= (1 − $S_{drainage}O_2$) × Hb [g/dL] × 1.36 × 10 × 혈류량[L/min]

따라서 **공식 3**이 성립합니다.

레지던트 : 그렇군요. 그렇다면 **ECMO에 의한 산소 첨가량을 늘리기 위해서는 혈류량을 증가시키거나 Hb값을 높이는 것으로 대응할 수** 있겠군요.

Dr. Aokage : 그렇지요! 다만 주의해야 할 것은 V-V ECMO 시 과도하게 혈류량을 너무 높이면 drainage측의 SO_2가 상승하고 결국은 산소 부가량이 올라가지 않는 상황이 발생한다는 것을 알고 있어야 합니다. 이 상태를 '순환장애(recycle-less 증가)'라고 합니다.

자세한 내용은 제2장 '신은 디테일에 있다(호흡 ECMO 편)'에서 다시 설명합니다. 또한, drainage관의 위치가 나쁘고, drainage측 SO_2가 높은 경우에는 drainage관의 위치를 조정하여 drainage측 SO_2를 낮추면 산소첨가량을 높일 수 있습니다. 이러한 현상은 V-V ECMO 시 고려해야 할 문제입니다.

4 인공폐의 한계 유량

레지던트 : 그렇다면 산소 추가는 인공폐의 종류에는 의존하지 않는 것인가요?

Dr. Aokage : 아주 중요한 질문입니다. 저는 혈액을 공급하는 쪽의 혈액 산소 포화도가 보통 100%라고 말씀드렸는데, 이것이 반드시 100%가 되는 것은 아닙니다. 사실 인공폐의 성능에 따라 달라집니다. 즉, **체격에 비해 막 면적이 작은 인공폐를 사용하거나 인공폐의 막의 열화가 진행 중인 경우에는 return측의 혈액 산소 포화도는 100%가 되지 않습니다**. 인공폐에는 미리 한계 유량이 수치로 표시되어 있습니다. **한계 유량**이란 헤모글로빈으로 수치가 12 g/dL, 산소포화도 75%인 혈액을 산소포화도 95% 이상으로 상승시킬 수 있는 혈액 유량의 한계치를 말합니다.

이해하기 어렵기 때문에 예를 들어 다시 말하자면, 한계유량 6 L/min의 인공폐라는 것은 헤모글로빈치 12 g/dL, drainage측 산소포화도 75%, 혈류량 6 L/min일 때, 혈류량이 return측 산소포화도는 최소 95% 이상이 보장되는 것을 의미합니다(혈류량이 6 L/min을 초과하면, return측 산소포화도가 95% 이하로 떨어질 수 있다).

즉, 한계 유량 6 L/min의 인공폐에서 보장되는 산소 부가량은

공식 4 $(0.95 - 0.75) \times 12\ [g/dL] \times 1.36 \times 10 \times 6\ [L/min] = \underline{196\ mL/min}$

가 됩니다. **이 인공폐를 사용하는 경우, 산소 부가량 196 mL/min 이상이 필요한 경우, return측의 산소 포화도가 저하될 가능성이 있습니다.**

한계 유량은 membrane 면적과 membrane 종류에 따라 달라집니다. 같은 종류의 membrane에서는 membrane 면적에 비례합니다. 그리고 인공폐의 막에 혈전이 부착되거나 막 자체가 부분적으로 손상된 경우에도 실제로 기능하는 막의 면적이 감소하기 때문에 산소첨가량이 감소합니다('막의 열화'라는 표현은 막의 일부가 혈전 부착 등의 이유로 기능을 하지 못하는 상태, 즉 유효막 면적이 감소한 상태를 의미한다).

레지던트 : 그렇군요. 예를 들어 체격이 큰 성인에게 소아용 인공폐를 사용했을 경우 산소 첨가량이 부족하게 되는군요.

Dr. Aokage : 맞습니다. Return측 산소포화도가 100% 미만인 경우는 비정상적인 상태이므로 인공폐의 결로 제거나 인공폐 교체 등의 작업이 필요합니다. 그리고 인공폐 막의 종류와 막 면적의 크기, 막의 열화 정도는 산소화뿐만 아니라 CO_2 배출에도 영향을 미칩니다.

5 CO_2 배출

Dr. Aokage : 그럼 이제 CO_2의 배출에 대해 공부해 보겠습니다. CO_2는 혈액 속에 어떤 형태로 존재할까요?

레지던트 : 알겠습니다. CO_2는 헤모글로빈이 아닌 혈액에 직접 용해되어 있습니다.

Dr. Aokage : 절반은 맞네요. 정확히 말하면, **혈액 내에 CO_2 그대로 용해된 것, 중탄산 이온(HCO_3^-)으로 변화한 것, 환원형 헤모글로빈**(산소와 결합하지 않은 헤모글로빈)**에 결합하는 것**이 세 가지 형태로 존재합니다. 그리고 CO_2와 HCO_3^-은 평형 상태를 유지하고 있습니다(**공식 5**).

혈액 속에는 HCO_3^-은 완충물질로 많이 포함되어 있으며, 이를 포함하여 CO_2로 환산하면 혈액 1 L 속 CO_2의 양은 400-500 mL가 됩니다. 산소가 동맥혈액 1 L에 약 200 mL인 것을 감안하면 CO_2는 산소보다 더 많이 혈액에 포함되어 있는 셈입니다.

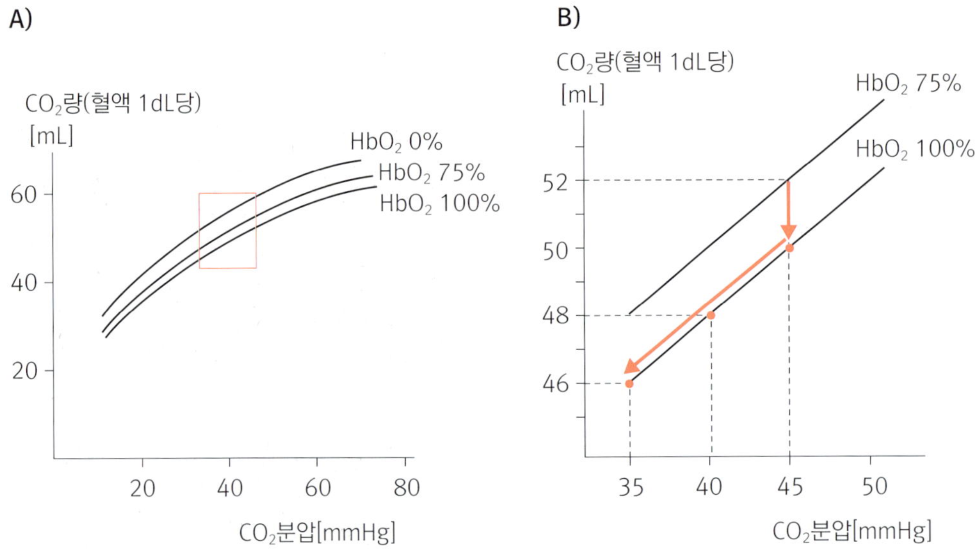

그림 8 CO_2 해리곡선

공식 5 $CO_2 + H_2O \Leftrightarrow HCO_3^- + H^+$

Dr. Aokage : CO_2 해리곡선(그림 8)을 보면 알 수 있듯이, 혈액에 포함된 CO_2의 양은 CO_2 분압과 헤모글로빈의 산소포화도에 따라 **대략적으로 계산**할 수 있습니다. **근사치**라는 것은 실제로는 CO_2 분압과 HCO_3^-의 평형 상태는 혈액 내 pH에 따라 변화할 가능성이 있기 때문이지만, 여기서는 pH 값은 정상 범위로 간주합니다. 그림 8을 보면 정맥혈(산소포화도 75%)에서 PCO_2 45 mmHg인 경우 혈액 1 dL에 CO_2가 52 mL 포함된 반면, 동맥혈(산소포화도 100%)에서 PCO_2 35 mmHg인 경우 CO_2 농도는 46 mL/dL인 것을 알 수 있습니다. 즉, drainage측의 PCO_2 45 mmHg, return측의 PCO_2 35 mmHg의 경우(분압의 기울기가 10 mmHg)에 ECMO의 혈류량이 3 L/min이라고 가정하면, CO_2의 배출 경로는 다음과 같습니다.

공식 6 $3\ L/min \times (520\ mL/L - 460\ mL/L) = 180\ mL/min$

혈액량 단위가 dL에서 L로 변경된 점에 유의하십시오.

레지던트 : 혼란스러워요. 그렇다면 혈중 PCO_2가 높으면 혈류량을 늘려야 하는 건가요?

Dr. Aokage : 그렇지 않습니다. 이것이 산소와 CO_2에 대한 생각의 차이점입니다. CO_2의 경우에는 확산 속도에 주목해야 합니다. 결론적으로 말하면, **충분한 혈류량을 내고 있는 경우에는** 혈류량을 늘리는 것보다 **sweep gas(인공폐로 보내지는 가스) 유량을 늘리거나**, sweep gas 유량이 충분히 높은 경우에는 **막 면적이 큰 인공폐로 교체할** 필요가 있습니다. 이는 **Fick의 확산 법칙**으로 설명할 수 있습니다(그림 9). 이는 '확산 속도는 농도 구배에 비례한다'는 법칙입니다. 혈액과 공기가 접촉하는 표면적은 인공폐의 막 부분이므로 인공폐의 막 면적이 됩니다. 즉, '**단위 시간당 CO_2 배출량은 혈액상과 기체상의 분압의 차이와 인공폐의 막 면적의 곱에 비례한다**'고 할 수 있습니다.

공식 6 CO_2 확산 속도[cm/min] = $k \times (P_{blood}CO_2 \text{ [mmHg]} - P_{air}CO_2 \text{ [mmHg]})$

↓

$\triangle CO_2$ [mL/min] = $k \times (P_{blood}CO_2 \text{ [mmHg]} - P_{air}CO_2 \text{ [mmHg]}) \times$ 막 면적 (cm^2)

※ 단, $\triangle CO_2$: 이산화탄소 배출량, $P_{blood}CO_2$: 혈액상의 CO_2 분압, $P_{air}CO_2$: 공기상의 CO_2 분압.

즉, **혈류량이 충분한 경우에는** 혈류량을 증가시켜도 $P_{blood}CO_2$가 증가하지 않습니다(단, 혈류량이 불충분한 경우에는 return측의 CO_2 분압이 낮아져 혈류량을 증가시켜 return측의 CO_2 분압이 상승하여 $P_{blood}CO_2$가 상승하는 경우가 있다). Sweep gas를 증가시킴으로써 기체상의 CO_2 분압을 낮추고 CO_2의 배출량을 증가시킬 수 있습니다(그림 9C). 또한, 인공폐의 막 면적을 증가시킴으로써 CO_2 배출량을 증가시킬 수 있어요(그림 9A).

또한 인공폐내의 막에 생긴 결로 및 열화는 평형계수 k를 낮추기 때문에 CO_2 배출량을 감소시킵니다.

레지던트 : 그렇군요. 인공폐의 산소 부가량을 증가시키려면 ECMO의 혈류량을 조절하거나 Hb값을 상승시키고, CO_2 배출량을 증가시키려면 sweep gas 유량을 증가시키거나 막 면적이 큰 인공폐로 교체해야 하는군요. Return측의 산소분압이나 CO_2 배출량이 시간이 지남에 따라 감소하는 경우에는 인공폐의

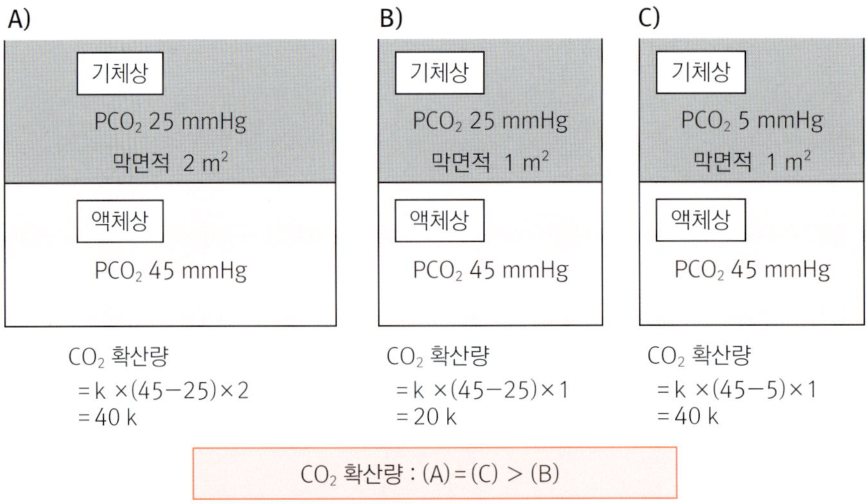

그림 9 **Fick의 확산 법칙**

막이 결로되었거나 열화가 되었을 가능성이 있으므로 결로를 제거하거나 인공폐를 교체해야 하고 정리를 할 수 있겠네요.

Dr. Aokage : 맞습니다.

6 증발하는 수분량

Dr. Aokage : 마지막으로 수증기 이야기입니다. 사실 ECMO의 가스 교환은 산소와 CO_2 뿐만 아니라 **수증기로 많은 수분이 빠져나갑니다.** 예를 들어, 인공폐의 막 면적이 2평방미터인 경우, 막을 통해서만 증발한다고 가정해도 2평방미터(제곱미터, Square meter) 크기의 목욕탕에 38℃의 뜨거운 물이 들어있는 것과 거의 같기 때문에 상당한 양의 수분이 증발합니다.

증발하는 수분의 양은 **sweep gas의 양에 따라 달라집니다.** 예를 들어, 성인용 인공폐에 sweep gas 5 L/min을 흘릴 경우, 보통 공기 배출구 쪽의 습도는 거의 100%가 됩니다. 또한 37℃에서 습도 100%의 공기 1 L에 포함된 수분량은 0.044 mL입니다. 1일 sweep gas의 양은 5×60×24 = 7,200 L이므로, 인공폐의 출구측 sweep gas에 포함된 수분량은 7,200 L×0.044 mL = 317 mL가 됩니다.

레지던트 : Sweep gas 유량에 따라 수증기량이 달라지는군요. 그럼, sweep gas 10 L라면 그 두 배인 634 mL가 되는군요?

Dr. Aokage : 이론적인 계산값은 그렇게 되지만, 막이나 기체상에서의 수증기 확산 속도에 따라 증발하는 수증기의 양은 달라집니다. 반드시 이상치대로 되지는 않겠지만, sweep gas가 증가하면 수증기로 빠져나가는 수분량도 증가한다는 것은 잘 알아두어야 합니다.

POINT

- 혈액 중의 산소 함량은 혈액 산소 포화도에 비례한다.
- 인공폐로부터의 산소 부가량을 상승시키기 위해서는 혈류량을 조정하거나 Hb 치를 상승시킨다(단, 혈류량을 증가시키는 경우에는 재순환의 증가에 주의해야 한다).
- CO_2 배출량을 상승시키기 위헤서는 sweep gas 유량을 늘리거나 막 면적이 큰 인공폐로 교체한다.
- 증발하는 수분량은 sweep gas 유량에 따라 변화한다.

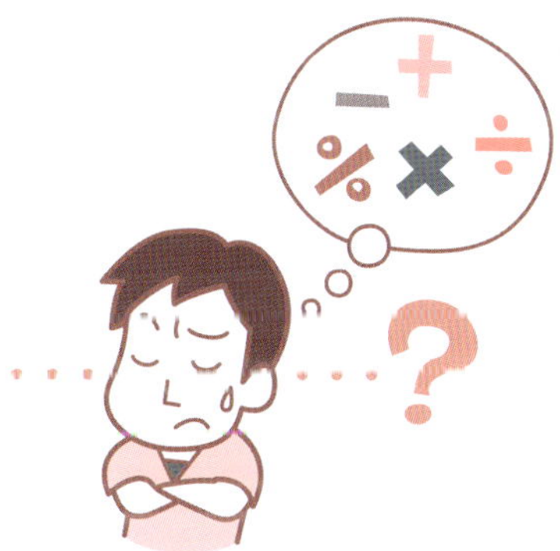

4 회로 내압: Drainage는 100까지, return은 400까지

Dr. Ogura : 자, 그럼 마지막으로 return이라고 하지만, 단순히 생각하면 뽑은 피를 다시 넣는 것뿐이네요.

간호사 : 단순히 되돌리는 작업이군요. 그렇지만 여러 방법이 있잖아요. 목에서 다시 넣는다든지, 대퇴정맥에 넣는다든지 등 여러 가지가 있잖아요!

Dr. Ogura : 맞아요! '어떤 cannula를 사용할 것인가'는 'drainage할 때 고려해야 할 점'과 같습니다. 그 order가 뭐였지요?

레지던트 · 간호사 : **굵게! 짧게! 굵게! 짧게!**

Dr. Ogura : 그래. 맞아요. 혹자는 '되돌리는 쪽은 가늘면 가늘수록 좋은 것 아니야'라고 말씀하는 선생님도 있는데, 그건 올바른 답은 아니에요.

레지던트 : 무슨 뜻인가요? '얇으면 얇을수록 좋다!'라는 의미를 잘 모르겠어요.

Dr. Ogura : 혈액을 되돌려 보내는 쪽은 결국 펌프의 힘으로 혈액을 보낼 수 있기 때문에 조금 얇은 cannula를 사용해도 임상적으로 문제가 되지 않는다고 생각하는 사람이 많아요. 특히 대퇴동맥에 cannula를 삽입하여 동맥 쪽에 혈액을 되돌려주는 심장 ECMO의 경우에는 'cannula를 삽입할 때 대퇴동맥을 손상시킬 수 있으니 가급적 가는 cannula를 사용해야 한다'고 생각하는 선생님들도 있어요. 물론 그 말이 맞을지도 모르지만, 너무 가늘게 하면 어떻게 될까요?

레지던트 : 예를 들어, 어떤 공식으로 생각하면….

Dr. Ogura : 예 맞아요. Hagen-Poiseuille의 법칙을 봅시다.

$$V = \frac{\pi (P_A - P_B)}{8\eta l} \cdot r^4 \cdot t$$

레지던트 : 위 식의 'r'이 작아지니까, 그것을 보충하려고 하면, l이 작아지든지, $(P_A - P_B)$가 커지든지….

Dr. Ogura : 조금 더 구체적으로 말하면, 길이(l)가 정해져 있고, 더 작은 반경(r)의 cannula를 사용한다고 가정하고, 같은 유량(V)을 내겠다고 생각하면 어떨까요? 이 경우, (P_A-P_B)가 커질 수밖에 없겠지요? 이 (P_A-P_B)는 cannula 입구 압력(P_A)과 cannula 출구 압력(P_B)의 차이를 나타내므로 (P_A-P_B)를 크게 하려면 cannula 입구 압력(P_A)을 크게 해야 합니다. 즉, **펌프의 압력을 임의로 설정하여 사용하면 return cannula에 부적절한 압력이 가해짐으로써 혈액을 주입하게 됩니다.**

레지던트 : 하지만 높은 압력이라고 해도 결국 펌프의 회전수를 높이는 것뿐이고, 혈액을 내보내는(밀어 넣는) 힘은 무한정 공급할 수 있을 것 같은데요. 아무 문제 없을 것 같은데요….

간호사 : 어…. 하지만 왠지 위험해 보이네요.

Dr. Ogura : 사실 상당히 위험해요. 물론 회로가 폭발하는 것은 아니지만, 먼저 '무엇이 위험한가'를 생각해 보자면, **사실 혈액(혈구)에 위험하다고 볼 수 있어요.** 혈구에 너무 많은 압력이 가해지면, 혈구가 망가져 버리거든요. 구체적으로는 **400 mmHg 이상의 양압**(혈구를 부수는 힘)은 위험하다고 알려져 있어요. 참고로 drainage 시 혈구에 가해지는 음압(혈구를 끌어당기는 힘)의 하한은 **−100 mmHg**로 알려져 있습니다. −100 mmHg 이하로 떨어지면 혈구가 파괴된다고 알려져 있어요. 혈구를 파괴하면서 혈류를 흐르게 하는 ECMO는 좋지 않겠지요. ECMO에서는 이러한 회로 내 압력을 관리해야 하기 때문에 회로 내에는 압력계가 필요한 거고요. 압력 관리는 중요하니까, 꼭 염두에 두셔야 합니다.

Dr. Ogura : **Drainage 경우는 100까지, return인 경우는 400까지.**

레지던트 · 간호사 : Drainage에서는 100까지, return은 400까지.

Dr. Ogura : 그렇군요. 좋아요.

레지던트 : 하지만 선생님, 아까 선생님은 "길이(l)가 정해져 있고, 더 작은 반경(r)의 cannula를 사용한다고 가정했을 때, 같은 V를 낼 수 있을까요?"라고 질문하셨는데, cannula 반경이 작아져도 cannula 길이를 줄이면 같은 유량(V)을 확보할 수 있을 것 같지 않나요?

Dr. Ogura : 맞습니다! Cannula가 가늘어져도 cannula 길이가 짧아지면 같은 파워로 유량(V)을 확보할 수 있을 것 같네요! 하지만 예를 들어 피부에서 혈관까지의 거리가 얼마나 될까요? 1 cm인 사람도 있고, 3 cm 정도인 사람도 있을 겁니다. 비스듬히 접근하면 직선거리보다 더 길어지겠지요? 5 cm 정도라고 생각해 볼까요? 또한, 쉽게 혈관에서 cannula가 빠지지 않도록 혈관 진입부로부터 5-10 cm 정도 안쪽으로 cannula를 집어넣는 것을 고려하면, cannula의 길이는 최소 15 cm 정도는 되어야 합니다.

이론적으로는 5 cm 길이의 cannula라면 직경이 작아도 충분한 유량을 확보할 수 있을 것 같지만, 경피적으로 혈관에 cannula를 넣어 고정하는 현실을 고려하면 그렇게 극단적으로 짧은 cannula는 여러모로 불편하겠지요. 즉, 임상에 맞는 ECMO 시스템을 생각하면 cannula의 굵기도, 길이도 각각 조절하는 데는 한계가 있는 거죠. 그중에서 가장 좋은 것을 우리는 선택해야만 하는 거지요.

레지던트 : 그렇군요.

Dr. Ogura : Return용 cannula는 일반적으로 drainage용 cannula만큼의 길이가 필요한 경우는 적기 때문에 return cannula는 drainage cannula에 비해 가늘고 짧은 것으로 충분합니다. 하지만 그것에도 한계가 있다는 것을 잘 이해해 주었으면 좋겠어요.

레지던트 · 간호사 : 예!

POINT

- Drainage는 100 mmHg를 하한으로! Return은 400 mmHg를 상한으로!

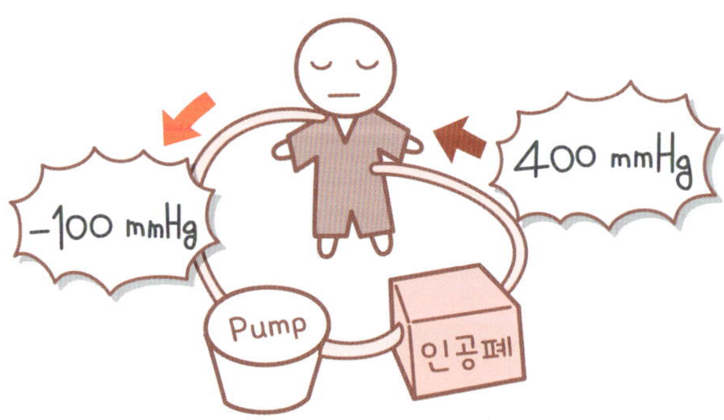

5 Circuit 모니터링: 과도한 압력을 모니터링하여 부작용 발생을 감시하자

1 ECMO의 '상태'를 판단하는 지표는?

Dr. Ogura : 자. 지금까지 ECMO의 ① drainage, ② 가스교환, ③ return을 살펴봤는데, 이 일련의 ECMO 시스템은 하나의 루프들이 서로 연결되어 회로로 이루어져 있어요. Drainage cannula에 펌프가 연결되어 있고, 펌프 끝에 return cannula가 연결되어 있습니다. 인공폐는 일반적으로 펌프와 return cannula 사이에 내장되어 있는 것이 일반적이에요(그림 10).

간호사 : 여러 가지를 공부하면서 이 루프의 존재가 조금 친숙한 느낌입니다.

Dr. Ogura : 그럼 '이 섬세한 ECMO의 상태는 괜찮게 작동되는지, 뭔가 이상이 있는 것은 아닌지'를 어떻게 하면 잘 알 수 있을까요? 아기를 키울 때는 '식욕이 없다', '몸이 축 처져 있다', '오줌이 진하고 양이 적다', '열이 난다' 등 그런 아기의 '징후'를 지표로 아기의 상태를 짐작하고 있지 않습니까? 그렇다면 ECMO의 경우는 어떨까요? 무엇을 지표로 사용하여 ECMO의 상태를 보면 좋을까요?

레지던트 : 지표라고요? 지금까지 공부한 것 중에서 '이렇게 되면 안 되겠구나'라는 것을 복습하면 되는 건가요?

Dr. Ogura : 똑똑하네요! 그럼 지금까지 나온 시험을 다시 한번 복습해 봅시다.

레지던트 : 좋습니다. 다시 정리를 하자면 다음과 같습니다.

- 손상된 장기는 쉬게 한다
- Cannula는 굵게, 짧게
- 산소 운반량은 혈류량, 이산화탄소 배출량은 sweep gas로 조절한다.
- Drainage는 −100까지, return은 400까지

이 정도였지요?

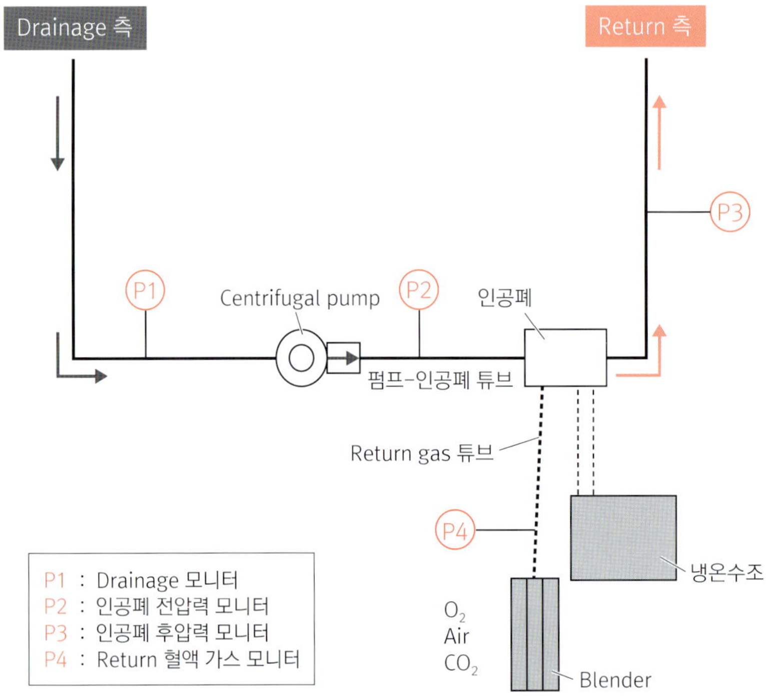

그림 10 ECMO의 회로와 각종 모니터

Dr. Ogura : 네. 좋아요. 그럼, ECMO의 상태를 추측하는 데 사용하기에 충분한 것으로 생각할 수 있는 것이 있나요?

간호사 : '**Drainage는 −100까지, return은 400까지**'입니까?

2 회로 내의 압력 측정 포인트

Dr. Ogura : 맞아요! **회로 내 압력을 모니터링하면 여러 가지를 알 수 있습니다.** 예를 들어, drainage측(펌프 앞쪽)의 압력을 측정하면 혈액이 얼마나 힘을 받아 ECMO 회로 내로 당겨지고 있는지 알 수 있고, 펌프 전 return측의 압력을 측정하면 혈액이 얼마나 힘을 받아 ECMO 회로 내로 당겨지고 있는지 알 수 있으며, 펌프 후 return측의 압력을 측정하면 혈액이 얼마나 많은 힘을 받아 보내지고 있는지를 알 수 있어요. 또한, 인공폐의 전과 후의 압력을 측정하면 인공폐 내부의 문제들도 쉽게 추측할 수 있습니다.

표 2 회로 내압의 변화

회로 내압의 변화	Trouble 부위	Trouble 원인
폐전압 ↑ 폐후압 ↓ (인공폐 전후 압력 차이 ↑)	인공폐	• 인공폐 내 혈전 형성 • 회로 내 혈전이 인공폐 색전증을 발생
폐전압 ↑ 폐후압 ↑	Return cannula Return 회로	• Return cannula 내 혈전 • Return 회로의 비틀림·클램프
탈혈압 ↓	Drainage cannula Drainage 회로	• Drainage cannula 내 혈전 • Drainage cannula 위치 불량 • Drainage cannula 끝이 벽에 닿아 있는 경우 • 탈수·출혈 • Drainage 회로의 비틀림·클램프
탈혈압 ↑ 폐전압 ↓ 폐후압 ↓ (원심펌프에서 이상음)	원심펌프	• 원심펌프의 마모 • 원심펌프 내 혈전 형성

탈혈압: drainage (venous line) pressure.
폐전압: pre oxygenator pressure.
폐후압: post oxygenator (return) pressure.

구체적으로 인공폐에 혈전이 막고 있는 경우, 인공폐 앞쪽의 압력이 상승하고, 인공폐 뒤쪽의 압력이 낮아지게 되겠지요(그림 10). 또한 인공폐에는 가스가 지나가는 통로도 있기 때문에 이 가스 공급 압력도 측정하면, 인공폐의 막이 망가져서 혈액이 새어 나와 가스가 지나가는 통로를 막는 경우 가스 공급 압력이 상승하는 것을 관찰할 수 있어요.

이렇게 생각하면 ECMO 회로 내 모니터로 압력을 측정할 때 **펌프 전과 후, 인공폐 전과 후, 가스 공급 압력** 등 5군데에서 필요하게 됩니다. 실제로는 인공폐 앞과 펌프 뒤는 동일한 것을 측정하는 것과 같으므로, 회로 내 압력을 측정해야 할 부위는 그림 10과 표 2에 나타낸 것 총 4곳이 됩니다.

간호사 : 그렇군요. 많은 측정 포인트가 있지만, 각각의 의미가 있군요. 뭔가 관찰하고 기록해야 할 것이 많아서 조금 번거롭지만, ECMO의 상태를 체크하기 위해서는 어쩔 수 없는 일인 것 같네요. ECMO가 쉽지 않다고 하는데 실감이 납니다.

Dr. Ogura : 마치 아이 키우는 것과 마찬가지입니다. 아이가 조금만 땀을 흘리면 '땀띠가 난다'고 해서 땀을 닦아주고, 경우에 따라서는 옷을 갈아입히기도 하고요. ECMO도 마찬가지여서 인공폐에서 결로가 조금이라도 맺히면 'wet lung'이라고 합니다. 'Wet lung으로 가스 교환능력이 떨어진다'고 생각하기 때문에, 열심히 flushing을 해야 하지요. ECMO는 이렇게까지 신경 써서 일일이 해야 한다는 생각이 들지요.

간호사 : 뭔가 이렇게 수고를 들이면 들일수록 환자에게 좋은 관리를 할 수 있을 것 같아서, '자랑스럽다'는 느낌이 들지도 모릅니다.

Dr. Ogura : 감사합니다. 좋은 말씀이네요!

3 재순환(recirculation)과 기포(bubble)의 모니터링

Dr. Ogura : 마지막으로 모니터링해야 할 두 가지가 남아있는데, **drainage된 혈액의 산소 포화도와 기포 센서가 그것입니다**. Drainage된 혈액의 산소포화도는 정맥의 drainage와 return이 되는 호흡 ECMO를 시행할 때 매우 중요해요.

레지던트 : 그래서 **recirculation**이라는 것을 평가에 사용하는 거군요?

Dr. Ogura : 맞아요! 정맥 drainage와 정맥 return의 호흡 ECMO에서는 산소화되어 환원된 혈액이 그대로 다시 drainage될 가능성이 있습니다. 이렇게 재순환이 일어나고 있는 경우, drainage된 혈액의 산소 포화도가 상승하는 것이 관찰됩니다. 그것을 모니터링해야 합니다.

레지던트 : **기포 센서**는 잘 알 수 있을 것 같습니다. 회로 내에 기포가 들어가면 결국 그 기포가 혈관 내로 유입되어 **공기 색전증**이 발생하기 때문에 기포가 들어가면 긴급히 ECMO를 정지시켜야 하는 거지요?

Dr. Ogura : 그렇군요. 하지만 옛날의 ECMO에는 기포 센서가 ECMO 시스템에 내장되어 있지 않았어요. 예전부터 일본의 응급센터에 한 대쯤은 설치되어 있을 오래된 PCPS (Percutaneous Cardio-Pulmonary Support)에는 기포 센서가 탑재되어 있지 않았어요. 그래서 기포가 혼입되면 옆에 있는 누군가가 기포가 혼입된 '소리'를 듣고 긴급히 ECMO를 중지해야만 했지요.

간호사 : 만약 그 소리를 못 알아차리면요?

Dr. Ogura : 끝.

간호사 : 깜짝 놀랐습니다.

Dr. Ogura　: 그게 2010년까지의 일본의 상황이었어요. 사실 아까 말한 drainage된 혈액의 산소포화도를 모니터링하는 시스템뿐만 아니라, 각 지점의 압력 모니터도 탑재되어 있지 않았던 시절이 있었어요.

레지던트　: 정말인가요?

Dr. Ogura　: 사실이에요. 물론 당연히 ECMO의 성적도 나빴어요. ECMO를 그대로 방치하고 있는 것과 마찬가지니까요. 소아들도 그냥 놔두면 감기에 걸리거나 다치기도 하고, 경우에 따라서는 죽기도 하니까. ECMO도 마찬가지지요. 하지만 그 후 몇 년 동안 ECMO 기계도 개량되어 기포 센서와 drainage된 혈액의 산소포화도 센서, 각 지점의 압력 센서가 탑재된 ECMO 기계가 판매되기 시작했어요. 드디어 세계 표준 수준에 가까워진 모양을 갖춘 거지요.

레지던트　: 다행입니다.

Dr. Ogura　: 좋아요. 그럼, 정리해 봅시다. ECMO를 잘 관리하기 위해서는 4곳의 압력 모니터와 기포 센서, 그리고 drainage측의 혈액을 측정하는 기포 센서가 필요합니다. 그리고 drainage측 혈액의 산소포화도 모니터가 필요하겠군요. 그림으로 표현하면 그림 10과 같으니 잘 보고 숙지해 주세요!

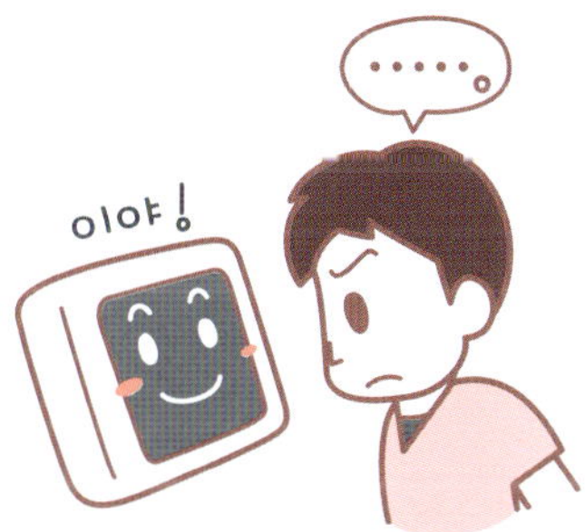

레지던트 · 간호사　: 네!

POINT

- 펌프 전 압력계로 drainage혈압을 측정하여 혈구에 가해지는 음압을 모니터링한다.
- 펌프 후(인공폐 전)의 압력계로 return된 혈압을 측정하여 인공폐에서 혈액의 투과용이성을 모니터링한다.
- 인공폐 후의 압력계로 return되는 혈압을 측정하여 혈구에 가해지는 양압을 모니터링한다.
- 인공폐의 가스 공급로의 압력을 측정하여 인공폐 안에 막의 열화 상황을 모니터링한다.

Part 2 ECMO 관리를 위한 기초 지식

6 ECMO의 핵심 약물 = 항응고제: 헤파린으로 aPTT를 40-60초로!

Dr. Ogura : 지금까지는 'ECMO와 그 회로'의 구성을 살펴봤는데, 이번에는 이 회로 안의 혈액이 통과하는 현상을 생각해 보고자 합니다.

레지던트 · 간호사 : 예

Dr. Ogura : 긴장을 푸세요!

간호사 : 어려울 것 같네요.

Dr. Ogura : 괜찮아요. 천천히 해봅시다. 자, 혈액이 바닥에 떨어지면 어떻게 될까요?

간호사 : 응고됩니다.

Dr. Ogura : 그래요! 딱딱하게 굳어집니다. 왜 그럴까요?

레지던트 : 혈액은 혈관 밖으로 나와 이물질에 닿으면 응고됩니다.

Dr. Ogura : 그래요! **'이물질'에 닿으면 굳어지는** 겁니다! ECMO의 회로는 혈액에 어떤 영향을 미칠까요?

간호사 : 혈액에는 ECMO 회로가 이물질이지요.

Dr. Ogura : 그래요, 이물질입니다. 그래서 혈액이 ECMO의 회로에 닿으면 즉시 응고하려고 합니다. 혈액이 굳으면 **혈전**이 생기고 이들 혈전이 회로를 막아서 혈류량을 떨어뜨리게 하거나, 인공폐를 막아서 그 기능을 떨어뜨리거나, 혈전이 혈구와 부딪혀서 혈구가 깨지거나, 혈전이 날아가서 뇌경색이 발생하거나 등 ECMO로서는 혈전 형성으로 좋은 일은 하나도 없습니다.

레지던트 : ECMO 회로 내에 혈전이 생기지 않게 하려면 어떻게 해야 하나요?

Dr. Ogura : 네. 혈액이 잘 굳지 않게 하는 수밖에 없지요. 이것을 **항응고요법**이라고 합니다.

간호사 : 항응고요법.

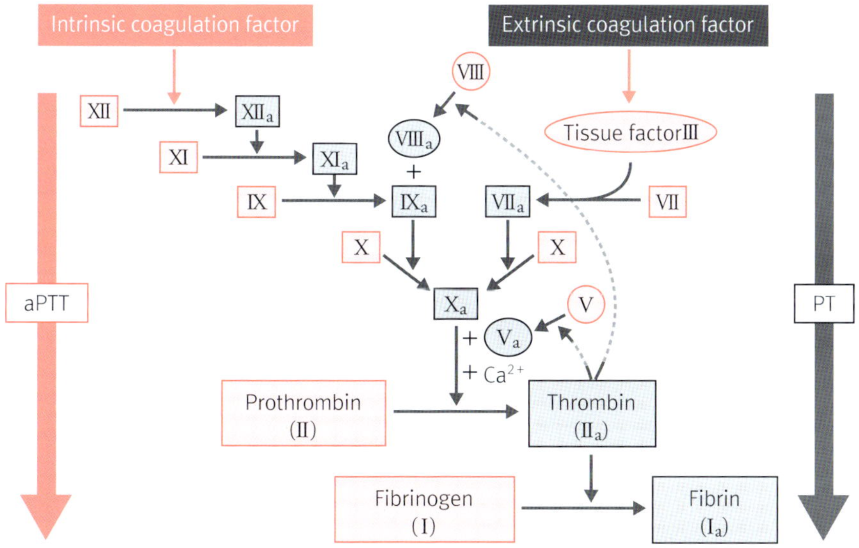

aPTT (활성화부분트롬보플라스틴시간, activated partial thromboplastin time) : 이물질에 의한 응고
PT (프로트롬빈 시간, prothrombin time) : 조직 인자에 의한 응고

그림 11 혈액 응고 반응의 cascade

Dr. Ogura : 네. 혈액의 응고반응을 조금 더 자세히 살펴보면, 혈액이 이물질과 접촉하면 **내인성 응고반응이 활성화**되어 제 XII인자의 활성화를 시작으로 최종적으로 **fibrin (Ia) 혈전**이 형성됩니다(그림 11, 12).

Dr. Ogura : 혈액이 응고되는 또 다른 경로가 있는데, 그것은 **혈소판**을 매개로 하는 경로로, 혈소판이 ECMO의 회로에 닿아 마찰을 일으키면 혈소판이 활성화되고 그곳에 달라붙게 됩니다. 달라붙은 혈소판을 중심으로 혈소판들이 모이게 되고, 그곳에서 혈소판끼리 결합하여 응집합니다(primary hemostasis). 그렇게 혈소판에 의한 혈전이 생기는 겁니다(그림 13).

레지던트 : 혈액이 응고되는 데는 두 가지 경로가 있는 것이군요.

Dr. Ogura : 네. ECMO의 회로에서 혈전이 생기는 과정은 크게 나누면 **내인성 시스템의 활성화로 fibrin 혈전이 생기는 과정과 혈소판의 활성화로 혈소판 혈전이 생기는 과정**의 두 가지가 있습니다. 그리고 더 복잡한 것은 이 두 가지 과정이 독립적으로 각각의 혈전을 형성하는 것이 아니라, 상호 간 작용으로 하나의 혈전을 만들어 간다는 점입니다.

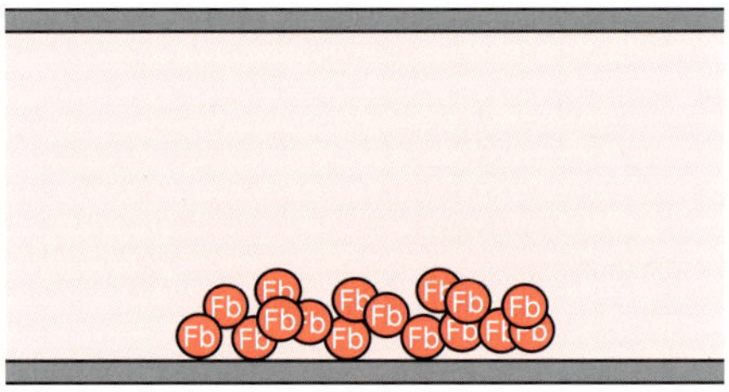

그림 12 이물질 표면에 fibrin (Fb) 혈전이 형성된다.

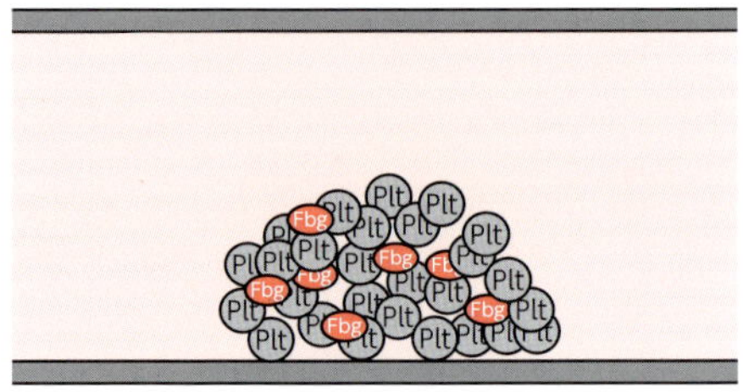

그림 13 1차 지혈[응집]

Fbg: fibrinogen plt: platelet

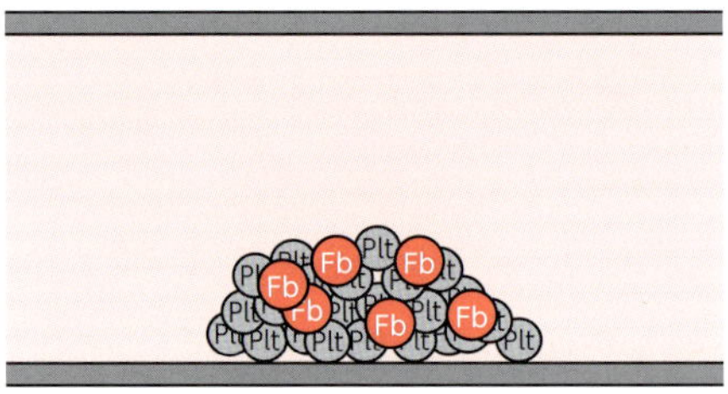

그림 14 2차 지혈[응고]

간호사 : 상호작용으로요?

Dr. Ogura : 네. 예를 들어, 그림 13의 혈소판에 의한 혈액 덩어리를 생각해 보면, 혈소판과 혈소판 사이에 fibrinogen이 끼어 fibrinogen이 fibrin이 되어 단단한 혈전을 만들게 됩니다(2차 지혈, 그림 14).

ECMO 중 항응고요법

간호사 : 하지만 선생님, ECMO의 회로는 혈액에서 보면 모두 이물질이잖아요. 혈액은 가만히 놔두면 다 응고될 것 같은데, 어떻게 해야 하나요?

Dr. Ogura : 정말 임상적이고 좋은 질문입니다. 가장 이상적인 것은 ECMO의 회로가 환자의 혈관과 같은 재질로 만들어져 혈액이 '이것은 이물질이다'라고 인식하지 못하는 회로를 만드는 것이지만, 현재로서는 그런 기술은 없습니다. 그래서 혈액이 응고되는 과정을 교란해서 혈액이 응고되지 않도록 해주면 어떻게든 버틸 수 있지요.

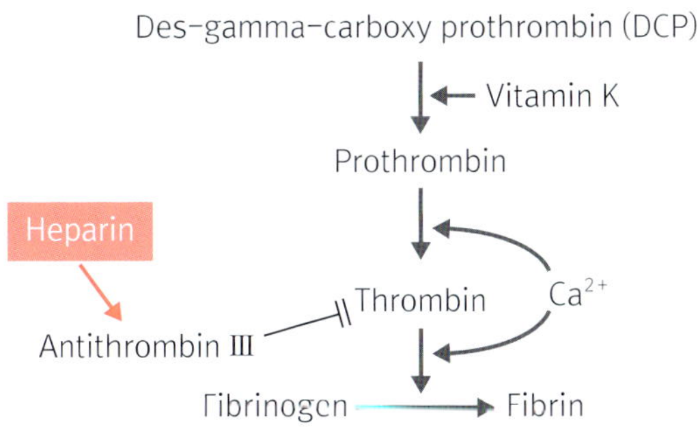

그림 15 **Heparin은 antithrombin III를 활성화시켜 thrombin의 작용을 억제한다.**

간호사 : 그렇군요.

레지던트 : 그것이 항응고요법이라는 것이군요!

Dr. Ogura : 네, 맞아요. 이론적으로는 **① fibrin 혈전이 생기지 않게 하는 것**과 **② 혈소판 혈전이 생기지 않게 하는 것** 두 가지가 있어요. ① fibrin 혈전이 생기지 않게 하는 방법은 여러 가지가 있지만, 일반적으로는 heparin이라는 물질을 사용하여 fibrinogen이 fibrin이 되는 것을 방해하는 방법입니다. Heparin은 anti-thrombin III라는 물질과 결합하여 작용함으로써 anti-thrombin III가 가진 thrombin 억제 작용을 발휘합니다. 그러면 thrombin이 작용하지 않게 되어 결과적으로 fibrinogren이 fibrin이 되지 못하여 혈액이 응고되는 것을 방지할 수 있게 되죠(그림 15).

레지던트 : 아, 그렇군요. 그럼 '② 혈소판 혈전이 생기지 않게 하는 것'은 어떻게 하는 건가요?

Dr. Ogura : 이론적으로는 항혈소판제(antiplatelet drug)를 사용하게 됩니다. 항혈소판제를 사용하면 혈소판이 모여서 덩어리가 되는 것을 막을 수 있지요.

간호사 : 그럼 ECMO 중에는 heparin과 항혈소판제를 모두 투여하는군요!

Dr. Ogura : 그건 아니에요. 실제로 임상적으로 문제가 되는 혈전은 아마도 대부분 fibrin으로 딱딱하게 굳어 녹지 않는 혈전일 것입니다. 반면, 혈소판만 모인 혈액 덩어리는 fibrin 혈전에 비해 금방 깨져서 없어지기 때문에 ECMO를 사용할 때는 그다지 문제가 되지 않는다고 생각되고 있어요. 실제로 ECMO를 항혈소판제를 사용해서 ECMO를 돌렸다는 연구는 거의 없어요.

간호사 : 이상하네요. 둘 다 하면 혈전이 잘 생기지 않을 것 같은데 말이에요.

Dr. Ogura : 실제로는 그럴지도 모르지요. 하지만 **혈전이 생기기 어렵다는 것은 출혈이 생겼을 때 피가 멈추지 않는다는 뜻**이지요. 만약 ECMO 중에 환자가 위궤양으로 출혈이 생겼는데, heparin과 항혈소판제를 모두 사용하고 있는데 피가 전혀 지혈이 안 되는 상태라면 어떻게 될까요?

간호사 · 레지던트 : 위험하네요.

Dr. Ogura : 위험하겠죠.

간호사 : 네.

Dr. Ogura : 일반적으로 ECMO는 heparin에 의한 항응고요법만으로 가동되고 있어요. 그래서 혈소판은 ECMO 회로의 어딘가에서 마찰을 일으켜 활성화되어 모이고, 동시에 소모되고 있어요. 혈소판 생산이 소비를 따라잡지 못하면 수혈이 필요한 경우도 생깁니다. 혈소판이 부족하여 출혈이 생기면 환자 상태가 안 좋아지기 때문이지만, 한편, ECMO의 유량이 많기 때문에(1분에 3-4 L의 혈류량) 혈소판이 모이기 어려운 상황도 있습니다. 그래서 현재로서는 **heparin에 의한 항응고요법만으로도 충분히 혈전 형성을 막는 치료가 되고, 소모된 혈소판을 보충하는 것**이 일반적이지요.

간호사 : 균형이 중요하네요.

Dr. Ogura : 그렇죠. 항응고요법도 그냥 하면 되는 것이 아니니까요.

레지던트 : 헤파린의 용량은 어떻게 결정하면 좋을까요?

Dr. Ogura : 헤파린은 **활성화부분트롬보플라스틴시간(Activated Partial Thromboplastin Time, aPTT)**이라는 지표를 보고 적절히 용량을 증감하는 거지요. 구체적으로는 aPTT가 **40-60초**가 되도록 heparin을 지속적으로 투여합니다. 일반적으로 침대 옆에서 간단히 할 수 있는 활성화응고시간(Activated Clotting Time, ACT)이라는 검사가 일반적으로 사용되고 있지요. Heparin의 혈중 농비 정도를 정확하게 반영하는 것은 aPTT입니다.[1)] aPTT는 검사실에서만 검사할 수 있다는 단점이 있지만, 지금은 aPTT를 보고 헤파린의 용량을 결정하는 것이 세계적 표준입니다.

간호사 : 조금 번거롭더라도 환자를 위한 것이니까요!

Dr. Ogura : 출혈성 합병증은 ECMO에서 정말 많이 발생하기 때문에 이 항응고요법에 대해서 잘 알아두는 것이 좋겠지요!

레지던트 · 간호사 : 네!

POINT

- ECMO 중에는 heparin을 사용하여 aPTT를 40-60초로 조절하여 혈전 형성을 방지한다.

7 용혈 방지

1 용혈이 발생하는 원인

Dr. Aokage : 기초 지식의 마지막 항목으로, 여기에서는 적혈구에 대해 공부해 보도록 하겠습니다. 적혈구가 산소를 운반하는 매개체라는 것은 여러분도 잘 알고 계시리라 생각합니다. 하지만 지금까지 몇 번 언급했듯이, ECMO 관리를 잘 못하면 적혈구가 망가져서 산소가 제대로 운반되지 않는 사태가 발생할 수 있습니다.

레지던트 : 사실, 별로 진지하게 생각해 본 적도 없었습니다. ECMO를 하고 있는데 적혈구가 망가진다는 것까지 생각해 보지 못했어요.

Dr. Aokage : 이해합니다. 할 일이 많으니까요. 하지만 적혈구가 없으면 사람은 살 수 없으니까, 적혈구에 대해서 잘 알아봅시다.

간호사 : 네!

Dr. Aokage : 적혈구가 파괴되는 것을 **용혈**이라고 합니다. 용혈이 일어나면 적혈구의 내용물이 혈장 내로 방출되어 장기에 악영향을 미칩니다. 예를 들어, 방출된 유리 헤모글로빈은 신장의 사구체를 손상시켜 신장 기능 장애를 유발할 수 있습니다. 또한, 헤모글로빈은 **DAMPs** (Damage-Associated Molecular Patterns) 중 하나이기 때문에 유리 헤모글로빈이 몸 전체에 뿌려지는 것만으로도 전신적으로 염증이 발생할 수 있어요(Part 1-5 참조).

레지던트 : 그렇군요. 그럼 용혈은 어떤 경우에 발생하나요?

Dr. Aokage : ECMO로 인해 용혈이 발생하는 경우는 **펌프의 문제나 drainage 불량 시 과도한 음압, 또는 cannula가 원인**일 수 있습니다. Centrifugal pump 내에 혈전으로 막히거나 펌프의 축이 어긋나면 용혈이 발생합니다(그림 16). 혈전에

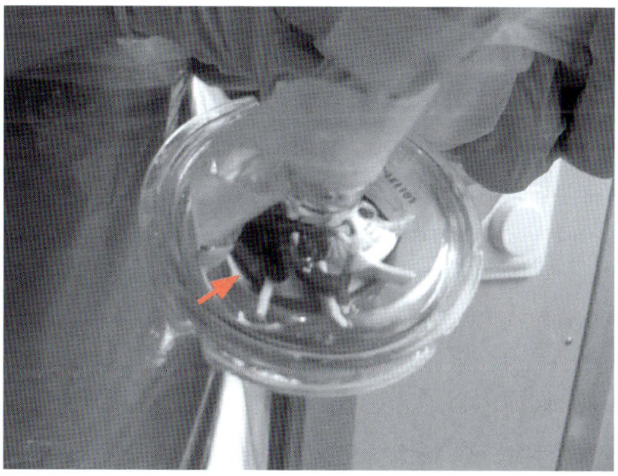

그림 16 **펌프 내 혈전**
(Color Atlas ❹ 참조)

혈구가 부딪히면 그것만으로도 적혈구가 파괴되고, 펌프의 축이 어긋나면서 축 부근에서 열이 발생하여 결과적으로 혈구가 파괴되거나, 펌프 내에 난류가 발생하여 혈구 파괴로 이어질 수 있습니다.

또한, 원심펌프 사용 중 drainage 불량으로 drainage 회로에 강한 음압이 발생하면 혈구들이 빨려 들어가면서 용혈이 발생할 수도 있어요.

가장 문제가 되는 것은 cannula 문제입니다. **혈액 유량에 맞지 않는 작은 직경의 cannula**를 사용하면 과도한 drainage와 return의 유속으로 인해 cannula 내 또는 끝부분에 강한 난류가 발생하여 용혈이 발생하게 됩니다. 또한, cannula 크기를 적절하게 선택하더라도 **cannula 내에 혈전이 생기거나 cannula 끝이 혈관벽에 닿는 상황**에서는 마찬가지로 난류가 발생하여 혈구 파괴로 이어질 수 있습니다.

2 용혈에 대처하는 방법

레지던트 : 용혈의 원인은 여러 가지가 있군요. 그렇다면 용혈이 발생했을 경우 어떻게 대처하면 좋을까요?

Dr. Aokage : 용혈이 발생한 경우에는 먼저 **ECMO의 가동 상태를 확인**해야 합니다. 안정적으로 drainage-return이 이루어지고 있는지, 간헐적으로 drainage가 된다면 그 원인을 확인해야 합니다. 다음으로 회로내 압력을 확인합니다(Part 2-5. Circuit 모니터링 참조). Drainage에서 과도한 음압이 되지 않았는지, return에서 과도한 양압이 되지 않았는지 확인합니다. 구체적으로 **drainage는 펌프 전 -50 mmHg 이상, return은 인공호흡기 후 350 mmHg 이하가 적절**합니다. Drainage가 -100 mmHg 이하이거나 회로 내압이 400 mmHg 이상이면 위험범위이므로 혈류량을 줄이는 등의 조정이 필요합니다. 안정적인 혈류량을 얻을 수 있고 회로 내압이 정상 범위 내에 있음에도 불구하고 용혈이 발생하는 경우에는 **펌프를 점검**해 보십시오. 원심펌프의 경우, 소음이 있는지, 열이 발생하지 않는지, 축이 어긋나거나 펌프 헤드에 혈전이 포획되지 않았는지 각각 확인하고, 필요하면 **회로를 교체**합니다.

회로 교체 후에도 용혈이 지속되는 경우에는 **catheter 내 혈전**을 의심합니다. 우선 **심초음파, 혈관내초음파**로 cannula 끝에 **혈전**이 생겼는지, 벽에 부딪혀 **난류**가 발생하지는 않았는지 확인합니다. Cannula 위치를 미세 조정해도 호전되지 않는 경우에는 cannula 교체가 필요할 수도 있습니다.

레지던트 : 용혈의 원인을 찾아내는 것도 쉽지 않군요.

Dr. Aokage : 그렇죠. 하지만 용혈 반응은 전신 상태의 개선에 장애가 됩니다. 원인을 찾아내어 대응할 필요가 있습니다.

레지던트 : 용혈은 어떻게 검출합니까?

Dr. Aokage : 용혈이 발생하면 LDH 수치와 AST/ALT의 상승을 확인하고, 뒤늦게 bilirubin (indirect bilirubin 우위)의 상승도 확인합니다. 또한, 소변량이 유지되는 경우 헤모글로빈뇨를 관찰할 수 있습니다. 가장 신뢰할 수 있는 검사는 **혈장 유리 헤모글로빈 수치 측정**입니다. **보통 10 mg/dL 이하**입니다만, 다량의 적혈구 수혈이나 체내에 혈종이 있는 경우에도 혈장 유리 헤모글로빈 수치가 다소 증가할 수 있습니다.

그러나 ECMO에서 발생하는 기계적 용혈의 경우에는 대부분 **100 mg/dL 이상**까지 상승하는 경우가 대부분이며, 말초혈액에서 파쇄 적혈구가 검출되는 경우에는 ECMO에 의한 기계적 용혈을 의심해 볼 수 있습니다.

레지던트 : 그렇군요. ECMO 중에도 혈구 중심적인 관리가 중요하다는 것을 잘 알게 되었습니다.

Dr. Aokage : 적혈구는 산소를 보내는 매개체이기 때문에 ECMO에서 매우 중요한 장기입니다. 그리고 cannula 내부 혹은 cannula 끝에 혈전이 생기면 그 복구에 많은 수고와 위험이 따르기 때문에 적절한 항응고 관리가 중요해집니다.

Dr. Aokage : 그럼 이 부분을 정리해 보겠습니다.

POINT

- 용혈의 원인은 불안정한 drainage, 회로 내압의 과도한 음압 혹은 양압(혈류량에 비해 cannula 크기가 너무 작아서), 원심펌프의 축 흔들림이나 혈전, cannula 끝부분의 혈전 등이 있다.
- 용혈 발생의 유무는 LDH, AST, ALT, bilirubin의 상승, 헤모글로빈뇨로 의심하고, 혈장 유리 헤모글로빈 수치와 말초혈액 검사에서 파쇄 적혈구 검출로 확진한다.

Part 2 참고문헌

1) 「Extracorporeal Life Support: The ELSO Red Book 5th Edition」(Brogan TV, et al eds), Extracorporeal Life Support, pp93-103, 2017

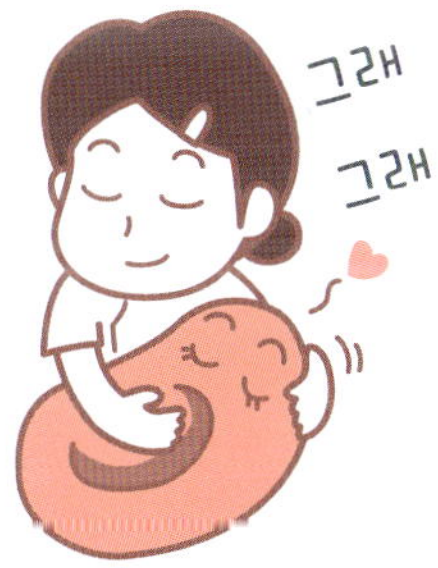

2장
ECMO를 사용해 보자!

Dr. Ogura : 자, 이제 ECMO의 개념과 관리에 대한 기초 지식은 잘 습득하셨는가요?

간호사 : 네!

레지던트 : 수식 같은 것이 나와서 당황했지만, 그래도 이해하기 어렵지는 않았습니다.

Dr. Ogura : 지금까지는 ECMO의 이론을 공부해 온 셈이네요. 이제부터는 실습을 배워봅시다! 현장에서 어떻게 사용할 것인가에 대해 사례를 통해 배워봅시다!

레지던트 · 간호사 : 네!

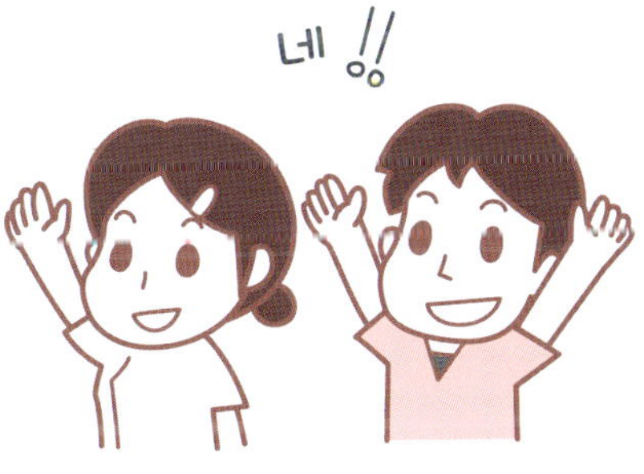

1 순환보조는 이렇게 사용한다!

증례

현병력

77세 남성. 우측 외장골동맥(external iliac artery)의 폐쇄성 죽상 동맥경화증(Arteriosclerosis Obliterans, ASO)으로 우회수술 시행을 위해 입원 전 검사에서 심기능 저하(좌심실 박출률=30%, diffuse hypokinesia)가 관찰되었다. 허혈성 심질환 및 만성 심부전 진단으로 관상동맥조영술(Coronary Angiography, CAG) 및 경피적관상동맥중재술(Percutaneous Coronary Intervention, PCI)이 예정되어 있었으나, 치료 중 심실세동이 발생하였다. 즉시 심폐소생술이 시행되었고, 몇 분 만에 자가 심박동이 재개되었다. 응급 CAG를 시행한 결과, proximal RCA 100%, 1st and 2nd right PL (post-lateral) br. 75%, Left main 100%(석회화 병변)로 3-vessels disease를 확인하고 대동맥 내 풍선펌프(IABP)를 삽입한 후 응급 관상동맥우회술[Coronary Artery Bypass Graft (CABG); LITA-LAD, AoSVG-4PL]을 시행하고, 좌측 ASO에 대한 대퇴동맥 우회술을 시행하고 intensive care unit (ICU) 입원하였다.

ICU 입원 시 IABP 1:1 support하면서 dopamine 10 μg/kg/min, dobutamine 10 μg/kg/min, noradrenaline 0.45 μg/kg/min을 주입하고 있었으며 그 상태에서 혈압은 90 mmHg를 유지하며 심실성 부정맥에 대해서는 아미오다론(amiodarone)을 사용하였으나, ICU 2일째 심실세동으로 인해 심폐정지가 발생하였다. 제세동과 adrenaline 투여로 일시적으로 자가 심박동이 재개되었다. 다시 응급 CAG를 시행하였으나, bypass graft vessel의 폐색은 발견되지 않았다. 그러나 adrenaline을 투여하지 않으면 무맥성 전기 활동(Pulseless Electric Activity, PEA)에 빠지게 되어 심인성 쇼크에 대비하여 V-A ECMO를 도입하였다.

혈액 가스 소견

(인공호흡기 설정 PC-SIMV, F_iO_2 60%, PEEP 10 cmH_2O, Pdrive 10 cmH_2O)

pH 7.22, PO_2 82 mmHg, PCO_2 33 mmHg, BE − 12 mmol/L, Lactate 8.2 mmol/L

ECMO setting

Drainage : 25Fr 우측 internal jugular vein을 통한 우심방의 drainage. Medtronic Bio-Medicus®

Return : 19Fr 좌측 femoral artery를 통한 복부 대동맥으로 return. Medtronic Bio-Medicus® (IABP 제거)

펌프 : Maquet Centrifugal Pump ROTAFLOW®

인공폐 : 천공(의료과학공업) Silicon coating porpous Polypropylene Membranes®

회전수 2,200 rpm, 유량 3.0 L, Sweep gas 3 L

냉온수조 : 37℃ 설정

V-A ECMO 장착 후 vital sign

의식수준 JCS (Japan Coma Scale score) 300 (진정·진통 시행된 상태), 혈압 65/40 mmHg, 심박수 126 bpm, RR 12회/min (인공호흡), SaO_2 100%, 체온 36.5℃ (방광온도)

V-A ECMO 장착 후 신체 소견

호흡음 : 양측에서 경미한 수포음 청취, 심음 : I→, II→, III++, IV−, 심잡음 없음, 복부 : 평평하고 부드러움, 동공 : 오른쪽 2.5 mm, 왼쪽 2.5 mm, 대광반사는 양측 모두 약함

ECMO cannula 삽입 부위에서 출혈이 있고, 거즈 압박 중.

전신 피부가 차갑고, 창백하다.

1 ECMO 환자 = 중증 환자라는 사실

Dr. Ogura : 드디어 실습 해설 시간입니다. 다시 한번 복습해 보면, ECMO는 어떤 장비인가요?

레지던트 : 네. **ECMO는 결국 생명유지장치**입니다!

Dr. Ogura : 네. 그렇군요. 그럼, ECMO의 주요한 개념이 뭘까요?

간호사 : **자신의 장기를 사용하지 않고 쉬게 해준다**는 개념이었어요.

레지던트 : 그리고 **합병증이 적은 섬세한 관리가 동반된 ECMO** 작동이 ECMO 성공의 핵심이라고 배웠습니다.

Dr. Ogura : 아주 좋아요! 그럼 그 관점에서 위에서 언급된 환자의 경과를 되돌아보도록 하겠습니다! 이 환자에게 ECMO가 필요하게 된 이유(ECMO의 적응증)는

무엇이었을까요?

레지던트 : Cardiogenic shock입니다. 본 증례는 허혈성 심질환으로 인한 심한 순환부전을 보인 환자로, catecholamine을 다량 투여했음에도 불구하고 혈역학이 유지되지 않아 V-A ECMO의 적응증이 되었습니다.

Dr. Ogura : 그렇군요. 아까 ECMO는 결국 **생명유지장치**에 불과하다는 것을 확인했는데, 어떤 방법으로 생명유지 계획을 세웠을까요?

레지던트 : 이 환자는 심장이 움직이지 않아 심박출량을 충분히 유지할 수 없기 때문에, 혈액이 몸에서 돌아오는 우심방에서 혈액을 몸으로 내보내는 대동맥까지의 사이를 bypass합니다. 그래서 경피적으로 우심방에서 drainage하여 대퇴동맥으로 return하는 시스템으로 ECMO 회로를 적용한 것으로 생각됩니다.

Dr. Ogura : 여기까지는 좋았어요. 그럼 **관리 계획**을 세워야 하는데, 어떤 계획이 떠오르는가요?

레지던트 : 글쎄요. 이런 중증 환자를 관리해 본 적이 없어서. 조금 시간을 좀 주셨으면 합니다만, 여러 가지 조사가 아직은.

Dr. Ogura : 네. 확실히 이 환자는 중증이라서 어렵네요! 무엇부터 손을 대면 좋을까요? 해야 할 일이 너무 많으니까요. 이럴 때는 우선순위를 정해서 정리해야 합니다.

레지던트 : ECMO 관리도, 심장 관리도, 호흡 관리도, 산증 관리도. 모두 우선순위가 높은 것 같은데, 우선순위를 어떻게 판단해야 하나요?

Dr. Ogura : 그럼, 여기서 우선순위의 개념에 대해 설명하겠습니다.

잠깐 설명

중증 환자 관리의 우선순위

환자 평가에는 긴급도와 중증도라는 두 가지 지표가 있다(그림 1). 생명 활동의 지속이 위태로운 상황을 '긴급도가 높다'고 표현한다.

한편, 중증도는 생명활동의 상황과 관계없이 질병의 진행 정도를 나타낸다. 예를 들어 만성 심부전 진료 시 보행 상태나 호흡곤란 정도에 따라 환자를 평가한다. 이를 NYHA (New York Heart Association) 분류라고 하는데, NYHA 분류는 만성 심부전의 중증도 분류를 나타낸다. 또한 중증 폐렴의 경우 산소화 불량으로 인해 '응급 기관 삽관'을 하는 것은 흔히 볼 수 있는 광경이다. 중증도는 환자의 예후와 밀접한 상관관계가 있기 때문에 중증일수록 생명활동이 위급한 상황이며, 소

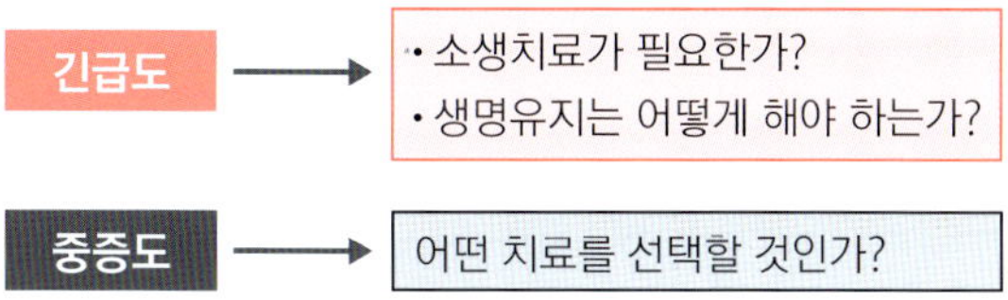

그림 1 긴급도와 중증도로 평가하는 것

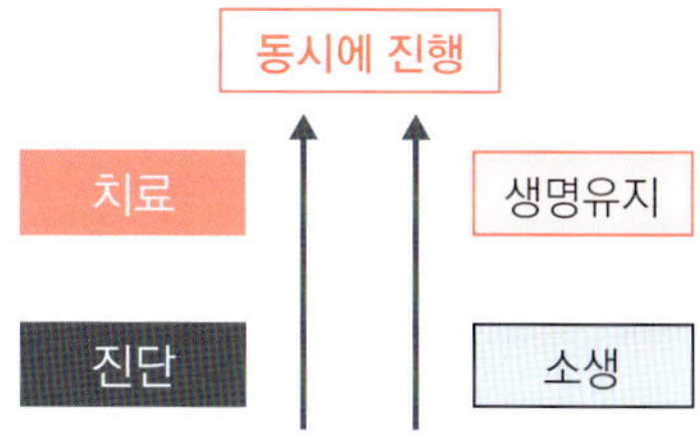

그림 2 ICU에서의 진료

생술(이 경우 기관 삽관 및 인공호흡 관리)이 필요한 상황이라고 할 수 있다. 흔히 '중증 환자가 그만큼 긴급도가 높다'고 말할 수 있다.

그러나 긴급도는 소생술의 필요도를 표현하는 반면, 질병의 중증도는 치료의 내용을 결정하는 근거가 된다. 예를 들어 시중에서 흔히 볼 수 있는 폐렴의 경우, 중증으로 진단되면 항생제를 선택할 때 세균성 폐렴뿐만 아니라 비정형 폐렴의 가능성도 고려하여 항생제를 선택하게 된다. 일반적으로 질병 치료는 중증도에 따라 그 내용이 달라진다.

중환자실에는 중증상태가 되어 전신상태가 좋지 않아 어디서부터 손을 대야 할지 모르는 환자들만 입실된다. 중환자실 진료에서 가장 먼저 고려하는 것은 진료의 긴급성이다. 두 번째 우선순위는 원발 질환의 진단과 그에 대한 치료이다. 그리고 마지막은 원발 질환의 중증화에 따라 발생한 합병증이나 기존 질환에 대한 중증도 평가, 그에 따른 치료 선택이다. 긴급도는 즉, 기도(A: airway), 호흡(B: breathing), 순환(C: circulation), 중추신경장애(D: dysfunction of central nerve system), 체온조절(E: environmental control)에 이상이 있을 때, 먼저 거기서부터 개입해야 한다. 이 ABCDE 접근법은 '치료'는 아니지만, 그 이상에 개입하여 안정화를 얻지 못하면 환자를 잃을 수도 있다.

진료의 최우선 순위는 항상 긴급성이 높은 ABCDE 이상에 대한 개입이 최우선이다. 그러니 앞서 언급했듯이, 긴급도와 중증도는 밀접한 상관관계가 있다. 따라서 중환자실에서는 긴급도 평가와 그 대응(소생 및 생명유지)과 중증도 평가와 그 대응(진단 및 치료)이 거의 동시에 이루어진다(그림 2). 따라서 현장은 혼란스럽다. ICU에서는 '소생 및 생명유지'와 '진단 및 치료'의 두 축이 동시에 움직이고 있다는 것을 항상 의식하고 진료를 구성하는 것이 중요하다.

POINT

중증 환자 진료에서는 긴급도 판단과 중증도 판단을 하고, 긴급도가 높은 문제부터 소생적 개입을 한다. 그 후 중증도 판정을 바탕으로 근본적인 치료를 한다.

2 본 증례의 관리

1) 긴급도 평가 및 소생술

Dr. Ogura : 자, 그럼. 그럼 이 증례는 어떻게 진료하면 좋을까요?

레지던트 : 음, 우선 **긴급도를 판단**합니다.

Dr. Ogura : 네! 그래, 한번 해봅시다!

증례 (계속)

77세 남성.

Problem List

#1. Cardiogenic shock (V-A ECMO 장착)
#2. Lactic acidosis
#3. 허혈성 심질환(post CABG)
#4. 심실세동
#5. 호흡부전(인공호흡기 장착) (심인성 폐부종)
#6. 폐색성 말초동맥경화증(ASO) 우회술한 상태

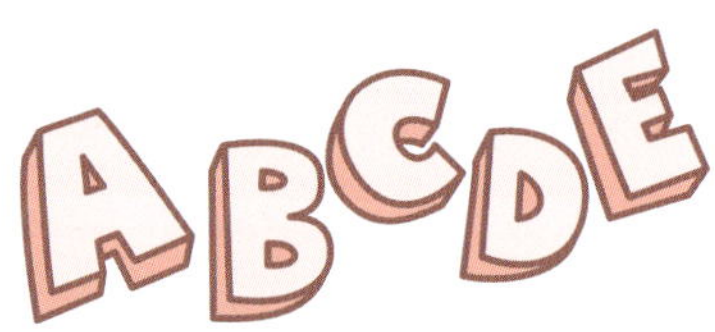

레지던트 : 긴급도는 **ABCDE를 확인**해 주면 되네요! 그러면 airway는 기관 삽관 완료, 환기 괜찮나요?

Dr. Ogura : 괜찮습니다.

레지던트 : Breathing을 보면 환기도 OK이고, SaO_2도 100%니까 OK. Circulation 상태를 보면, 혈압 65 mmHg, lactic acidosis, 전신이 차갑고, 창백한 상태입니다. 위험하네요. 쇼크 상태입니다.

Dr. Ogura : 네. 불안정해요. 긴급성이 높은 상태이지요! 어떻게 할까요?

레지던트 : 즉시 뭔가 의료적 개입이 필요합니다. 하지만 개입의 방침은 쇼크의 원인이 무엇인지에 따라 달라집니다.

Dr. Ogura : 그래! 쇼크 **감별진단**을 해야 합니다.

레지던트 : 네! 쇼크를 분류하면 ① **순환혈장감소성(hypovolemic shock)**, ② **심인성(cardiogenic shock)**, ③ **혈액분포이상성(distributive shock)**, ④ **폐색성(obstructive shock)** 등 4가지로 분류할 수 있습니다. 지금은 1번인 cardiogenic shock이 기저에 있기 때문에 이 환자는 **cardiogenic shock이 지속**되고 있을 가능성이 높습니다.

Dr. Ogura : V-A ECMO를 장착했는데도 안 되는 거죠?

레지던트 : 네. 그럼 catecholamine 유량을 높여보는 것은 어떨까요?

Dr. Ogura : 큰 실수!

레지던트 : 예?

Dr. Ogura : ECMO의 개념이 뭔가요?

간호사 : **자신의 장기를 사용하지 않고 쉬게 해주는 것**이 ECMO의 개념이었어요.

Dr. Ogura : 예, 그렇지요.

레지던트 : 그럼 **혈류량을 늘리겠습니다!**

Dr. Ogura : 좋아요, 그럼 혈류량을 높여봅시다. 어라? ECMO 회로가 떨리고 있습니다! Drainage 불량입니다!

레지던트 : 어! 어떻게 할까요!

Dr. Ogura : Drainage 이상은 cannula에 혈관이 달라붙어 혈액을 흡입할 수 없는 상태로 생각합니다. 그러면 가능한 병태는 두 가지가 됩니다. ① **Cannula 위치 이상**, ② **혈액부족으로 인한 혈관 허탈(collapse)**. Cannula 삽입 시 cannula 위치를 제대로 확인했는데, 체위 변환이나 이동 등으로 인해 위치가 어긋나지 않았는지를 확인해 봅시다. 만약 상태가 괜찮다면, 분명 혈액이 부족하기 때문에 하대정맥(Inferior Vena Cava, IVC) 직경이나 drainage 압력 등을 참고하면서 수액 공급(수액, 수혈)을 합니다.

레지던트 : 그럼 엑스레이를 호출해서 cannula 위치를 확인하는 것이 어떨까요?

간호사 : 아! 선생님! **Cannula 삽입 부위에서 출혈**이 있는 것 같습니다!

Dr. Ogura : 그렇군요. 잘 알아차렸네요! 출혈이 있으면 혈액이 부족해지지요. 이대로 방치하면 안 돼요. Cardiogenic shock에 hemorrhagic shock이 겹쳐서 병태가 복잡해집니다. 압박 지혈로 조절할 수 있으면 괜찮고, 혈관외과에 재수술을 요청하는 것도 고려해 봅시다(본 증례에서도 결과적으로 혈관외과에 재수술을 요청하여 출혈을 조절할 수 있었습니다). 지혈과 수혈 후 ECMO 유량은 4.0 L/min로 회복되었군요. 혈압은 85/55 mmHg로 관찰되는군요. 사실, 출혈을 유발되는 cannula 삽입 합병증은 좋지 않지만, 가끔 이런 일이 발생하기도 합니다. **ECMO에서는 이런 문제도 팀으로서 잘 대처할 수 있도록 하는 것이 중요**하지요. 간호사님, cannula 삽입 부위의 출혈을 잘 알아차렸군요. 그런 소견은 빨리 의사에게 보고하여 대응할 수 있도록 합시다!

간호사 : 그럼 다 된 겁니까?

레지던트 : 아직 끝나지 않았어요!

Dr. Ogura : ECMO flow를 4.0 L/min으로 유지하면서 순환 안정화에 성공은 했어요. 그 후의 혈액 가스 검사를 했는데 같이 봅시다.

증례 (계속)

혈액 가스 소견 ②

(인공호흡기 설정 PC-SIMV, F_iO_2 60%, PEEP 10 cmH_2O, Pdrive 10 cmH_2O)
pH 7.29, PO_2 105 mmHg, PCO_2 35 mmHg, BE − 7.5 mmol/L, Lactate 4.9 mmol/L

ECMO setting

회전수 2,550 rpm, 유량 4.0 L, sweep gas가스 3 L

레지던트 : Lactic acidosis도 호전되고 있고, 느낌이 좋습니다!

Dr. Ogura : 좋습니다. 다음은 **중추신경장애**(D : dysfunction of central nerve system)의 평가와 **체온관리**(E : environmental control)에 대한 평가입니다.

레지던트 : 음, 중추신경의 평가는 어렵지만, 현재 진정 및 진통 중이고, light reflex는 느리지만 pupil의 직경이 크지 않고 좌우 차이도 없으며, 두개수술이 필요

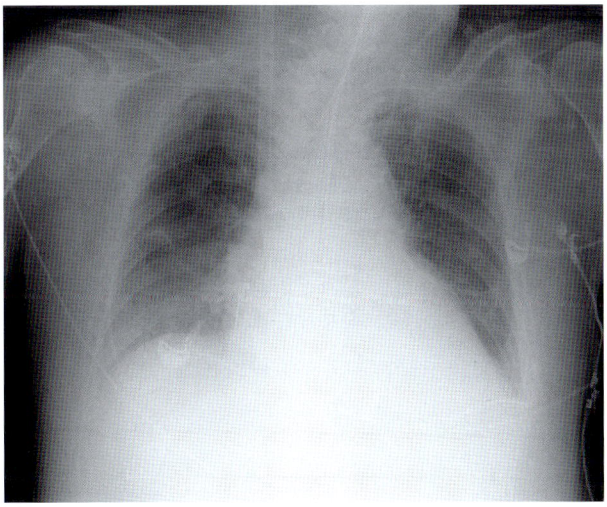

그림 3 V-A ECMO 도입 후 흉부 엑스레이 사진

할 정도의 큰 중추신경장애는 없다고 판단할 수 있습니다. 체온 관리는 어떨까요?

Dr. Ogura : ECMO의 냉온수조에서 37℃로 설정되어 있기 때문에 ECMO 회로의 혈액은 37℃의 일정한 습도로 체내로 되돌려지기 때문에 체온은 당연히 37℃로 조절될 수밖에 없지요!

레지던트 : 그렇군요. 그럼 체온관리는 문제없다는 말씀이군요. 이제 ABCDE의 평가와 중재가 완료되고 안정된 것 같네요!

Dr. Ogura : 정리를 해볼까요?

레지던트 : **77세 남성 허혈성 심질환에 대해 응급 CABG를 시행하였으나 심실세동과 cardiogenic shock로 V-A ECMO 도입 도중 cannula 삽입부위에서 출혈이 발생하여 ECMO의 안정적 가동에 어려움을 겪었으나, 해당 부위의 출혈 조절을 통해 ECMO의 안정적 가동에 성공하였습니다.**

Dr. Ogura : 대단해요!

간후시 : 잘했어요!

레지던트 : 이제야 정리가 되었군요.

Dr. Ogura : 아직 안 끝났어요.

2) 중증도 평가와 치료

Dr. Ogura : 자, 다음은 **중증도 평가**입니다. 중증도 평가는 무엇을 위해 하는 거였지요?

레지던트 : **질병에 대한 치료 방법을 선택하기 위해서**입니다.

Dr. Ogura : 예 그렇지요. 그럼 이 급성관동맥증후군을 앓고 있는 환자의 중증도는 어떨까요?

레지던트 : 말할 필요도 없이 중증입니다. 아주 심각한 상태일 수도 있습니다.

Dr. Ogura : 그럼 치료는요?

레지던트 : **치료는 끝났죠?** 혈행재건술! 경피적관상동맥중재술(PCI)을 시도했지만, 결국 3-vessels disease로 응급 CABG를 시행한 후 심폐정지가 있었지만, 그 후 CAG에서도 이식혈관들은 잘 개통되어 있었어요. 허혈상태는 해결되었다고 판단됩니다.

Dr. Ogura : 잘 말씀하셨습니다! 잘 정리해주셨어요. 우리의 할 일은 잘 하고 있는 듯합니다. 근본적인 치료는 완료하고 ICU로 들어와서 잘 유지되고 대단합니다.

레지던트 : 그렇지만 앞으로 어떻게 해야 할까요? 실제적으로는 상태가 너무 안 좋아서 ECMO로 생명을 유지하고 있는 상태입니다. 하지만 우리에게는 더 이상 치료할 것이 없는 것 같습니다.

Dr. Ogura : 예, Just wait. **기다릴 수밖에 없어요.**

간호사 : 그냥 기다리라고요?

Dr. Ogura : 그래요. 근본치료에 대해서는 더 이상 '기다림'밖에 없습니다. 그것은 '포기'가 아니라 **'극복할 수 있다'는 계산 아래 '불필요한 일은 하지 않겠다'는 일종의 치료 행위입니다.**

레지던트 : ⋯.

Dr. Ogura : 생각해 봐요. 이 심장은 왜 움직이지 않게 된 건지. 관상동맥에 plague가 생기고 혈전이 형성되어 심장 허혈이 된 상태입니다. CABG bypass로 허혈상태는 해제되었고 생존 가능한 심근은 살아남았겠지만, 심실세동이 발생하여 심근이 기절하고 acidosis도 진행되어 심근이 거의 죽어있는 상태입니다. Acidosis가 진행되어 심근이 다시 활발하게 움직일 수 있는 기회로부터 더욱 멀어졌어요. Lactic acidosis로 인해 혈관의 수축력도 저하되어 혈압을 유지할 수 없게 되었고, 그렇게 쓰러져, 결국 PEA가 되어 버렸습니다.

간호사 : 힘들군요.

Dr. Ogura : 네. 하지만 지금은 V-A ECMO가 장착되어 있지요. Cardiogenic shock에서 벗어나면 lactic acidosis는 호전될 것이고, 이게 호전되면 기절했던 심근이 깨어나서 활기차게 활동할 것으로 기대할 수 있습니다. 그러면 인내심을 가지고 '기다리는 것' 외에 다른 방법은 없을까요?

레지던트 : Catecholamine으로 심장을 조금 더 자극하는 것은 생각하지 않으셨나요? 예를 들어 adrenaline을 지속적으로 정맥주사로 추가하는 방법도 생각해 볼 수 있지요.

Dr. Ogura : 몇 번 말씀드리지만, **ECMO 관리의 개념은 자신의 장기를 쉬게 하는 것**입니다. 이렇게 기절해서 망가진 심장에 아직도 채찍을 휘두르며 일을 하도록 하는 게 효과가 있을까요? 저는 '아니다'라고 생각합니다. 심장을 쉬게 할 것인지, catecholamine으로 몰아붙일 것인지, 어느 쪽이 더 좋은 관리인가에 대해 결정적으로 증명하는 연구 결과는 전무하지만, 쉽게 부정맥이 발생할 수 있는 급성관동맥증후군 환자의 심장을 상대로 catecholamine을 투여하는 것이 좋을까요? 혹 치명적인 부정맥을 유발하여 심장에 손상을 입힐 수 있지 않을까요?

레지던트 : 그렇군요….

간호사 : 철저하게 쉬게 하는군요.

Dr. Ogura : '극복할 수 있다'는 승산 아래 '불필요한 일은 하지 않는다'는 결심을 할 필요가 있어요. 그것이 'Just wait'의 근거입니다. **저의 경우라면 ECMO의 support를 가능한 한 높이고 catecholamine 투여량을 줄여나갈 것** 같아요. 특히, 부정맥이 잘 발생할 수 있는 dubutamine을 먼저 줄여나갈 것 같네요.

간호사 : **철저하게 휴식을 취하게 하는군요.**

Dr. Ogura : 네. 어차피 할 거라면 철저하게 해야지요. 예전에는 ECMO라는 기계가 연결되면 거의 사망을 의미할 정도로 ECMO 환자의 치료 성적이 좋지 않았어요. Cannula 삽입 부위에서 피가 나오고, 혈전이 뇌나 각 장기로 날아가서 여러 형태의 경색 증상을 만들고, 때로는 소화관에서 출혈이 생겨서 정말 끔찍한 일이 벌어지곤 했어요. 그래서 'ECMO는 위험하다'라는 이미지가 뿌리내리게 되있고, ECMO가 연결되는 상황에 처한 의사는 '어떻게든 빨리 ECMO를 떼어내고 싶다'고 생각하게 되었지요

레지던트 : 그래서 합병증이 적고 세밀한 ECMO 작동이 핵심인 거군요?

Dr. Ogura : 지금은 기술의 발전과 관리자(의료진)의 기술 향상으로 그 합병증을 상당히 제어할 수 있게 되어, ECMO의 치료 성적이 호전되었어요. 우리는 이 긴 역사의 최전선에 서 있는 것이지요. 합병증이 적은 양질의 ECMO 관리를 제공할 수 있다면, 조급하게 ECMO 중단을 생각할 필요가 없지요. 심장을 충분히 쉬게 해주고, 몸이 괜찮아지면, 기분 좋게 깨우면 되는 것입니다.

간호사 : 그렇게 들으니 ECMO는 정말 좋은 관리 장치인 것 같네요.

Dr. Ogura : Catecholamine으로 심장을 자극하는 관리와 ECMO로 쉬게 하는 관리. 어느 쪽이 좋을까요? 그것은 앞으로의 연구 주제라고 생각합니다. 이 소박한 질문에 언젠가는 답을 내고 싶네요.

간호사 : 열심히 노력해 주세요.

증례 (계속)

ICU 입실 후 경과

ECMO Day 1부터 catecholamine 유량을 점진적으로 감소 ECMO Day 1의 체액 균형은 +3,000 mL. 다음날 ECMO Day 2에 dopamine, dobutamine은 투여를 종료했지만, 혈류량은 4.5 L를 유지할 수 있었다. Noradrenaline은 0.3 μg/kg/min을 사용한 상태에서 평균 혈압은 65 mmHg이었다. ECMO Day 2의 체액 균형은 +2,000 mL, 2일간 누적 + 10,000 mL(수술 중 10,000 mL 포함), 체중으로 환산하면 + 8.3 kg이었다. ECMO Day 3에 좌심실 박출률 10–20%로 개선되는 경향을 확인하였다. 중심정맥 직경 21 mm에서 호흡성 변동 없이 Stroke Volume Variation (SVV)이 4%인 것을 근거로 수분 감량을 시작하였다. 다행히 자가뇨가 확보되어 있었기 때문에 loop diuretics로, 수분 감량을 시행하였고, 1일 수분 감량을 1,500 mL– 2,000 mL/day로 설정하였다.

ECMO setting

회전수 2,780 rpm, 유량 4.0 L, sweep gas 2.5 L

ECMO Day 5에서 총 체액의 누적 균형은 14,700 mL, 체중은 +5.4 kg이었다. 좌심실 박출률은 20–30%로 호전되었으나, 당일 체액 균형은 1,200 mL로 평균 혈압의 감소(55–60 mmHg)로 인해 수분 감량 속도의 감소가 두드러지게 나타났다. 정밀 검사 후 혈압의 감소는 단순한 혈관 내 용적의 감소에 의한 변동 현상으로 생각되었으나, 혈역학 개선 및 심장 수축 보조를 목적으로 IABP를 좌측 상완의 요골 동맥을 통해 삽입한 결과, 평균 혈압은 75 mmHg로 장기 혈류량 증가에 따른 소변량 증가를 얻었다.

3) ICU 관리

간호사 : Catecholamine. 정말 감량이 가능하군요.

Dr. Ogura : 이것은 꽤 잘 된 case인데, 기본적으로 양성 inotropic action이 있는(심장 수축력을 높이는) 약을 줄일 수 있는 경우가 많아요.

레지던트 : 하지만 선생님. **Noradrenaline을 별로 줄이지 못하면서, 애초에 ECMO 도입 후부터 수액이 점점 더 많아지고 있습니다**. 이것으로 잘 되고 있다고 말할 수 있나요?

Dr. Ogura : 좋은 질문입니다. Cardiogenic shock 환자에게 이렇게 수액이 많이 들어가서 당황스럽다는 뜻이겠죠? 심부전이라면 수액제거가 기본 치료라고 생각하는 것이 보통이지요. 맞는 생각입니다. 지금 상황이 언뜻 보면 환자에게 좋은 일을 하고 있지 않다고 생각할 수도 있어요. 하지만 이것은 ECMO가 장착되면서 발생하는 새로운 병태 때문에 어쩔 수 없이 거쳐야 하는 과정이며, 만약 수액을 제한하면 ECMO가 작동할 수 없게 되거나 혈압을 유지할 수 없게 됩니다. 수액을 제한적으로 관리하면 ECMO가 작동할 수 없게 되거나 혈압을 유지할 수 없게 되어 안정화에 도달하기 어렵습니다. **수액이 많아지는 것은 ECMO의 부작용(합병증)에 적절히 대응한 결과라고 할 수 있어요.**

레지던트 : '**ECMO가 장착됨으로써 발생하는 새로운 병태**'란 무엇입니까?

Dr. Ogura : 새로운 병태란, '**혈액이 이물질에 접촉하여 발생하는 면역반응**'을 말하는 겁니다.

간호사 : 면역반응요?

Dr. Ogura : 다들 생각해 보세요. 몸 안에 세균이 들어와서 septic shock에 걸렸을 때, 어떤 느낌이 들까요?

간호사 : 염증이 심하게 일어나고, 열이 나며, 몸이 나른해져요.

레지던트 : 전신 염증의 결과로 말초혈관이 확장되어 혈액분포 이상성 쇼크가 나타납니다.

Part 3 심장 ECMO로 유지되는 생명

Dr. Ogura : 그렇지요. 전신염증반응증후군(Systemic Inflammatory Response Syndrome, SIRS)이라는 단어는 지금은 사라지고 있지만, 병태를 표현하기에는 꽤 편한 말이라 저는 자주 사용하지만, 지금은 패혈증의 진단 기준에는 포함되지 않는 용어입니다.

그런데 septic shock는 몸 밖에서 세균이라는 이물질이 들어와서 그 이물질에 대해 면역 담당 세포(주로 백혈구)가 염증성 cytokine을 분비하고, 그 염증이 점점 심해져서 전신 혈관의 투과성이 높아지면서(혈관이 확장되어서) 혈액분포 이상성 쇼크를 나타내는 거지요.

레지던트 : 그것이 ECMO의 병태와 어떻게 연결되는 건가요?

Dr. Ogura : 중요한 것은 **'이물질에 반응'**이라는 점입니다. 패혈증에서 염증의 원인이 되는 이물질은 세균입니다. 이물질이란 항상 면역을 담당하는 세포를 화나게 하는 물질인데, 구균이든 바이러스든 이물질은 염증의 원인이 됩니다. 그런 관점에서 ECMO를 생각하면 이해되지 않을까요?

간호사 : ECMO는 이물질 외에는 아무것도 아닌 것 같네요.

Dr. Ogura : ECMO가 가동 중일 때, 회로 안에는 1분에 수 L의 혈액이 순환하고 있습니다. 그동안 혈액은 ECMO 회로라는 이물질과 계속 접촉하며 통과하지요. **혈액은 이물질에 닿으면 응고될 뿐만 아니라 염증도 발생합니다.** 그래서 ECMO를 도입하면 필연적으로 전신적 염증 반응이 발생합니다.

레지던트 : 그렇군요. 그래서 마치 septic shock 때처럼 초기 단계에서 수액이 필요하게 되고, 'catecholamine은 줄인다'고 해도 noradrenaline은 남게 되는 거군요?

Dr. Ogura : 그렇지요. 실제로 염증이 만연하여 혈관 투과성이 항진되면 혈관 내 용적이 부족해져 ECMO의 drainage가 불량해지고 혈압이 저하되어 정말 절망적인 상황이 됩니다. ECMO가 충분히 가동되지 않는다는 것은 **'긴급성이 높다'**고 생각해야 합니다. 순환 이상이기 때문이지요. 그래서 **'수액 주입'**이라는 **소생적 개입**을 하는 거죠. 중증도 평가를 해보면 실제로는 'cardiogenic shock(중증)'로 평가가 내려지고, 그 치료는 '수액 제거'입니다. 수액 주입은 본래의 치료와는 정반대입니다. 혼란스럽지요. 하지만 현장에서는 **치료보다 소생술이 우선순위가 높습니다.** 그것을 머릿속으로 확실히 구분해서 생각하지 않으면, 오른쪽으로도 왼쪽으로도 갈 수 없고, 그 자리에서 멈춰서 아무

데도 갈 수 없게 됩니다. 소생술이 필요할 때는 소생술을 한다는 '단호한 결단력'이 필요해요.

레지던트 : 이제야 시원하게 알겠습니다.

Dr. Ogura : 어쨌든 ECMO를 장착하면 수액이 필요한 경우가 많아요. 다만, 어느 정도 시기가 지나면 수액을 주입하지 않아도 ECMO가 충분히 작동하게 되죠. 저는 이것을 '환자의 ECMO적응'이라고 부르는데(제 경험적인 의견입니다), 몸이 ECMO에 적응할 수 있다고 할까요, 받아들인다고 할까요? 혈관 투과성 항진이 어느 정도 안정되어 물이 혈관 내로 되돌아오게 되는데 이때가 되면 ECMO는 충분히 가동되고 환자는 안정화되어 있기 때문에 심부전 치료인 수분 감량의 방향을 전환해도 되는 것입니다.

레지던트 : **소생술이 종료된 그때를 놓치지 않고 치료로 넘어가는**군요.

Dr. Ogura : 하지만 혈액은 ECMO라는 이물질과 계속 접촉하고 있습니다. 아무리 몸이 그것을 받아들였다고 해서 그 영향이 제로가 되는 것은 아닙니다. 그 사실을 noradrenaline 0.3 μg/kg/min이 말해주고 있습니다. 결국 신체 안에 염증이 남아 있으면 혈관이 열리고, 혈압이 오르지 않고, 장기내로 가는 혈류가 부족해지기 쉽습니다. 신장의 입장에서 보면, afferent arteriole도 efferent arteriole도 열려서 사구체내압이 올라가지 않아 소변을 만들기 어려운 상황이 됩니다. 사구체내압이 올라가지 않아 소변을 만들기 어려운 상황이 지속될 수 있지요.[1] 그래서 장기로 가는 혈류가 과다한 상태에서는 소변이 나왔지만, **volume 감소가 진행되면서 장기로 가는 혈류의 여유가 없어지면 소변량이 부족해지게 됩니다.**

레지던트 : 그래서 IABP의 support를 하고, 그 보조압으로 장기 혈류를 보충하여 요량 증가를 노리는 거군요?

Dr. Ogura : 맞습니다. 그러니 이런 상황에서도 아직 심장은 뛰지 않습니다. 그러나 열심히 뛰게 하지는 않습니다. Noradrenaline의 양을 늘리지 않고 철저히 쉬게 합니다. 사실, 이 ECMO 중 IABP를 사용해도 환자에게 도움이 된다는 과학적 근거는 부족합니다.

간호사 : 그런데 **왜 혈류량을 늘리지 않는 건가요**?

Dr. Ogura : 그건요, 탈수가 진행되면 **혈관 내 수용량에 여유가 없어질 수가 있어요.** 그래서 혈류량을 높여서 대응하는 것은 현실적인 선택이 되지 않는 경우가 많아요. 물론 열심히 탈수량을 늘려도 좋지만, 그로 인해 혈구가 망가지거나 반대로 수액을 주입하게 되면 역효과가 날 수도 있어요. 혈류량을 늘리는 것에만 신경을 써서 치료의 큰 방침을 놓쳐서는 안 돼요.

간호사 : 잘 알겠습니다.

증례 (계속)

경과

ECMO Day 7에서 volume 감소가 진행되어 총 체액 누적 잔량은 +2,700 mL, 체중은 +2.9 kg이었다. 심초음파 재검사에서 좌심실 박출률 30–40%로 개선됨을 확인하였다. IABP는 1:1로 구동시켰고, 평균 혈압은 70–80 mmHg로 관찰되었으며, 이때 noradrenaline 투여량은 0.05–0.15 μg/kg/min, ECMO 설정은 회전수 2,250 rpm, 유량 2.8 L, sweep gas 2.5 L로 하였다. 다음날 noradrenaline 증량 0.3 μg/kg/min & 소량 dopamine (1.0–2.0 μg/kg/min)을 시작하고, 혈류량을 1.0 L/min으로 떨어뜨린 후 1시간 동안 ECMO weaning 테스트를 시행하였다. 혈압은 137/54 mmHg (IABP support)이었다. 이때의 혈액 가스 검사는 다음과 같았다.

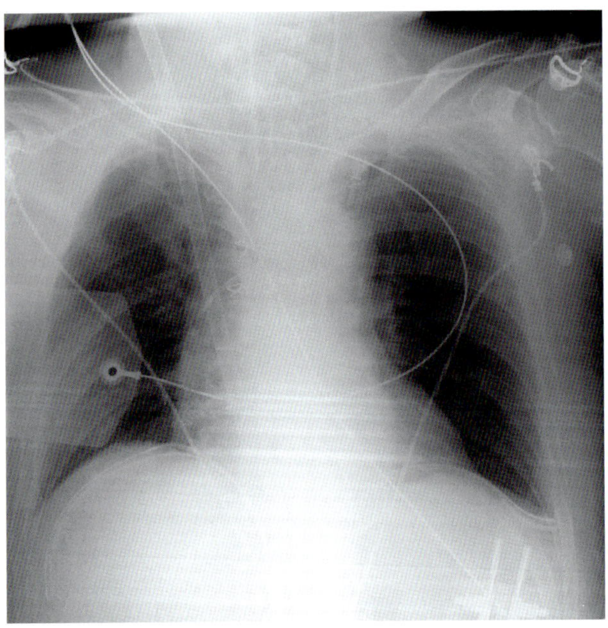

그림 4 V-A ECMO weaning 직전의 흉부 엑스레이 사진

혈액가스 소견

인공호흡기 설정 PC-SIMV, F_iO_2 40%, PEEP 10 cmH_2O, Pdrive 10 cmH_2O

pH 7.43, PO_2 108 mmHg, PCO_2 37 mmHg, BE 2.0 mmol/L, Lactate 1.21 mmol/L

폐부종은 호전되었고, 혈액 가스도 문제없이 당일 ECMO를 중단한 후 ECMO fever* 가 나타났으나, 혈역학적으로 별다른 변동은 없었다. 그다음 날에 걸쳐 volume 감소가 더 진행되어 noradrenaline은 중단. ECMO weaning 후 3일째에 인공호흡기도 weaning하고 ICU 퇴실하였다.

* ECMO weaning 후 나타나는 원인불명의 발열로서 감염에 의한 fever와 감별이 어려움.

4) ECMO weaning

레지던트 : 선생님, **마지막에 심장이 조금씩 뛰었죠**?

Dr. Ogura : 네. V-A ECMO의 weaning에서는 마지막에 심장이 약간 뛰는 경우가 많아요. 지금까지 공부한 대로, ECMO가 장착되어 있는 동안에는 염증이 하나둘씩 계속 생겨납니다. 체내의 잉여 수분을 완전히 제거할 수도 없고, 심장의 부담을 완전히 덜어줄 수도 없어요. ECMO를 weaning하고, 염증이 가라앉고, 그리고 나서야 비로소 완전히 volume 감소를 할 수 있지요. 반대로 말하자면, volume 감소를 하기 전에 심장에 부담이 있는 상태에서 ECMO를 중단할 수밖에 없는 것이 일반적이기 때문에 **소량의 강심제를 weaning 시에 사용하는 거지요.**

레지던트 : 그렇군요.

Dr. Ogura : ECMO는 결국 우리 몸에서 보면 이물질입니다. 필요 없으면 빨리 떼어내는 것이 몸을 위해 좋은 겁니다.

간호사 : 어쩐지 지금까지 ECMO를 공부해 왔는데, weaning 때에도 살펴봐야 할 일들이 많네요.

Dr. Ogura : 뭐, 그렇네요.

레지던트 : 질문 있습니다. 선생님은 **V-A ECMO의 weaning test**는 어떤 식으로 하고 계십니까?

Dr. Ogura : V-A ECMO의 weaning 검사는 ECMO의 support를 낮춰도 심장이 제대로 혈역학적으로 유지할 수 있는가를 보는 것이 중요하며, 구체적으로는 **혈류량을 1.0-1.5 L/min으로 낮춰서 혈압이 유지되는가, lactate 수치가 올라가지**

않는가를 확인해야 합니다. 때때로 심초음파로 Left Ventricular Outflow Tract (LVOT) Velocity Time Integral (VTI) 등의 계산을 하여 좌심실의 EF는 충분한지를 검사하기도 합니다. 이렇게 ECMO의 support를 낮춘 상태에서 심장의 기능을 평가하고, 최종적으로 weaning 가능 여부를 판단합니다.

레지던트 : 선생님께서 ECMO를 weaning하기 **전에 흉부 엑스레이 사진이나 혈액 가스 검사**를 한 이유는 무엇입니까?

Dr. Ogura : 네. ECMO는 심장 support뿐만 아니라 폐(가스 교환)를 support하는 기능도 포함되어 있지 않습니까? 그래서 **ECMO의 support를 낮춰도 평소와 같이 호흡 관리가 가능한지 평가해야 합니다.** 만약 심인성 폐부종이 심해서 엑스레이 사진에서 '폐가 새하얗다'라고 하는 상태로 V-A ECMO를 중단하게 되면, 심장은 멀쩡한데 호흡이 따라잡지 못해 끔찍한 일이 나타나겠지요. 혈액 가스 검사에서는 물론 순환 부전의 지표 중 하나인 lactate 수치를 보는 것도 있지만, 동시에 **호흡 상태를 보는 거죠.**

레지던트 : 지금까지 심장에만 주목해 왔지만, 확실히 호흡 상태도 고려해야 하는군요!

Dr. Ogura : 그리고 또 하나 주의해야 할 것은 **혈액응고 관리**입니다. Weaning 검사를 할 때, 혈류량을 극도로 낮게 하는 경우가 있지 않습니까? 1.0 L/min이라든가. 이때, ECMO 회로 안의 혈액이 응고되기 쉬워질 수 있어요. 그래서 **weaning 검사를 할 때는 반드시 aPTT가 제대로 연장되고 있는지(60초 정도) 확인해야 합니다.**

레지던트 : 조심해야겠군요. 만약 weaning이 어려울 것 같으면, 또다시 지금과 같이 ECMO 관리를 계속하게 되니까요. Weaning 검사 중에 혈전이 생기면 큰일이지요.

간호사 : 하지만 선생님. 이번 case는 무사히 weaning할 수 있었네요.

Dr. Ogura : 네. 불필요한 일을 하지 않아도 **급성관동맥증후군에 대한 '관상동맥 bypass 수술'과 심부전에 대한 'volume 조절'**이라는 근본적인 치료를 할 수 있게 된 거죠. 이렇게 함으로써 모든 것이 제자리를 찾아 안정된 상황으로 회복되었다고 봅니다.

간호사 : 치료를 완수하기 위해 ECMO가 필요했던 거군요?

Dr. Ogura : 그래요. 합병증을 최소한 줄이고, 환자 상태에 잘 맞는 ECMO의 운영이 필요했으며, 우리 ICU 전담 의사선생님께서 잘 대응해주신 결과입니다.

레지던트 : 하지만 선생님, 왠지 그렇게 들으면 ECMO가 쉽게 느껴지고, 그냥 '회복될 때까지 기다리세요'라는 느낌으로 심지어는 지루하다는 느낌마저 듭니다.

Dr. Ogura : 안전하다는 게 무슨 뜻이라고 생각하십니까?

간호사 : 글쎄요.

Dr. Ogura : **'아무것도 없다!'**라는 뜻으로도 생각할 수 있어요. '안전하다'는 것은 아무런 부작용도 일어나지 않고 평온하게 시간이 지나가는 것을 말하지요. '안전'은 지루하다기보다는 뭔가 문제 되는 것들이 눈에 띄지 않고 잘 유지되는 것을 말합니다. 그 '안전'을 오래도록 지속해 나가면 '안심'이 기다리고 있지요.

간호사 : '이 사람과 함께 있으면 마음이 안정된다', '이 사람과 함께 있으면 잠 오듯이 편안하게 느껴진다', 그런 거군요.

Dr. Ogura : 좋은 비유네요.

레지던트 : 하지만 왠지 저는 '환자를 위해서'라고 생각해서, 뭔가 해야 된다는 생각에 점점 더 손을 대고 싶어지는데요. 기다리라는 것이 뭔가 불안한 것 같기도 하네요.

Dr. Ogura : 그렇게 안 해도 괜찮아요. 환자는 '유기체'입니다. 스스로 병을 치료할 수 있는 능력을 갖추고 있습니다. 우리는 그 **환자가 가지고 있는 '회복력'을 지원**해서 환자의 회복 능력을 최대한 끌어올리는 데 초점을 맞춰야 하는 것이 옳다고 믿어요.

간호사 : 멋지네요. '간호'라는 것에도 그런 면이 있군요.

Dr. Ogura : **환자의 힘을 끌어내는 의료**라는 것도 의료의 한 형태로서 존재할 수 있는데, ECMO가 그 전형이라고 생각합니다.

간호사 : '당신의 힘을 믿습니다.' 환자에게 그렇게 말해주고 싶습니다.

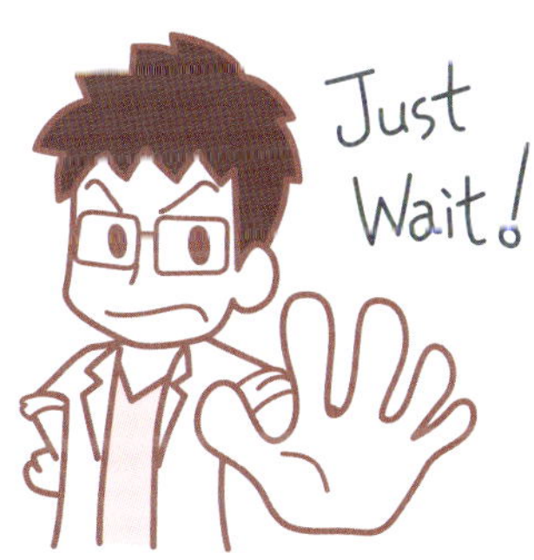

POINT

- 긴급도 판단을 위해 ABCDE를 평가하고, 적절한 의료적 개입으로 환자의 안정화를 도모한다.
- 중증도에 따라 선택된 치료를 실시하되, 장기를 쉬게 하는 개념으로 환자에 맞는 ECMO 관리에 유의한다.
- 소생을 우선시해야 할 때는 'volume 증가'를, 안정화되어 치료가 가능해지면 'volume 감소'를 하는 등 우선순위를 생각하여 대응한다.
- ECMO의 support를 낮춰도 혈역학적으로 혹은 호흡기적으로 잘 유지되는 것을 확인한 후, ECMO를 중단한다. Weaning 시에는 소량의 강심제를 사용하는 경우가 많다.

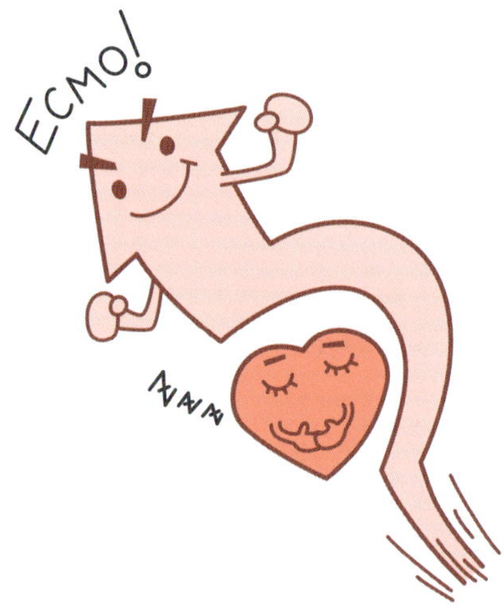

2 심장 ECMO의 이곳에 주목!

복부 대동맥으로의 혈액 공급 문제와 V-VA ECMO

1장에서 조금 설명한 내용이지만, 심장 ECMO에서는 대부분 **대퇴동맥을 통해 복부 대동맥으로 return이 이루어진다**. 복부 대동맥으로 return된 혈액은 복부 대동맥을 역행하여 흉부 대동맥을 타고 올라가 상체에 산소화된 혈액을 보내게 된다(그림 5A).

그러나 자신의 심장이 어느 정도 건강할 때는 폐에서 심장으로 되돌아온 혈액이 좌심실에서 다시 배출된다. 그런데 심장의 상태가 좋지 않아(심인성 폐부종 등으로 인해) 폐에서 가스 교환이 불가능한 상태인 경우, 산소화되지 않은 혈액이 폐에서 심장으로 돌아와 그 혈액이 좌심실에서 내보내지게 된다. 그런데 심장 기능이 회복되어 좌심실에서 혈액이 활발하게 배출되는 상태로 되면, 이 **산소화되지 않은 혈액이 흉부 대동맥을 타고 올라오는 ECMO의 혈류에 밀려 상체에 역류하게 된다**. 즉, 산소화되지 않은 혈액이 뇌로 역류하게 되어 위험하게 된다(그림 5B). 이러한 경우, 오른손에서 채혈한 동맥혈의 산소포화도나 오른쪽 귀의 SaO_2가 낮아지는 것을 관찰할 수 있으므로, 이를 통해 자기 심장에서 배출되는 혈액과 ECMO에서 보내지는 혈액이 충돌하는 혼합점이 어디인지 추정할 수 있다.

만약 혼합되는 포인트가 aortic arch(대동맥궁)보다 원위부에 있을 때(그림 6A), 혈류량을 높여서 혼합 포인트가 그림 6B와 같이 상행대동맥 부근에 오도록 해야 한다.

그러나 Part 1에서 공부한 바와 같이 혈류량을 너무 많이 증가시키면 좌심실 후부하가 극도로 증가하여 오히려 심장의 회복에 방해가 될 수 있다. 또한 대동맥판막 역류가 있는 경우, ECMO에서 내보낸 혈액이 대동맥판막 역

A) 통상적인 심장 ECMO

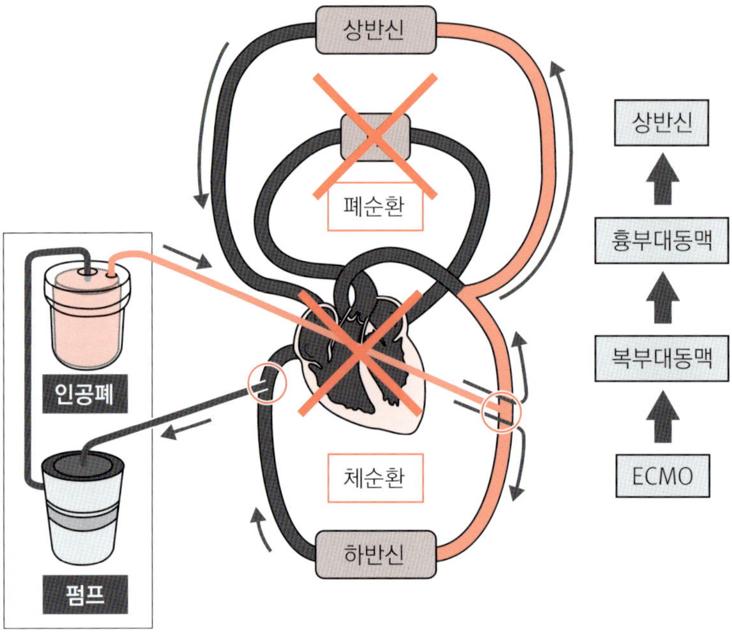

B) 심장수축률이 좋은 경우

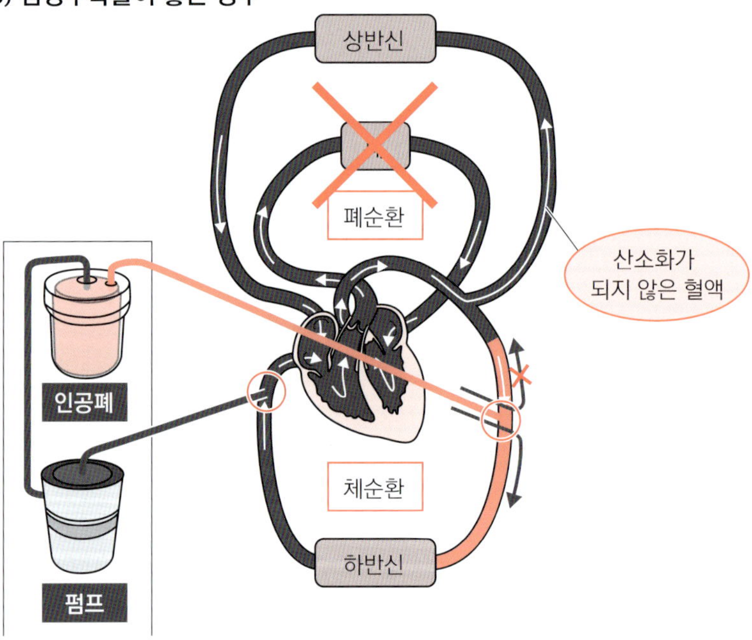

그림 5 복부 대동맥으로 혈액을 return할 때의 문제점

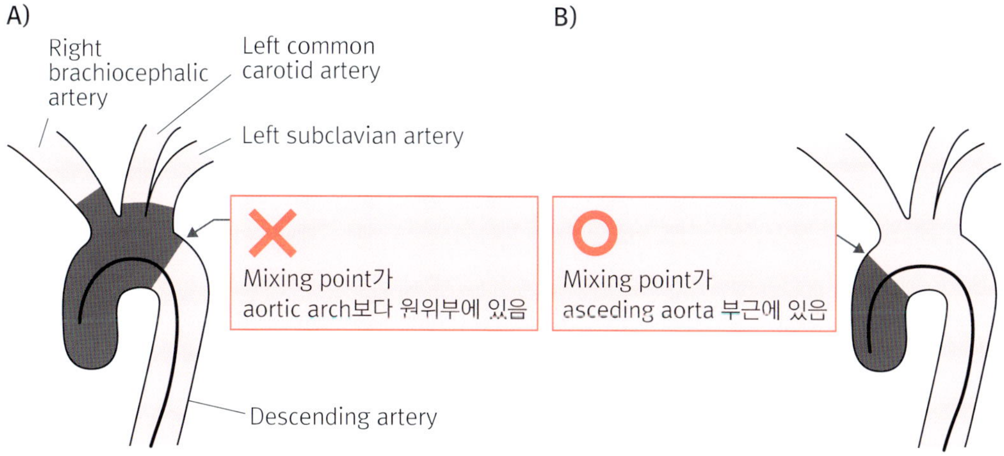

그림 6 **환자심장에서 나오는 혈액과 ECMO 혈액의 혼합 지점**

류로 인해 대동맥에서 좌심실 내로 유입되어 과도한 심부하가 발생하게 된다. 이러한 상태를 피하기 위해서는 빠른 volume 감소를 통해 폐부종 상태를 개선하고 자가폐에 의한 가스 교환이 충분히 이루어질 수 있도록 해야 한다. Volume 감소가 불가능하고 폐부종 상태의 호전을 기대할 수 없는 경우(혼합점 문제가 발생할 정도로 심장이 스스로 움직이고 있는 상황에서 탈수가 불가능한 상황에 빠지는 경우는 드물지만), 정맥에 return cannula를 추가하여 **V-VA ECMO를 확립하고(중심정맥 drainage, 복부 대동맥 및 경정맥 return)**, 호흡용 ECMO와 심장용 ECMO를 병행하여 시행하는 방법도 있다(그림 7).

그러나 이러한 V-VA ECMO는 관리가 번거롭고 문제가 잘 발생하기 때문에 개인적으로는 피하는 것이 좋다고 생각한다. 복부 대동맥측과 중심 정맥측으로의 return이 균형이 잘 잡혀서 양쪽 모두 충분히 이루어지고 있는지를 모니터링할 필요가 있다.

만약 어느 한쪽이 혈액이 잘 공급되지 않는다면 혈류가 잘 흐르지 않는 쪽에서 혈전이 생기기 쉬워진다. 대부분의 경우 동맥 쪽은 혈압이 높기 때문에 동맥쪽은 정맥쪽에 비해 혈액이 잘 공급되지 않는다.

이러한 trouble을 피하기 위해서는 정맥쪽을 half clamp하여 저항을 주어 유량을 조절하는 조치를 취하는 방법도 있다. 그러나 이러한 관리를 일상적으로 자주 하게 되면 당연히 문제가 발생하게 된다. 관리가 복잡해지면 복잡해질수록 안전 확보가 어려워진다.

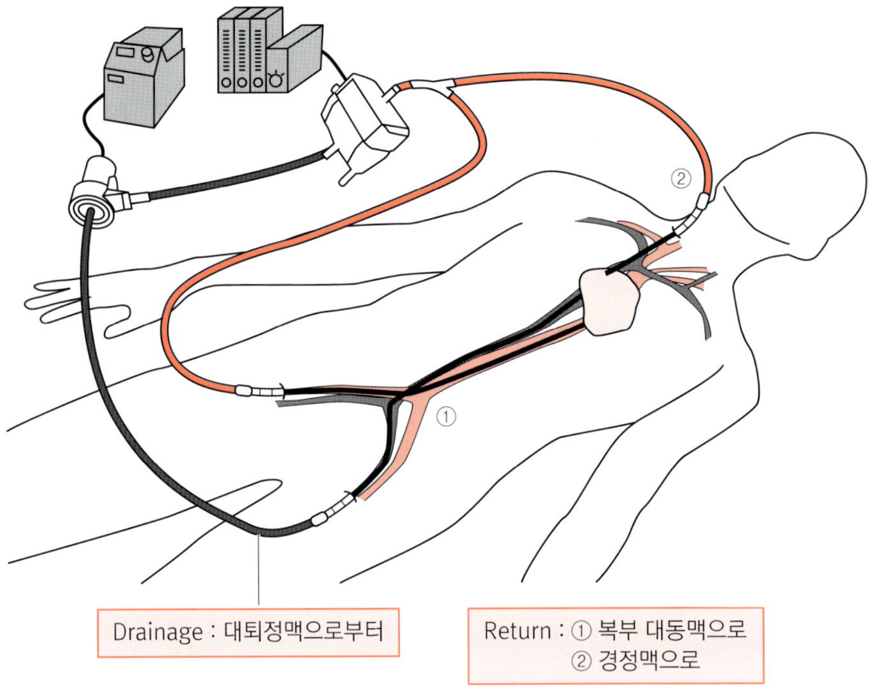

그림 7 V-VA ECMO

3 신은 디테일에 있다 (심장 ECMO 편)

잠깐 설명

1. Chiari network

Drainage는 ECMO의 생명선이다. 그래서 drainage cannula를 우심방에 삽입하는 의사도 많다. Cannula를 담당하는 의사는 X선 투시경을 이용하여 catheter의 위치를 확인하고, 때로는 조영제를 사용하여 적절한 위치에 cannula를 삽입하기 위해 노력한다. 양호한 drainage 없이는 충분한 ECMO 지원을 기대할 수 없다. No Drainage, No ECMO인 것이다.

그러나 아무리 cannula 위치에 주의를 기울여서 우심방에 cannula를 삽입해도 위험은 존재한다. 그중 하나가 바로 Chiari network이다. 태아기에는 **우정맥동 판막**(그림 8A)이 **하대정맥 판막과 관상정맥 판막으로 변하여 망상 형태를 보이게 된다**(그림 8B). 이 잔여 조직이 생후에 Chiari network로 남아 성인 심장의 2-3%에서 발견된다.[2] 이 Chiari network는 우심방에서 drainage를 시도할 때 cannula에 빨려 들어가 drainage를 방해할 수 있다.

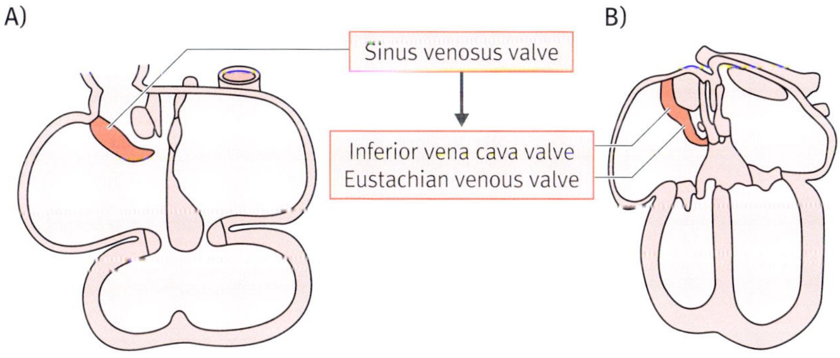

그림 8 태아 심장의 구조

A) 길이 10 mm 정도의 심장
B) 길이 40 mm 정도의 심장

실제로 이번 Part 3의 증례에서도 이 Chiari network가 확인되었고, 이로 인해 drainage가 제대로 이루어지지 않았다. 그래서 경식도 심초음파 검사로 실시간으로 cannula 위치를 확인하면서 cannula를 우심방에서 중심정맥까지 진행하여 cannula 끝(중심정맥)과 cannula 측공(우심방) 양쪽에서 drainage할 수 있도록 고안하였다. 이를 여기에 소개하고자 한다.

잠깐 설명

2. 하지 bypass

V-A ECMO 시스템에서는 대퇴동맥(femoral artery)을 통해 총장골동맥(common iliac artery)에 cannula를 삽입하여 복부 대동맥으로 혈액을 공급하는 경우가 많다. 그러나 주의해야 할 것은 **하지의 허혈**이다. 왜냐하면 femoral artery를 통해 cannula를 삽입하면 femoral artery보다 원위부에는 기본적으로 ECMO 측에서 보내지는 혈액이 흐르지 않기 때문에 하지의 허혈이 발생하기 쉽다. 따라서 혈류를 방해하지 않도록 cannula는 가급적 가는 것을 선택하는 것이 좋다는 의견도 있지만, cannula가 너무 가늘면 문제가 있다는 것은 Part 2-2에서 설명한 바와 같다.

심장 기능이 어느 정도 유지되거나 IABP가 삽입되어 있고 맥압이 충분한 경우에는 수축기(또는 IABP 보조 시)에 혈류가 대동맥 내로 역류하여 ECMO에서 공급되는 혈액이 deep femoral artery나 femoral artery로 흘러 들어갈 수 있다. 그러나 이를 기대하며 하지 허혈의 위험을 감수하고 V-A ECMO를 계속 가동하는 것은 매우 위험하다. 심장은 살렸지만, 다리를 잃을 수 있다. 그러면 진정한 ECMO 치료라고 볼 수 없다. 환자를 걸어서 돌려보내는 것이 전문가의 일이다. 물론 다리 하나라도 잃게 해서는 안 된다.

그러므로 하지 허혈을 피하기 위해 bypass를 시행한다. Femoral a., Post. Tibial a., Dorsalis Pedis a. 등에 catheter를 삽입하여 ECMO의 혈액을 주입한다(그림 9). Femoral artery 접근으로 V-A ECMO를 장착한 경우, 하지 동맥 bypass는 필수적으로 시행하는 것이 안전하다.

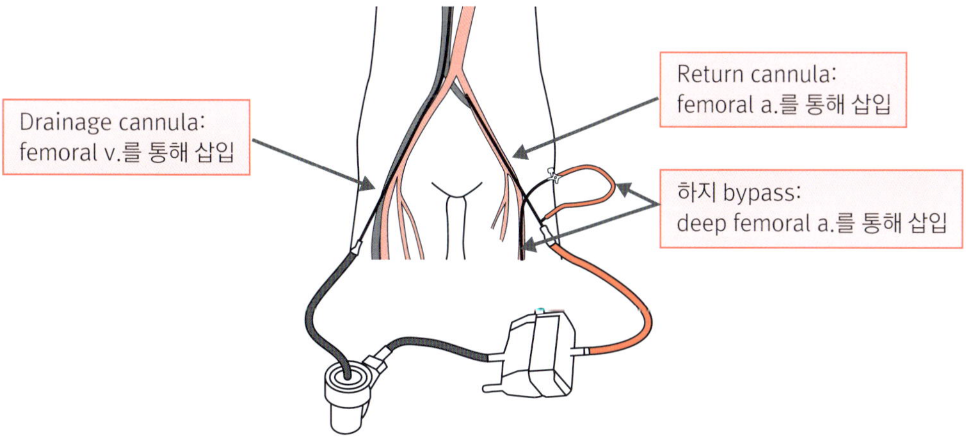

그림 9 하지 bypass의 예

Part 3 참고문헌

1) Bellomo R, et al: Septic acute kidney injury: new concepts. Nephron Exp Nephrol, 109 : e95-100, 2008
2) Loukas M, et al: Chiari's network: review of the literature. Surg Radiol Anal, 32 : 895-901, 2010

1 인공호흡 보조는 이렇게 사용한다!

증례

50세 남성(신장 170 cm, 체중 80 kg, 체표면적 1.9 m^2). 입원 5일 전(제1병일)부터 감기 증상과 발열을 보였고, 이후 호흡곤란이 발생하여 병원에 내원하였다. 의식 명료, 혈압 120/70 mmHg, 심박수 102 bpm, 호흡수 28회/분, 체온 37.8℃, SaO_2 98% (room air)였다. 신체 소견에 이상이 없었고, 인플루엔자 신속검사도 음성으로 종합감기약으로 자택 요양하였다. 다음날 호흡곤란이 악화되고 의식장애가 발생하여 본원으로 응급 이송되었다. 도착 시 의식은 흐릿하고, 혈압 92/65 mmHg, 심박수 145 bpm, 호흡횟수 38회/분, 체온 39.2℃, SaO_2 88%(산소 reservoir mask 8 L), 양측 폐포에 수포음이 들렸고, 전신 피부 홍조를 보였다. 사지 냉감은 없으나, 호흡이 급박하게 이루어졌다. 동맥혈 가스 소견(ABGA)은 다음과 같다.

pH 7.403, PCO_2 28 mmHg, PO_2 56 mmHg, BE − 3.2 mmol/L, Lac 2.1 mmol/L (reservoir mask 8 L)였으므로 기관 삽관 및 인공호흡 관리를 시작했다. 설정 mode는 Volume Control (VC), Controlled Mechanical Ventilation (CMV), F_iO_2 100%, Peak Inspiratory Pressure (PIP) 35 cmH_2O, PEEP 15 cmH_2O, 호흡횟수(f) 20회, 흡기시간(Ti) 1.2초, 1회 환기량(TV)은 300 mL 정도였다. 시작 후 ABGA에서는 PCO_2 38 cmH_2O, PO_2 63 mmHg이었다.

ICU 입실 후 culture를 시행하였고 항생제 : 세포톡심, 반코마이신, 아지트로마이신 투여를 시작하였다. 인플루엔자 신속검사는 다시 음성으로 나왔고, 요중 레지오넬라 항원, 요중 폐렴구균 항원, 마이코플라즈마 신속 항체도 음성으로 나왔다.

입원 다음날(6병일째) 복위(prone position)요법 및 일산화질소 흡입 요법을 시행하였으나 효과가 없었다.

이후 혈압 저하, 소변량 감소, 체간부종 악화, 신장 기능 악화, 저알부민혈증 악화를 보였다. 지속적 신대체 요법(Continuous Renal Replacemnet Therapy, CRRT)을 시작하였으나 혈소판 수치는 3만까지 감소하였고, 파종성 혈관 내 응고(Disseminated Intravascular Coagulation, DIC)가 진행되어 9병일에 객혈(hemoptysis)이 관찰되

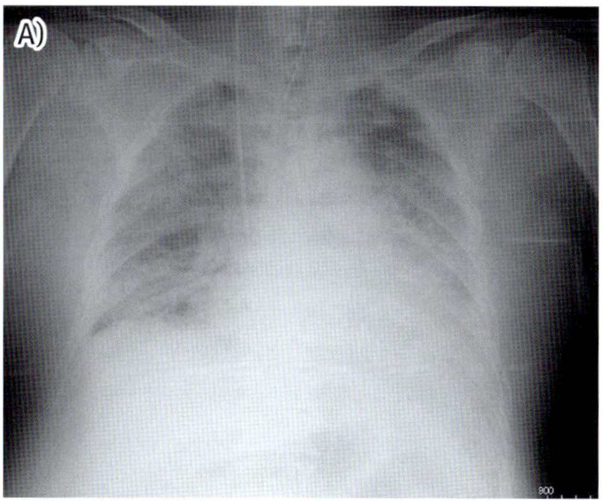

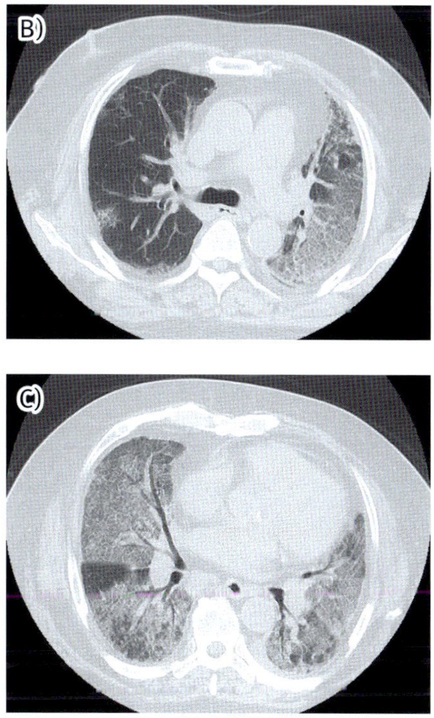

그림 1 도입 전 흉부 엑스레이와 CT

A) 흉부 방사선 사진: 양 폐 전체에 간유리음영(Ground Glass Opacity, GGO) pattern이 관찰됨.
B) 흉부 CT(기관지 분지부위): Mosaic pattern과 GGO pattern이 관찰됨.
C) 흉부 CT(상폐정맥 수준): 우측 중엽, 하엽 및 좌측 하엽 전체에 GGO patern이 관찰됨. 경미한 견인성 기관 확장(traction bronchiectasis) 소견.

었으며, 급격하게 산소화 및 환기가 악화되었다. F_iO_2 100%, PIP 40 cmH_2O, PEEP 20 cmH_2O, 호흡횟수 30회, Ti 1.0초, 1회 TV는 200 mL 정도, ABGA 분석에서 pH 7.103, PCO_2 54 mmHg, PO_2 42 mmHg, BE − 3.2 mmol/L, Lactate 3.0 mmol/L, SaO_2 82%로 나타나 V-V ECMO를 도입하였다. ECMO 도입 전 흉부 엑스레이 사진과 CT는 그림 1과 같다.

1 호흡 ECMO의 적응증: ECMO 시작 전 인공호흡기 관리 일수가 중요한가?

Dr. Aokage : 그럼 **도입 기준**에 대해 생각해 보겠습니다. 이 증례는 ECMO의 적응증으로 볼 수 있을까요?

레지던트 : PIP 40 cmH_2O, PEEP 20 cmH_2O, 최대 호흡기 설정에서 PO_2/F_iO_2비(P/F비)가 42까지 떨어졌네요. 이 상황에서는 ECMO로 충분하지 않을까요?

Dr. Aokage : 네. ECMO는 **'급성 가역성 호흡부전으로 기존의 인공호흡기로는 생명을 유지**

할 수 없는 경우에 적응증이 된다'고 되어 있고, 그 임계값은 **F_iO_2 1.0의 설정에서 PO_2/F_iO_2비 80 이하**로 되어 있습니다. 한편 이 상태가 **가역적**인지 여부가 문제 되는데, 이 점에 대해서는 어떻게 생각하십니까?

레지던트 : 글쎄요. 잘 모르겠습니다.

Dr. Aokage : 높은 설정의 인공호흡기 관리를 1주일 이상 사용하면 인공호흡기에 의한 폐 손상이 진행되어 폐의 가역성이 떨어진다고 알려져 있으며, **ECMO 연결하기 전 인공호흡기 관리가 1주일 이상 지속되면 ECMO를 사용해도 소생률이 낮다**고 알려져 있습니다. 이 증례에서는 인공호흡 관리 후 5일째에 ECMO를 도입한 것이므로 ECMO 전 인공호흡 관리 일수로는 기준을 충족하고 있습니다.

간호사 : 그렇군요. 1주일이군요.

Dr. Aokage : 장기간 높은 인공호흡 설정에 노출된 경우 이미 폐에 비가역적인 변화가 생겼을 가능성도 고려해야 하지만, ECMO 시작 전 인공호흡 관리 일수를 중요시하는 이유가 하나 더 있습니다. 바로 **병의 진단과 근본적인 치료의 시작 시기**입니다. 높은 인공호흡기 설정에서는 호흡 상태가 더 악화될 위험 때문에 적극적인 검사나 치료를 진행하는 데 주저하게 되고, 근본적인 치료 개입 시기가 늦어지기 쉽습니다. 호흡부전 발병 후 1-2주까지는 병태가 고정되어 있지 않기 때문에 그사이에 적절한 치료적 개입을 할 수 있다면 호전될 가능성이 높습니다. 그러나 근본적인 치료 개입이 늦어져 2주가 지나면 병태가 고정되어 그 이후에 ECMO를 도입해도 병태 회복이 어렵다고 생각합니다.

저는 '인공호흡 관리가 1주를 넘지 않도록 ECMO를 빨리 도입하는 것이 좋다'고 무작정 생각하지는 않습니다. 그러나 인공호흡기로 중증호흡부전을 관리할 때 **'인공호흡기에 연결된 상태'로 무작정 시간만 흘려보내는 것은 피해야 합니다**. 폐렴-호흡부전의 예후를 개선시키는 것은 관리적인 측면뿐만 아니라 병태 진단에 따른 근본적인 치료에 더 나은 영향을 준다고 생각합니다.

2 ECMO 시작의 판단은 PO_2/F_iO_2 비율만의 문제가 아니다!

레지던트 : 반대로 생각하면, 인공호흡기 하에서도 안정적으로 관리할 수 있고, 진단 · 치료 · 재활이 차질 없이 이루어지는 경우에는 인공호흡 관리를 계속해도 예

후는 변하지 않는다는 것인가요? 즉, 이 상황에서는 인공호흡기 관리 일수가 1주일이 넘어도 ECMO의 적응증은 아니라는 말씀이군요?

Dr. Aokage : 맞습니다. 다만 특수한 상황에서는 **P/F 비율이나 PCO_2의 기준을 충족하지 않더라도 ECMO가 필요한 경우가 있습니다**. 예를 들어, 중증 호흡부전으로 일시적으로 호흡기를 떼어내는 것만으로 SaO_2가 50%대로 떨어지거나, 서맥이 생기거나, 심각한 기도의 위험이 있는 등 **심정지에 이를 가능성이 높은 경우**, P/F비나 PCO_2가 임계치에 도달하지 않았더라도 ECMO의 적응증이 될 수 있습니다. 또한, 중증 호흡부전으로 인해 높은 인공호흡기 설정이 지속되고 **기관지경과 CT를 촬영할 수 없는 상태가 수일 동안 지속되는 경우**, 검사 및 치료를 적극적으로 진행하기 위해 ECMO를 시작할 수 있습니다.

Dr. Aokage : 그 외에는 **예정된 이송이나 수술을 위해 대기 중에 ECMO를 사용하는 경우**입니다. 예를 들어 중증 호흡부전으로 ICU가 있는 병원으로 이송하고 싶지만 인공호흡기 하에서 이송이 어려워 ECMO를 도입하여 이송하는 경우, 기관지 이물질 등으로 기관지경 검사 중 환기 부전 위험이 높아 ECMO 하에서 안전하게 시행하는 경우 등이 이에 해당합니다.

레지던트 : 그렇군요, 단순히 P/F비나 PCO_2 수치만으로 적응증을 결정하는 것은 아니군요.

Dr. Aokage : 적응증 판단은 ECMO 집중치료 의사의 능력과 경험이 가장 중요한데, **모든 호흡부전에 ECMO를 도입하면 된다는 것은 아닙니다**. 과거에는 ECMO가 사망을 피하기 위한 구명 조치로만 사용되었지만, 최근에는 폐질환의 진단 및 치료 전략의 선택으로 ECMO 도입하는 방법이 증가하고 있습니다. 그러나 ECMO를 사용 시에는 어느 정도 생존율을 보장할 수 있는 환자군에게 적용해야 합니다. 기관 내 ECMO의 생존율이 떨어지면 직원들의 동기부여가 떨어지고, 이는 곧 관리의 질 저하로 이어지기 때문입니다. ECMO를 **도입하기**로 결정하는 것보다 ECMO를 **도입하지 않기**로 결정하는 것이 사실 더 어렵고, 많은 ECMO를 시행한 경험이 반드시 필요합니다.

레지던트 : 그렇군요.

Dr. Aokage : 자, 그럼, 적응증에 대한 이야기는 충분히 논의했으니, 이제 관리 측면에 대한 이야기입니다. 증례의 내용을 계속 살펴보도록 하겠습니다.

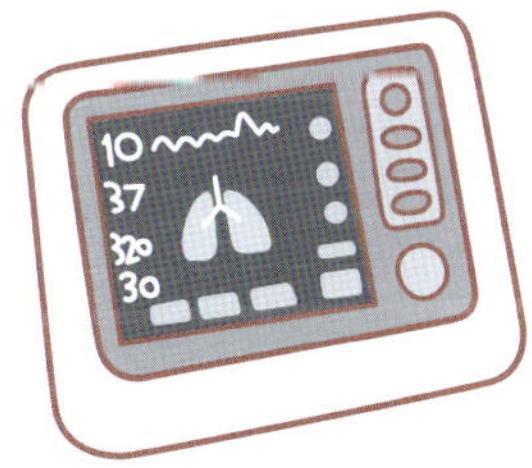

Part 4

호흡 ECMO로 유지되는 생명

증례 (계속)

ECMO cannula로서 우측 내경정맥(internal jugular vein)에서 25Fr 50 cm의 drainage cannula, 우측 대퇴정맥(femoral vein)에서 19Fr 18 cm의 return cannula를 삽입하여 V-V ECMO를 확립하고 초기 혈류량 4.3 L/min으로 시작하였다.

개시 후 호흡기 설정으로 F_iO_2 60%, PIP 30 cmH_2O, PEEP 15 cmH_2O, f 10회로 낮추면, 1회 환기량(TV)은 100 mL 정도밖에 얻을 수 없게 되었고 산소포화도는 75%에 불과했다.

다음날(병일 10일) 흉부 X선 검사에서 양 폐 모두 공기음영이 소실된 반면, 순환은 안정적이었고, catecholamine을 사용하지 않고도 혈압은 90/60 mmHg 정도, 심박수 100 bpm 정도였다. V-V ECMO 도입 후 ABGA는 pH 7.403, PCO_2 34 mmHg, PO_2 39 mmHg, BE - 1.4 mmol/L, Lactate 2.6 mmol/L, SaO_2 76%였다. 입원 시 배양 결과가 음성으로 나왔기 때문에 아지트로마이신은 중단했다(세포톡심, 반코마이신은 계속 투여). ECMO 도입 직후에는 수분과다(+10 kg)였으나, 도입 후 CRRT로 volume 감소를 시행하여 ECMO 5일차(입원 13일째)에는 수분 균형+3 kg까지 개선되어 당일 기관절개술을 시행하였다.

그 후 진정제를 감량하여 ECMO 12일째(입원 20일째)에는 필담으로 의사소통을 할 수 있을 정도로 영양상태가 개선되었다.

TV는 ECMO 14일째(입원 22일째)부터 호전을 보였다(알부민, SaO_2, TV의 시간 경과에 따른 변화 추이를 그림 2에 볼 수 있다).

ECMO 17일째(입원 25일째)에 ECMO를 중단했다. 그림 3은 ECMO를 중단하기 전 흉부 엑스레이와 중단 후 CT를 보여준다. ECMO를 중단한 후 39℃의 발열이 발생하여 혈액배양검사를 시행하고, acetaminophen 정주와 담요를 통한 냉각을 시행하였다. 동맥관, 중심정맥관, 말초정맥관, 방광내 catheter를 교체한 후 32병일째(ECMO 중단 후 7일째)에 반코마이신 투여를 중단하였다. 이후 호흡상태는 순조롭게 호전되어 35일째에 기관 절개부위를 폐쇄하였다. 입원 36일째 세포톡심 투여를 중단했다. 재활치료도 순조롭게 진행되어 입원 55일째 퇴원하였다.

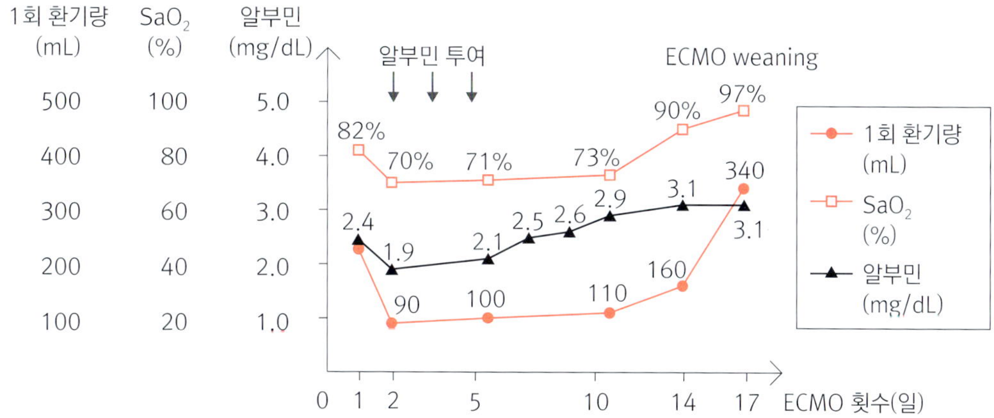

그림 2 알부민, SaO_2 수치, 1회 환기량의 변화

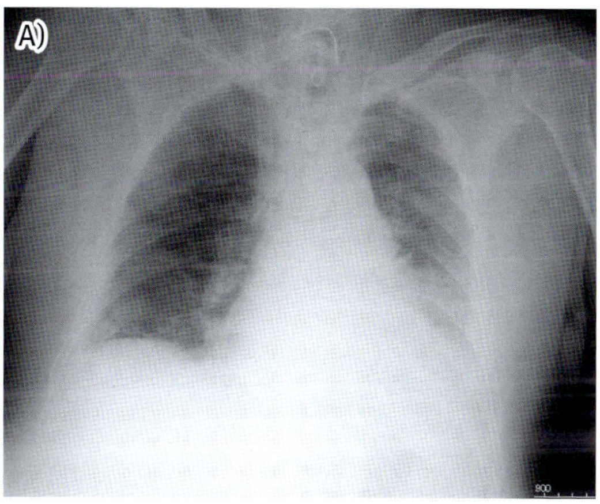

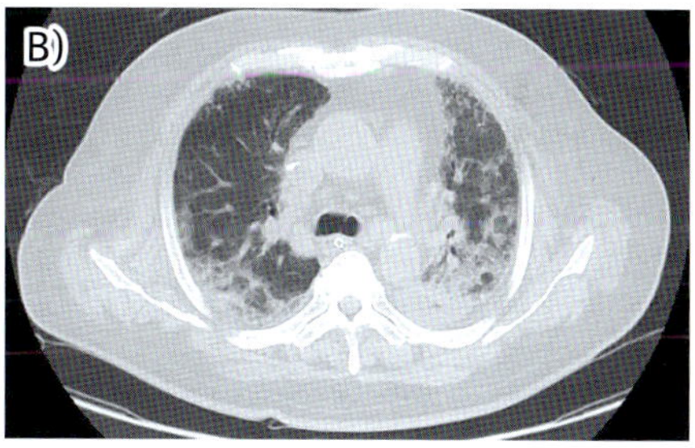

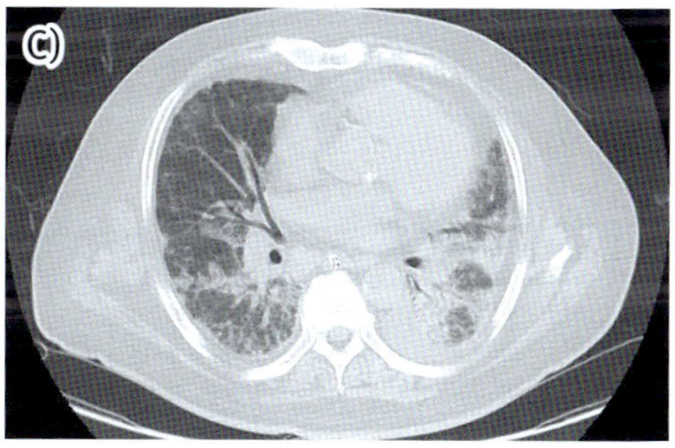

그림 3 Weaning 전 흉부 엑스레이와 weaning 후 CT

A) 흉부 X-ray 사진: 양측 폐의 함기량이 그림 1과 비교하여 개선되었다.
B) 흉부 CT(기관지 분지부 level): 그림 1에서 GGO pattern의 일부분 trim bud appearance되어 있으나, 공기 함량은 개선되어 있다.
C) 흉부 CT(심폐정맥 level): 그림 1에서 GGO pattern의 일부분 trim bud appearance되어 있으나, 공기 함량은 개선되었다. Traction bronchiectasis는 개선되어 있다.

3 혈류량은 어떻게 결정되나요?

Dr. Aokage : 이 증례는 잘 관리되고 있는 것 같군요. 그럼 먼저 혈류량에 대한 질문입니다. **이 체격의 성인에서 예상되는 필요한 혈류량과 cannula 사이즈**에 대해 어떻게 생각하십니까?

레지던트 : 혈류량은 성인의 경우 체중×0.06 L/min이라고 들은 적이 있습니다. 그렇다면 체중이 80 kg이면 4.8 L/min이 될까요? 그렇다면 cannula 사이즈는 굵은 것이 좋을 것 같은데, 27Fr 정도면 좋을까요?

Dr. Aokage : 그렇게도 생각할 수 있군요. 선생님의 의견은 일리가 있습니다. 하지만 순수하게 체중으로만 생각해도 괜찮을까요? 예를 들어, 키가 작고 몸무게만 무거운 사람도 있잖아요. 이 경우를 이상적인 체중으로 이 공식에 적용하면, 이상적인 체중 70 kg에서 4.2 L/min의 혈류량이 됩니다. 체격에서 필요한 혈류량을 계산하는 방법에 대한 정답은 없지만, 키와 체중의 균형이 맞지 않는 환자는 **체표면적**으로 혈류량을 계산하거나(**체표면적×2.4 L/min**), 키에서 계산한 **이상체중**으로 혈류량을 계산(**성인의 경우: 체중×0.06 L/min**)하는 경우가 있습니다. 저는 이 사람의 혈류량으로서는 4.2~4.6 L/min 정도라고 생각합니다. 그리고 ECMO 시작 후 산소 소비량에 따라 혈류량을 조정합니다. Cannula 사이즈는 큰 사이즈가 작은 사이즈를 겸하는 경우도 있으므로 큰 사이즈가 들어가도 괜찮지만, 이 체격이라면 25Fr 50 cm와 19Fr 18 cm로도 가능하다고 생각합니다.

레지던트 : 비만이나 마른 환자에서는 체중만으로 혈류량을 추정할 수 없다는군요. 이제 ECMO의 혈류량 설정에 대해서는 잘 알겠습니다. 그렇다면 ECMO 시작 후 인공호흡기 설정에 대해서는 어떻게 하면 좋을까요?

4 ECMO 중인 폐에 적절한 인공호흡기 설정이란?

Dr. Aokage : ECMO 시작 후에는 **혈액의 가스 교환을 위한 인공호흡은 필요 없게 되므로, 폐 손상을 억제하기 위한 인공호흡기 설정만 하면 됩니다.** 그렇다면 이러한 경우 폐에 적절한 인공호흡 설정이란 무엇일까요? 이것은 저 스스로도 환자의 병태에 따라 시행착오를 겪고 있는 부분으로, 간단한 문제가 아닙니다. 여기서는 일례로 제가 경험한 증례를 소개하겠습니다.

ECMO 도입 후 급격하게 폐의 공기를 없애면 폐고혈압이 진행될 수 있고, 순환 불안성 발생이나 V-A ECMO로의 전환 등 ECMO 관리 측면에서 불안정해지기 때문에 가능하면 피하고 싶은 부분입니다. 구체적으로는 ECMO **도입 후 며칠 동안은 PEEP를 유지하면서 천천히 호흡기의 압력 설정을 낮추도록** 하고 있습니다. 최근 연구에서는 어느 정도 PEEP를 유지하면서 1회 환기량을 최소화하는 호흡관리가 효과적이라는 보고도 있어요.[1] 한편, transpulmonary pressure가 폐손상의 악화 요인이라는 보고도 있어요.[2]

Dr. Aokage : 개인적으로는 ECMO 중 관리로서 **최대 흡기압을 제한해야 한다**고 생각합니다. 보통은 25 cmH_2O 이상은 하지 않습니다. 1회 환기량에 대해서도 너무 커지지 않도록 관리하고 있습니다. PEEP은 병태에 따라 다소 높여서 (10 cmH_2O 정도) 유지하거나 5 cmH_2O 정도로 관리하기도 합니다. 특히 transpulmonary pressure가 높아지지 않도록 관리하는 데 주의를 기울이고 있습니다. 특히 불안정하고 질이 좋지 않은 노작성 호흡곤란(exertional dyspnea), 심한 기침은 제 경험상 폐의 비가역성과 관련이 있는 것 같습니다. 이 경우, 어느 정도 진정시키거나 그래도 대응할 수 없는 경우에는 **근이완제**를 사용합니다.

레지던트 : 네. 선생님은 근이완제를 자주 사용하시나요?

Dr. Aokage : 저는 자주 사용하는 편이라고 생각합니다. 근이완제 사용 여부는 병태에 따라 달라지는데, 염증반응이 심하고 폐의 순응도가 좋지 않은 경우에는 며칠 동안 근이완제를 사용하기도 합니다. 다만, 사용하는 경우에도 완전한 진정 상태로 만드는 것이 아니라 손가락 끝을 움직이거나 눈꺼풀을 움직이는 정도의 동작을 할 수 있는 상태로 관리하는 경우가 많습니다.

레지던트 : 그리고 그 후에 **각성(awake)**을 시키는 것이군요.

Dr. Aokage : **감염이 한 단계 진정되고, 순환도 안정되고, 순응도가 약간 개선된 시점**에 깨우게 합니다. 이 안정기에 문제가 되는 것은 기도 내 분비물입니다. 자발적 호흡을 유도하여 **기도 내 clearance**를 향상시킵니다. 간혹 갈색의 오래된 혈액에 조직이 부착된 듯한 분비물이 관찰될 수 있는데, 기관 흡인으로 제거가 어려운 경우에는 기관지경을 이용하여 제거합니다.

Part 4

호흡 ECMO로 유지되는 생명

Dr. Aokage : 그럼, 증례에 대해 여러 가지를 공부했으니, 다음 '호흡 ECMO의 이곳에 주목!'으로 넘어가 보겠습니다.

POINT

- ECMO 전 인공호흡 관리 일수가 1주일 이상 경과된 된 후 ECMO가 도입된 경우 생존율은 낮다.
- 호흡기 ECMO의 적응증: P/F비나 PCO_2 수치만으로 판단하지 않는다. 폐질환의 진단과치료 전략에 있어서 하나의 보조적인 성격의 ECMO의 활용이 증가하고 있다!
- 혈류량 설정: 비만 환자의 경우, 이상적인 체중과 체표면적에서 적절한 혈류량을 계산하고, 그 혈류량에 맞는 cannula를 선택하자.
- ECMO 중 폐 친화적인 호흡기계 설정: Inspiratory pressure를 높이지 말고, transpulmonary pressure를 주의 깊게 조절한다.

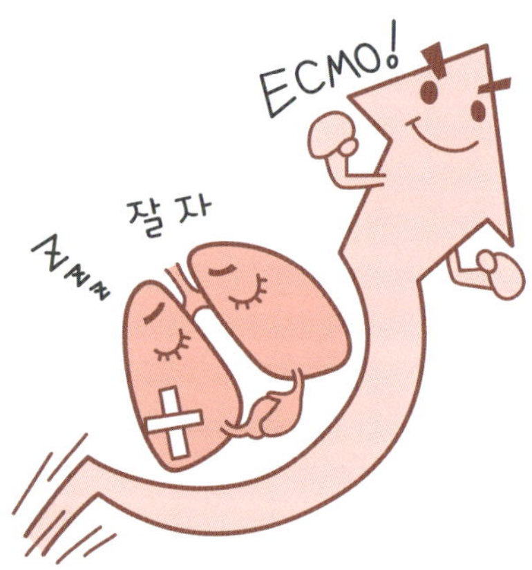

2 호흡 ECMO의 이곳에 주목! (ECMO 관련 감염증 및 패혈증)

'ECMO 관련 감염증 · 패혈증'에 대해서는 확실한 관리법이 확립되어 있지 않다. 그러나 **ECMO 환자의 생존율을 높이기 위해서는 감염을 통제하는 것이 중요**하다. 여기서는 저자와 KAROLINSKA ECMO CENTER의 경험을 바탕으로 이야기하겠다. 치료와 관련된 감염증 및 패혈증에 대한 조기 인지 및 대응은 'ECMO를 사용하는 환자'와 'ECMO를 사용하지 않는 환자'에 따라 다르다.

ECMO를 관리하는 의사는 ECMO와 관련된 감염의 발병 형태를 이해하고 적절히 대응하지 않으면 반복적으로 감염이 발생할 수 있다. 특히 진정제를 투여하고, heat exchangers로 체온을 조절하고, 스테로이드나 면역증강제를 전신 투여하는 ECMO 환자의 경우, 감염을 인지하는 것은 쉽지 않다. ECMO 중 신규 배양 양성인 패혈증의 빈도는 과거 관찰연구에서 15–30% 정도라고 알려져 있는데,[3,4] 이 연구는 배양으로 증명된 것만 해당되므로 혈액배양 음성의 패혈증까지 포함하면 그 빈도는 더 많을 것으로 생각된다. 그리고 감염 위험은 ECMO 기간이 길어질수록 높아지는 것으로 알려져 있다. 그리고 'ECMO 시작 후 신규 패혈증 발생이 원내 사망과 관련이 있는가?'라는 질문에는 '관련이 있다'[3]는 보고와 '관련이 없다'[4]는 보고가 모두 있다.

저자의 경험에 의하면, 패혈증으로 사망에 이르지 않은 환자라도 무뇨, 혈압 저하, 다발성 장기 부전이 진행되어 관리에 어려움을 겪는 경우가 적지 않다. ECMO 환자의 감염 위험은 일반 환자에 비해 훨씬 높기 때문에 **일반적인 항생제의 시작 기주과 종료 기준을 ECMO 환자에게 적용하는 경우, 치료가 지연되거나 불충분한 경우를 경험하게 된다**. 그럼 다음 증례에 대해 생각해 보자.

증례

기저질환이 없는 성인 환자가 감기 증상으로 급성 호흡부전이 발생하여 인공호흡기 관리를 받게 되었다. 신체 소견과 혈액 검사 및 영상 검사를 통해 중증 폐렴으로 진단하였다. 혈액배양(blood culture) 등 채취 후 항생제는 세포톡심, 반코마이신, 아지트로마이신으로 치료를 시작하였으나 호전되지 않아 제3의 항생제를 시작하였다. 하지만 호전되지 않아 입원 9일째 ECMO를 시작하였다.

인플루엔자 신속검사, 요중 레지오넬라 항원, 요중 폐렴구균 항원, 마이코플라즈마 신속항체, 세균 배양 검사 결과는 모두 음성으로 나타났다. 항생제는 비정형 폐렴과 세균성 폐렴을 치료하기 위해 아지트로마이신을 계속 투여하고, 세포톡심, 반코마이신은 중단하였다.

ECMO 5일째부터 백혈구 16,000/μL(호중구 82%, 림프구 7%), C-reactive protein (CRP) 7.3 mg/dL(입원 시 CRP 3.0 mg/dL), 프로칼시토닌(procalcitonin, PCT) 11 μg/dL, 혈압 70/50 mmHg로 상승하고 무뇨 상태가 되었다. 다시 혈액배양 시행 후 반코마이신 및 피페라실린-타조박탐을 시작하였다. ECMO 7일째 염증 반응이 최고조에 달했다. 배양검사는 음성으로 나왔고, 인공호흡기 관련 폐렴 또는 요로감염 가능성을 고려하여 ECMO 8일째에 반코마이신을 중단하고 피페라실린-타조박탐만 계속 투여하였다.

ECMO 13일째 다시 백혈구 11,800/μL(호중구 81% 림프구 5.4%), CRP 5.3 mg/dL로 상승하였다. 혈압 강하를 호전시키기 위해 noradrenaline 0.3 μg/kg/min을 사용하였다. 패혈증성 쇼크로 판단하여 메로페넴과 반코마이신 투여를 시작했다.

ECMO 15일째에 염증 반응은 다시 최고조에 달했다. Catheter 관련 패혈증이 의심되었으나, ECMO cannula 교체가 어렵다고 판단하여 말초정맥관, 동맥관, 중심정맥관만 교체하였다. Culture 결과는 음성으로 나왔고, 반코마이신과 메로페넴은 중단하고, 예방적 투여로 세파졸린을 시작하였다.

ECMO 22일째에도 마찬가지로 염증반응이 증가하여 반코마이신과 메로페넴을 재개하였으나, 다음날 noradrenaline을 0.8 μg/kg/min까지 증량하였다.

저혈압이 지속되어 하이드로코르티손과 바소프레신을 투여하기 시작하였다. 진균감염(fungal infection)을 커버하기 위해 micafungin을 시작한 후 ECMO 26일째 CRP 2.7 mg/dL, 백혈구 7,600/μL로 염증 반응은 개선되었으나, catecholamine 지속 투여가 필요하였다. 배양 결과가 음성으로 나왔기 때문에 반코마이신과 메로페넴을 중단하고 세파졸린을 재개했다. 다음날 beta-D-글루칸(glucan)(침습성 진균감염의 진단검사 또는 혈청학적 바이오마커)은 30 pg/mL로 경미하게 상승하였으나, CRRT의 영향이라고 판단하여 micafungin은 중단하였다.

고도의 체간부종(+30 kg)과 저혈압이 관찰되어 catecholamine은 고용량으로 계속 사용하였다. 혈액 배양에서 Coagulase-negative Staphylococcus가 검출되어 ECMO 31일부터 반코마이신 투여를 시작하였다. ECMO 32일째부터 lactic acidosis가 진행되어 catecholamine의 증량이나 스테로이드를 투여하였으나 상태가 호전되지 않아 ECMO 34일째 사망하였다. 사망 전날 채취한 혈액 배양과 가래 배양에서 *Stenotrophomonas maltophilia*가 검출되었다.

1 항생제 투여 및 중단 타이밍을 고려한다

ECMO 시행 중 혈액 배양 음성인 감염증과 패혈증에 난항을 겪는 경우는 드물지 않다. 본 증례에서 항생제의 투여와 중단 시기는 일반적인 항생제 중단 기준에 따라 이루어졌다(그림 4). 물론 배양이 양성으로 나오지 않으면 원인균을 특정할 수 없고, 항생제의 유효성 여부를 판단할 수 없다. 그러나 ECMO 환자 같은 경우 **감염증 및 패혈증 위험이 높은 환자에서 배양 음성을 이유로 주요한 항생제를 중단하는 것은 위험하다.**

본 증례와 같이 항생제를 중단할 때마다 염증반응이 상승하는 경우는 일반

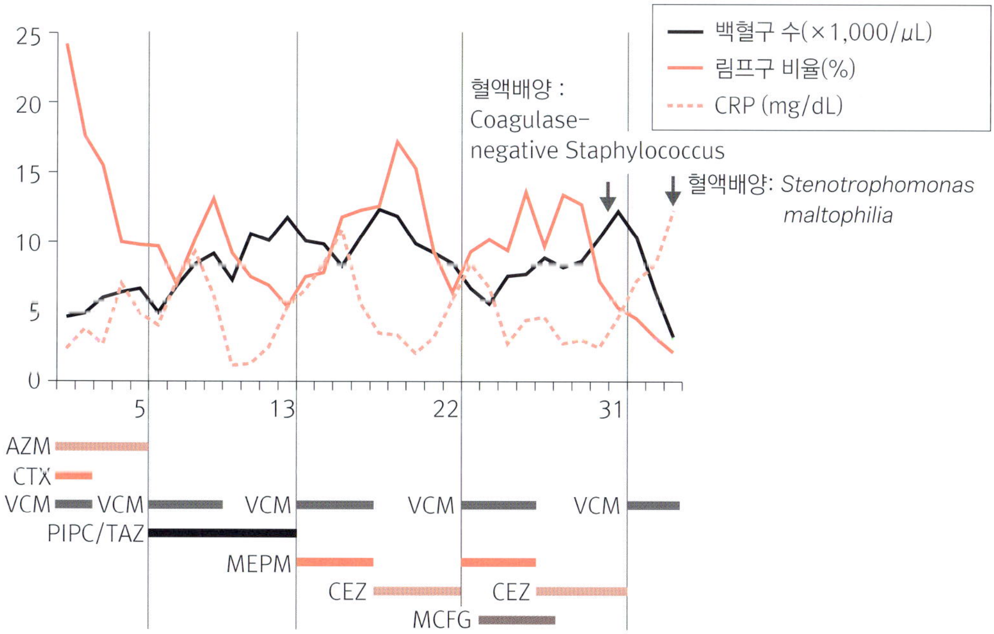

그림 4 증례의 염증 지표의 시간 경과에 따른 변화와 항균제

AZM: azithromycin, CTX: cefotaxime, VCM: vancomycin, PIPC/TAZ: piperacillin/tazobactam, MEPM: meropenem, CEZ: cefazolin, MCFG: Micafungin

적인(ECMO를 사용하지 않는) 중환자실 환자에서는 잘 경험하지 않는다. 그리고 일반 ICU 환자에서는 패혈증이 의심되는 경우 보통 중심정맥관이나 방광내삽관 catheter 등 장치를 교체하는 경우가 많지만, ECMO 환자에서는 쉽지 않은 일이다. 또한, ECMO 환자는 열이 heat exchangers에 의해 가려지기 때문에 항생제 투여 시작이 늦어지기 쉽다.

이 증례에서는 감염에 대한 대응은 '**늦었다**'고 생각된다. ECMO 사용 중에는 항생제를 사용하는 경우가 많으며, 감염이 의심되는 상황에서도 혈액배양이 양성으로 나오는 경우는 드물다. 그리고 혈액배양 양성이 나온 후에는 이미 늦어버린 경우도 적지 않다. 그러나 '배양 양성이 아니면 원인균을 알 수 없기 때문에 어떤 항생제를 사용해야 하는지 알 수 없다'는 의견도 일리가 있다.

ECMO를 관리하는 의사는 배양검사가 음성인 경우에도 어떤 세균 혹은 진균이 원인균인지 그 가능성에 대해서 알고 있어야 한다.

2 ECMO 도입 후 발생하는 감염은?

저자가 유학했던 KAROLINSKA ECMO CENTER에서는 1980-1990년대에 많은 ECMO 환자들이 패혈증으로 사망한 적이 있었다. 그 ECMO 환자들의 배양 결과 데이터베이스를 통해 한 가지 경향을 발견했다(그림 5).

원인질환의 감염과는 별개로 ECMO 도입 후 획득한 감염의 원인균으로 **ECMO 도입 1주일 이내**에 객담 배양, BAL (Bronchoalveolar Lavage)액 배양, 소변 배양, 혈액 배양에서 Serratia, Enterobacter, Pseudomonas Aeruginosa, Acinetobacter 등의 **그람음성균**이 검출되는 경우가 많은 것으로 알려져 있다. 이는 인공호흡기 관련 폐렴이나 요로감염으로 인해 이차적으로 발생했을 가능성이 높다고 생각된다. 그리고 **ECMO 시작 1주일 이후**부터 혈액배양, 소변배양에서 Coagulase-negative Staphylococcus (CNS)나 Methicillin-resistant *Staphylococcus aureus* (MRSA) 등의 **그람양성구균**의 검출 빈도가 증가하게 된다. **2주 이후**부터는 ***Candida* 등 진균**이 객담배양액, BAL액 배양, 소변 배양, 혈액 배양에서 검출되기 시작하는데, 이는 상처 감염이나 cannula 감염과 관련이 있는 것으로 생각된다. 그리고 **4주**가 지나면 객담배양, BAL액 배양, 소변배양, 혈액배양에서 ***Stenotrophomonas***

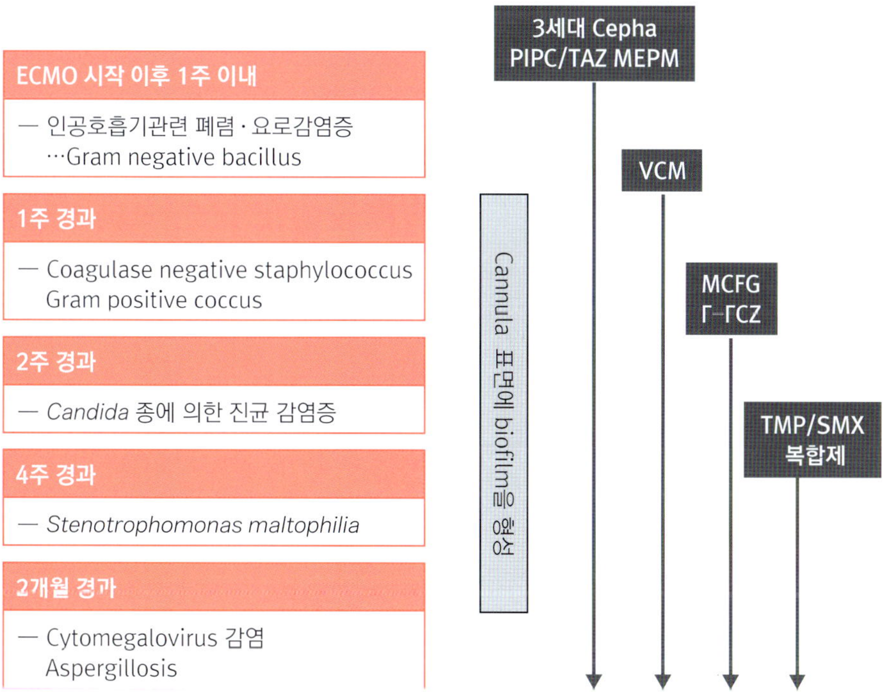

그림 5 ECMO 일수와 고려해야 할 감염질환

F-FCZ: fluconazole, MCFG: micafungin, MEPM: meropenem, PIPC/TAZ: piperacillin/tazobactam, TMP-SMX: trimethoprim and sulfamethoxazole, VCM: vancomycin.

*maltophilia*를 검출할 수 있게 되며, 장기화되면 Cytomegalovirus, Varicella-zoster virus, Herpes simplex 등에 의한 **바이러스 감염**이 발생할 수 있다. 또한 Aspergillosis와 같은 희귀한 **진균 감염**을 경험할 수도 있다. 이러한 ECMO 시작 후의 신규 감염은 환자의 원발 질환이 안정되고, 호전된 상태임에도 불구하고 발생하는 경우가 있어 환자의 상태가 안정적이라 할지라도 방심할 수 없다.

3 생물표지자(biomarker)의 변화로 감염을 파악한다!

감염증을 조기에 인지하기 위해서는 항상 감염이 합병되지 않았는지 의심의 눈으로 환자 상태를 살펴야 한다. 특히 활력징후, 신체 소견, 소변검사를 확인한다. 특히, 몸의 떨림(shivering), 그리고 특별한 계기 없이 갑자기 혈압이 떨어지면 감염을 의심해야 한다. 그러나 활력징후의 변동이나 소변량 감소가 발생한 후 이에 따라 대응한다면 조금 늦은 감이 있다.

저자는 **생물표지자(biomarker)의 변화**를 주시한다. 예를 들어 CRP나 Procalcitonin은 쉽게 알 수 있는 biomarker이지만, CRP의 상승은 패혈증 시작 후 하루 정도 늦게 나타나며, Procalcitonin은 보험 적용 범위 내에서 생각하면 단기간에 자주 측정하기 어렵다. 비교적 저렴하고 감염 초기부터 변동하는 biomarker는 **'WBC 수'**와 **'호중구-림프구 비율**[Neutrophil-Lymphocyte Ratio (NLR)]'입니다. 기계적인 방법으로 비교적 간편하게 측정할 수 있고, 혈구수는 ECMO 관리 중에는 하루 2-3회 정도 측정할 수 있기 때문에 단기간에 추이를 추적할 수 있다. 물론 특이도는 낮기 때문에 전신 상태나 병상 속에서 감염의 유무를 고려해야 한다. 백혈구 수는 ECMO 중 감염으로 인해 증가할 뿐만 아니라 감소하는 경우도 드물지 않다(오히려 질병의 호전이 없는데도 불구하고 백혈구가 감소하는 경우를 더 주의해야 한다). 한편, 세균 감염인 경우 기본적으로 호중구율은 증가하고 림프구율은 감소한다. 혈소판 수에 대해서도 추적 관찰하지만, ECMO 중에서는 특이도가 더욱 낮다. 어떤 값도 임계치를 설정하지 말고, 시간 경과에 따른 변화를 중시해야 한다.

4 항생제의 종료 및 변경 타이밍은?

항생제를 종료하거나 더 좁은 스펙트럼의 약으로 변경하는 타이밍에 대한 증거는 없지만, **탈수를 할 수 있을 정도로 순환이 안정되고 부종도 어느 정도 가라앉은 시점이 그 타이밍**이라고 생각된다. 그리고 **염증반응의 변화와 관련하여 그 인과관계를 알기 쉬운 타이밍에 항생제를 종료한다.** 예를 들어, 항생제를 종료한 날에 회로 교체나 새로운 cannula 삽입, 상처의 작은 수술 등을 시행한 경우, 염증 반응이 다시 상승하더라도 그것이 항생제 종료 때문인지, 아니면 시술에 따른 반응인지 알기가 어렵다. 또한, 2가지 이상의 항생제를 단기간에 종료하지 않도록 한다.

이상적으로는 감염이 의심되는 단계에서 어떤 항생제를 사용할 것인지에 대해서는 기관의 감시 상황을 보고 미리 결정해 두었다가 의심되는 즉시 투여하는 것이 좋다고 생각한다. 참고로 KAROLINSKA ECMO CENTER의 주요 항생제는 meropenem, vancomycin, micafungin, TMP/SMX제 등이었다. 2-3주 이상의 장기 ECMO 환자에서는 광범위 항생제를 지속적으로 사용하는 경우가 대부분이었지만, 감염 전파 방지책이 철저하고 영양 관리도 잘 되어 있어 저자가 유학하는 동안에는 다제내성균이 새로이 발견되는 경우는 거의 없었다(원래 다제내성균을 보균하고 있는 분에게 ECMO를 사용하는 경우는 있었지만).

ECMO 사용 중 신규 감염증 및 패혈증 제어는 장기 ECMO 관리의 핵심이 되는 부분이다. 이 부분에 대해서는 장기 ECMO 경험이 적은 의사는 적절한 판단을 내리기가 쉽지 않다고 생각한다. 항생제의 투여 개시 시기나 선택, 중단에 대해서는 ECMO 경험이 풍부한 중환자실 의사와 함께 판단해야 한다.

POINT

- ECMO를 사용하는 환자에서는 패혈증 위험이 높으며, 일단 발병하면 전신 관리가 복잡해진다.
- ECMO 사용 중 패혈증을 조기에 인지하기 위해 CRP와 procalcitonin, 백혈구 수, 호중구-림프구 비율(Neutrophil-Lymphocyte Ratio, NLR)의 추이를 관찰한다.
- ECMO 도입 후 신규 감염증의 원인균은 ECMO 기간에 따라 어느 정도 추정할 수 있다. 항생제의 중단은 서두르지 말고 인과관계를 알기 쉬운 시점에 중단하도록 한다

3 신은 디테일에 있다 (호흡 ECMO 편)

여기서는 '호흡보조는 이렇게 사용한다!'의 사례를 통해 호흡 ECMO의 원리에 대해 테마별로 생각해 봅시다.

잠깐 설명

1. Cannula 삽입 부위에 따른 장단점

V-V ECMO의 cannula 삽입 부위에 대해 해외에서는 drainage cannula를 대퇴정맥(femoral vein)에서, return cannula를 우측 내경정맥(internal jugular vein)에서 삽입하는 경우가 많다(①). 저자가 제시한 증례에서는 drainage cannula를 우측 internal jugular vein에 삽입하고, return cannula를 femoral vein에 삽입(②)하였다.

①의 경우, drainage cannula 끝을 하대정맥(Inferior Vena Cava, IVC)에 삽입하는 경우가 많다고 알려져 있다. 우측 내경정맥(internal jugular vein)에서 들어오는 혈액은 IVC를 경유할 가능성은 작고, 대부분 우심방에서 우심실로 바로 보내지기 때문에 return된 혈액이 다시 drainage될 가능성은 적다고 알려져 있다. Return된 혈액이 다시 drainage되는 것을 recirculation이라고 한다. 즉, ①의 경우에는 'recirculation'이 적다는 것을 의미한다.

반면, ②의 경우에는 우측 internal jugular vein에 삽입된 drainage cannula의 끝을 우측 심방 내에 유치하는 것이 일반적이다. 이 경우, femoral vein으로 return된 혈액은 우심방에서 상대정맥(Sup Vena Cava, SVC)에서 return된 혈액과 혼합되어 일부가 drainage된다. 즉, ②의 경우에는 'recirculation'이 많다고 알려져 있다.

그 외의 특징에 대해서는 어떨까? ①의 경우, recirculation이 적은 만큼 주로 IVC로 흐르는 혈액만 drainage할 수 있기 때문에 혈류량을 높이면 drainage 불량을 유발할 가능성이 높아진다. 또한, drainage cannula는 보통 return cannula보다 크기 때문에 크기가 크고 긴 cannula가 대퇴정맥을 통해 IVC에 삽입

표 1 Drainage 및 Return cannula 삽입 위치에 따른 비교

	① 대퇴정맥 → 우측 내경정맥	② 우측 내경정맥 → 대퇴정맥
장점	• Recirculation 적다.	• 큰 cannula를 삽입할 수 있다. • Drainage 불량이 적음
단점	• Drainage 불량이 많다. • 대퇴정맥의 혈관 직경보다 굵은 cannula를 삽입할 수 없다. • 하대정맥, 하지정맥 혈전 및 정맥폐색 빈도가 상대적으로 높다.	• Recirculation 많다.

된다. Cannula의 끝과 혈액이 닿는 면적이 넓기 때문에 혈관 내 혈전 형성의 위험이 증가한다. 반면, ②의 경우, 우심방 내에 drainage cannula의 끝이 있기 때문에 혈류량이 많아도 안정된 혈류량을 얻을 수 있다. 또한, 내경정맥은 대퇴정맥에 비해 굵기 때문에 큰 사이즈의 drainage cannula를 넣어도 막힐 위험이 적고, 혈액과 cannula 벽이 닿는 면적이 적어 정맥혈전 위험은 ①보다 적다고 알려져 있다(표 1).

①과 ② 중 어느 쪽을 선택할 것인지는 기관의 방침에 따라 달라질 수 있다. KAROLINKA ECMO CENTER는 drainage 불량을 가장 싫어했기 때문에 recirculation의 양보다는 drainage가 잘 일어나지 않는 것을 중요시하여 ②를 선택했다.

Recirculation 혈액은 이미 산소가 공급된 혈액이 다시 ECMO로 흐르기 때문에 그 혈류는 무효한 혈류가 된다. 실제 조직에서 정맥 내로 흘러온 혈액(즉, ECMO에서 return된 혈액 외)이 얼마나 ECMO 회로로 흐르는가(이를 유효 혈류량이라고 한다)가 중요하므로, V-V ECMO에서 혈류량을 점점 높였다고 해서 ECMO의 효율이 높아지는 것은 아니다. 이 유효 혈류량은 ECMO의 혈류량과 자기 심박출량, 그리고 cannula 삽입 위치에 따라 결정된다. 예를 들어, ②의 경우 drainage cannula 끝이 하대정맥에 가까울수록 recirculation의 비율이 높아지고, 끝이 우심방 상부에 있을 경우 recirculation이 적어진다(그림 6).

또한, ②의 cannula 삽입 부위의 경우 유효 혈류량이 가장 높아지는 V-V ECMO의 혈류량은 자가심박출량의 80% 정도(recirculation된 혈액의 비율이 30-50% 정도)가 되도록 혈류량을 설정한 것으로 알려져 있으며, 그 이상으로 혈류량을 높인 경우에는 recirculation이 높은 값을 보인다. Recirculation 비율이 높아져 오히려 유효 혈류량은 감소하는 것으로 알려져 있다(그림 7).

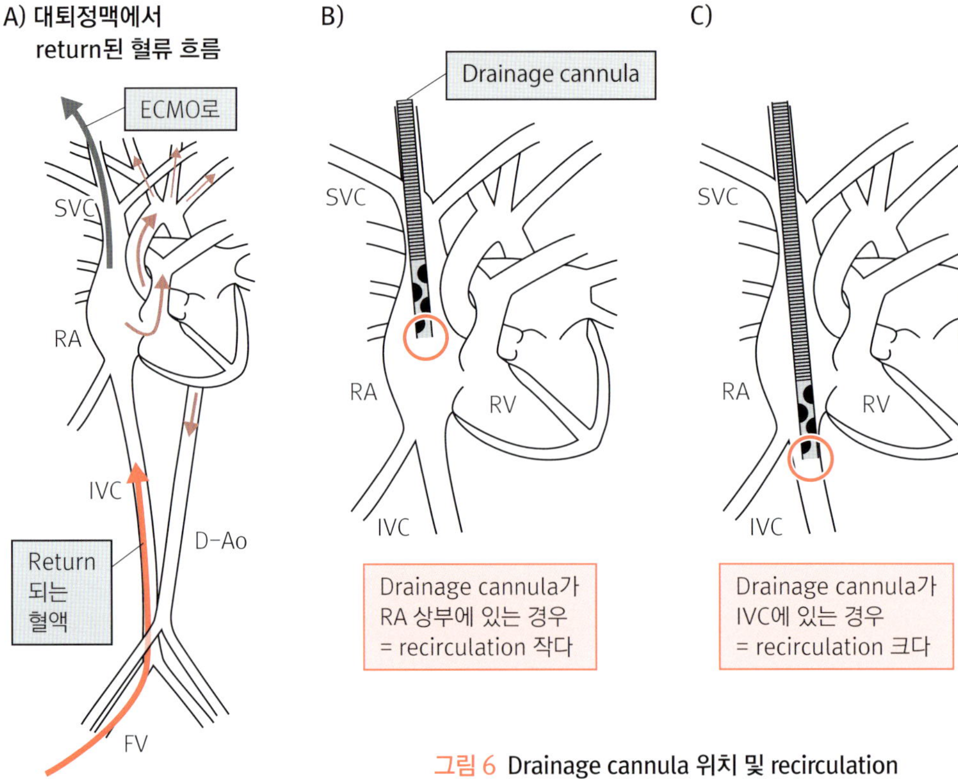

그림 6 Drainage cannula 위치 및 recirculation

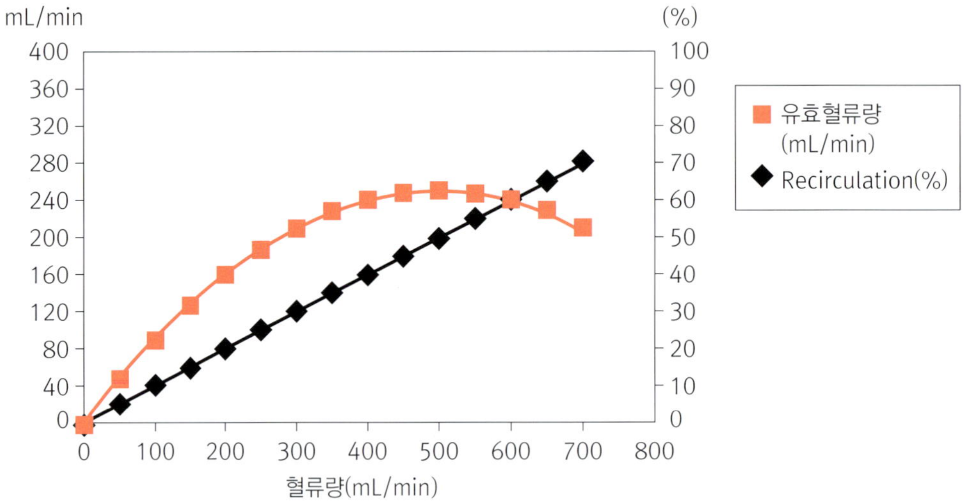

그림 7 V-V ECMO 중 유효 혈류량과 실질 혈류량의 관계(신생아 V-V ECMO의 경우)

(참고문헌 5에서 인용)

표 2 V-V ECMO에서 동맥혈 산소포화도가 낮은 이유

	검사 결과	대처법
자가 폐기능이 저하되어 있음	• 엑스레이 사진상 투과성 • 인공호흡기 1회 환기량 • 호기말 이산화탄소 농도	• 배경 폐질환의 치료
높은 재순환 수치	• 심초음파 검사로 자신의 심박출량을 측정한다. • Drainage측 정맥혈 산소포화도 상승	• Cannula 위치 조정 • 자가 심박출량이 저하되어 있는 경우 그 원인에 대한 대처 • 혈류량을 낮춘다.
ECMO 혈류량이 적음	• 제중 · 제표면적당 혈류량을 계산한다.	• 혈류량을 높인다.
혈중 헤모글로빈 농도 저하	• 혈액 검사로 혈중 헤모글로빈 농도를 확인한다.	• 헤모글로빈 수치 11 g/dL을 기준으로 수혈을 실시한다.
인공폐 기능 저하	• Drainage측과 Return측의 산소포화도, 산소분압을 측정한다.	• 인공폐의 마모인 경우, 교체한다. • 인공폐의 막 면적이 불충분한 경우 막 면적이 큰 인공폐로 교체한다.
산소 소비량 증가	• Drainage측 산소포화도와 혈류량에 대한 헤모글로빈 수치로부터 산소소비량을 계산한다.	(저산소증이 진행되는 경우에는) • 산소 소비량이 증가하는 원인을 제거한다. • 진정 · 근이완 관리, 경우에 따라서는 저체온요법 실시 • 헤모글로빈 수치가 높아지도록 수혈을 실시한다. • 혈류량을 증가시킨다.

잠깐 설명

2. 낮은 동맥혈 산소포화도(SaO_2)

ECMO 환자의 SaO_2가 낮아지는 이유는 표 2에 나와 있다. 만약 V-V ECMO에서 recirculation이 없는 경우, 자가 폐기능이 많이 저하되어 있어도 SaO_2는 높은 값을 보일 것이다. 그런 의미에서 ECMO 중 SaO_2가 낮은 이유는 recirculation 때문이라고 할 수 있다. 다만, recirculation이 없는 V-V ECMO는 존재하지 않기 때문에 어느 정도의 문제는 있지만 낮은 SaO_2는 허용할 수밖에 없으며, Part 1의 ECMO 개념에서 공부한 바와 같이 심박출량과 빈혈이 없다면 보통 SaO_2 70%로 산소 운반량은 충분하다. 만약 산소포화도가 낮아져 산소 운반량이 부족하다면 혈류량을 증가시키고 헤모글로빈 수치를 높여서 관리한다.

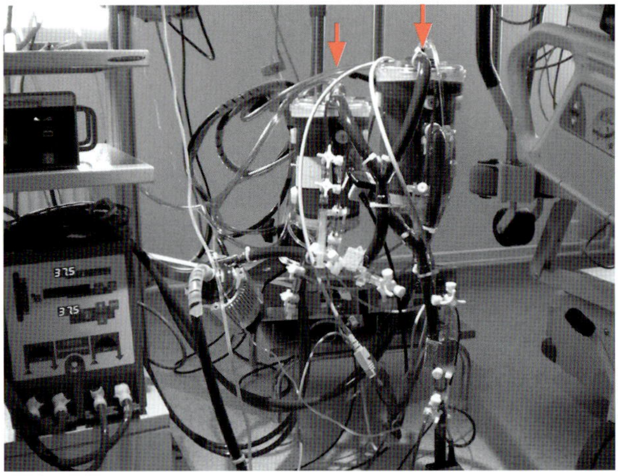

그림 8 **인공폐 2개를 병렬로 사용**
(Color Atlas ❺ 참조)

잠깐 설명

3. 혈중 이산화탄소 분압 조절

산소 수요와 공급의 균형이 잘 맞는다면 깨어날 수 있다고 생각된다. 그러나 혈중 산소 함량이 적기 때문에 생체 반응으로 심박수가 높아지거나 심계항진이 나타날 수 있다. 한편, '호흡곤란'과 관련된 요인으로는 혈중 이산화탄소 분압이 높거나 산증의 영향이 더 크다고 생각된다. 각성을 유지하는 경우 혈중 이산화탄소 분압을 정상보다 약간 낮은 값, 즉 PCO_2가 35 mmHg 정도로 관리하면 자각증상이 안정되고 각성을 쉽게 얻을 수 있다.

그러나 자가 폐의 가스 교환 능력이 거의 없는 경우에는 이산화탄소 제거 능력을 고려할 때 인공폐 하나만으로는 관리가 어려울 수 있다. 특히 흥분 시, 노작성 호흡곤란(exertional dyspnea) 시 산소 소비량 및 이산화탄소 생산량이 매우 높아져 이산화탄소가 축적되어 더욱 괴로워지고 더욱 흥분하는 악순환이 발생할 수 있다. 이 경우에는 막 면적이 큰 인공폐로 교체하거나 인공폐를 2개 병렬로 연결하여 가스 교환을 하기도 한다(그림 8).

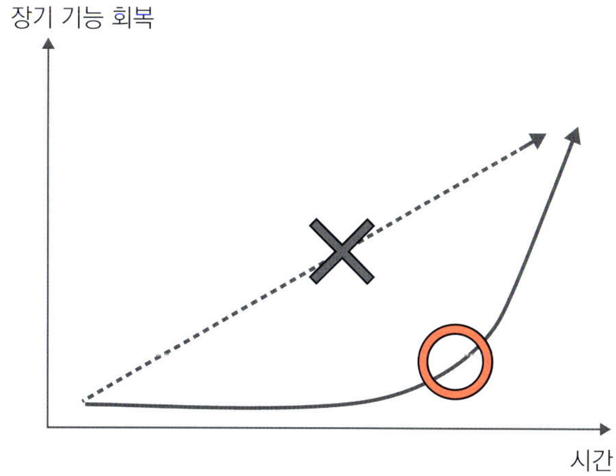

그림 9 장기(기관) 회복 과정

잠깐 설명

4. 영양상태의 개선과 장기 회복

본 증례에서는 ECMO 시작 후 약 2주간 낮은 TV가 지속되다가 갑자기 TV가 회복되는 것을 볼 수 있었다. 병태에 따라 다르지만, 장기부전 회복의 패턴은 이렇게 어느 시점부터 급격하게 시작된다. 이는 폐뿐만 아니라 급성신부전, 급성심근염, 급성간염 등 모든 장기기능이 완전히 상실된 상황에서 어느 시점부터 갑자기 회복기가 시작되는 것을 경험하게 된다. 즉, 회복 속도는 일정하지 않고 어느 시점부터 급격하게 회복되는 경과가 많다(그림 9).

'2 호흡 ECMO의 이곳에 주목!'에 있는 증례에서는 ECMO 관련 패혈증이 반복적으로 발생하여 ECMO 시작 후 30일이 지나도 회복이 되지 않았다. 단순히 시간을 벌면서 기다린다고 회복기가 오는 것은 아니다. 패혈증으로 인해 전신 염증반응이 높은 상태가 지속되거나, 순환이 불안정하고 수분관리가 어려운 상황이 지속되는 경우에는 아무리 기다려도 자연적 회복기가 오지 않는다.

KAROLONSKA ECMO CENTER에서는 장기 ECMO 케이스가 많았는데, ECMO 도입 후 관리 목표는 환자 자신의 단백질 합성능력이 회복되어 자력으로 영양상태가 개선되는 상황으로 끌어올리는 것이었다. 즉, 염증이 강하고 단백질 이화작용(catabolism)이 중복되는 상황에서 염증반응이 진정되고 알부민 수치와 헤모글로빈 수치가 자연적으로 회복되는 상황(동화작용, anabolism)으로 전환시키는 것이었다. Anabolism 상태에서는 세포 내 단백질 합성이 진행되는 동시에 면역 기능도 회복되어 스스로 장기를 복구할 수 있는 능력을 갖추게 된다. Catabolism에서 anabolism으로의 전환은 전신 상태가 안정된 후 약 7-10일 정도 소요된다. Catabolism 상태에서는 장기의 회복기를 기대할 수 없으며, anabolism 상태를 유지하는 것이 필요하다. 이 내용은 비단 ECMO에만 국한된 이야기가 아니라 ICU 관리 전반에 해당된다. Anabolism 상태를 유지하기 위해서는 감염 관리, 적절한 영양 공급, 수분 균형 조정, 진정제 감량, 재활 등 중환자 치료의 기본이 잘되어 있어야 한다. '영양 상태 개선'과 '장기 회복'은 별개의 문제처럼 보이지만 사실은 연결되어 있다.

잠깐 설명

5. Post ECMO fever에 대하여

장기간 ECMO를 중단한 후 발생하는 발열을 KAROLINSKA ECMO CENTER에서는 'Post ECMO fever'라고 불렀다. 1주일 이내에 ECMO 관리를 중단한 후에는 잘 발생하지 않지만, 2주 이상에서는 약 절반의 환자에서 발생한다. 원인은 알려져 있지 않지만, 패혈증 때와 비슷한 전신 떨림, 오한, 39℃ 이상의 발열, 혈액배양이 양성으로 나오는 경우(주로 Coagulase-negative Staphylococcus)가 적지 않다는 점을 고려하면 감염이 관여하고 있을 가능성을 부정할 수 없다. 가설로는 cannula 제거 시 벽에 붙어 있던 세균이 섞인 혈전이 떨어져 전신에 퍼지는 것, 장기간의 heat exchangers의 사용으로 인한 체온 중추의 장애, ECMO weaning 후 응고 환경이 변화하여 응고 균형이 무너지는 것 등이 거론되고 있지만, 확실히 증명된 바는 없다.

그 대응으로는 임상 증상은 패혈증과 유사하므로 우선 감염을 고려하여 혈액 배양을 채취하고, (만약 항생제가 충분히 투여되지 않은 경우에는) Coagulase-negative Staphylococcus나 Gram negative bacillus를 광범위하게 커버할 수 있도록 항생제를 투여한다. 순환에 대해서는 세포외액, 교질액을 적절히 보충하면서 39℃ 이상의 발열이 지속될 경우 아세트아미노펜을 투여한다. 내복 또는 점적투여를 사용하며, 효과가 없을 경우 담요를 사용한다. ECMO 동안 사용하던 중심정맥관, 방광내 catheter, 말초정맥관, 동맥관은 가능하면 새로운 것으로 교체한다. 대부분 2-3일 정도 지나면 안정된다.

POINT

- 동맥혈 산소포화도 70%대를 허용한다.
- 혈중 이산화탄소 농도를 조정하여 적당한 진정도를 유지한다.
- '영양상태의 개선' 기반 위에 '장기의 회복'이 시작된다.
- Post ECMO fever의 대응 방법을 이해하자.

Part 4 참고문헌

1) Bein T, et al: Lower tidal volume strategy (≈ 3 mL/kg) combined with extracorporeal CO_2 removal versus 'conventional' protective ventilation (6 mL/kg) in severe ARDS: the prospective randomized Xtravent-study. Intensive Care Ned, 39: 847-856, 2013

2) Talmor D, et al: Mechanical ventilation guided by esophageal pressure in acute lung injury. N Engl J Med, 359: 2095-2104, 2008

3) Kim DW, el al: Impact of bloodstream infections on catheter colonization during extracorporeal membrane oxygenation. J Artif Organs, 19: 128-133, 2016

4) Sun HY, et al: Infections occurring during extracorporeal membrane oxygenation use in adult patients. J Thorac Cardiovasc Surg, 140: 1125-32. e2, 2010

5) Bartlett RH: Physiology of ECLS. 「ECMO: Extracorporeal Cardiopulmonary Support in Critical Care (3rd ed)」 (Van Meurs K, et al eds), pp5-27, Extracorporeal Life Support Organization, 2005

1 E-CPR (Extracorporeal Cardiopulmonary Resuscitation)은 이렇게 사용한다! - 구급헬기 사례를 통해 배우자!

증례

현 병력

59세 남성. 공사장에서 근무 중 갑자기 가슴이 불편하고 식은땀을 흘리며 쓰러졌다. 구급 요청이 접수되어 구급지휘소로부터 By-stander CPR 지시가 내려졌고, 심폐정지가 의심된다고 판단하여 구급헬기 요청(9시 10분)이 이루어졌다.

〈구급헬기 출동〉

Pilot: 이동187. 여기는 구급헬기 JA6910이다. 랑데부 포인트, G 0805 향하고 있다.

CS(구급헬기 전용 통신 지휘소): 6910 알았다. 위치는 G 0805. 구급대, ○○구급 1, ○○구급 1, 지원대, ○○구조 1, ○○구조 1, 이상이다.

Pilot: 알겠다. 6910.

CS: 여기는 □□CS. △△ 구급헬기. 환자 정보 보낸다. 59세 남성, 공사장에서 작업 중 흉부 불편감 호소. 실신했다. CPA (Cardiopulmonary Arrest) 의심. 구급 지휘소 판단으로 헬기 요청, 심폐소생술 실시 요청 완료. 이상.

헬기구급의사: △△ 구급헬기, 알겠다.

헬기구급의사: △△ 구급헬기. □□ ER에 연락할 수 있습니까?

ER응급의학의사: 이쪽은 □□ 응급실, △△ 닥터헬기.

헬기구급의사: 59세 남성, CPA. □□ 응급실 리퀘스트. Full CPR. 이상.

〈현장과의 교신〉

○○구급 1: 환자 정보 보냅니다. 59세 남성. CPA. 초기 파형 VF(심실세동). CPR 실시 후 자동제세동기(Automated External Defibrillator, AED)를 작동시켰으나 VF 지속됨. 여기까지 할까요?

헬기구급의사: 계속 부탁.

CS : Communicaiton Specialist(운항 관리 담당자)

○○구급 1: 기관 삽관, 정맥로 확보, 아드레날린 투여. Advanced Cardiovascular Life Support (ACLS) 허가 요망.
헬기구급의사: ACLS 허가. 현장 출발을 우선하고 즉시 랑데부 지점으로 이송을 시작.
○○구급 1: 알겠습니다.

간호사 : 심각하네요.

Dr. Ogura : 한순간 한순간을 다투는 현장입니다. 이런 상황은 몇 번이고 경험했지만, 몇 번을 경험해도 그 상황에 익숙해지지 않아요. 항상 긴장감이 느껴지죠.

○○구급 1: ○○구급 1. △△ 구급헬기입니다. 안전 확보, 착륙 허가.
착륙지: 알겠다. 남쪽에서 진입하여 착륙.
Pilot: 이동 187, 6910. 랑대부 포인드 인진 획보, 접근힌다.
CS: 접근, 알았다. 9시 21분.

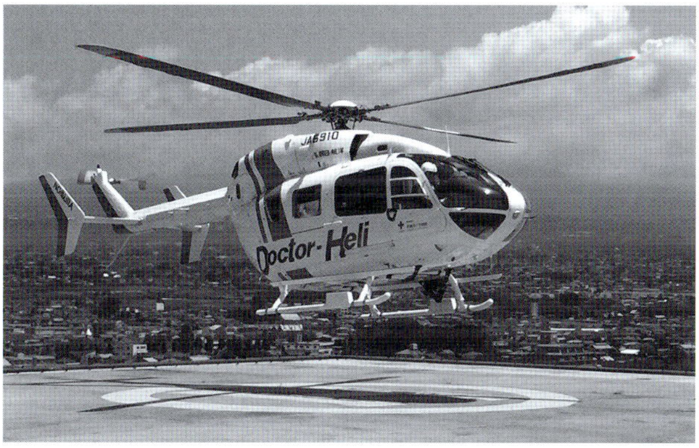

〈헬기구급의사. 구급차에서 진료 시작〉
헬기구급의사: 수고하셨습니다, 어떠십니까?
구급대원: 심정지 상태입니다. AED 2회, 심장 박동이 다시 멈췄습니다.
헬기구급간호사: 정맥로는?
구급대원: 이송을 우선으로 하고 정맥로를 아직 확보하지 못했습니다. 기도 확보는 하고 있습니다.
헬기구급의사: 감사합니다, 파형 검사는… VF!
헬기구급의사: 구급대원, 흉골 압박을 계속합시다. 구급대원! 기관 삽관 보조, 간호사! 정맥 확보 아드레날린 주입.

Part 5 E-CPR로 유지되는 생명

간호사·구급대원: 알겠습니다.

헬기구급의사: 삽관 8.0Fr. 24 cm 고정. 환기 OK. 구급대원! 4초마다 1회 환기.

구급대: 알겠습니다.

헬기구급간호사: 정맥라인. 20 G. 좌측 중앙정맥 확보. 아드레날린 1 ample.

헬기구급의사: 감사. 구급대원! LUCAS chest compression(자동심장압박장비)을 사용합시다.

구급대원: 알겠습니다.

헬기구급의사: 심초음파 검사합니다. 우심실 OK. 심낭삼출(pericardial effusion) 없음. 대동맥 확장 없음. 늑막삼출(pleural effusion) 없음. 대동맥박리(aorta flap) 없음.

헬기구급간호사: 알겠습니다. 파형은요?

헬기구급의사: Sinus Tachycardia(동성 빈맥). 목을 만져봅니다(경동맥 촉지). ST 분절 상승이 보입니다.

구급대원: 선생님, 어디로 이송할까요?

헬기구급의사: □□ ER. 전화해서 환자 정보를 알려주세요.

구급대원: 알겠습니다.

헬기구급의사: 그럼 stretcher bed 이동합니다. 신호에 따라… 1, 2, 3!

헬기구급간호사: OK. Vital check.

헬기구급의사: VF! LUCAS 재시작. 심폐소생술 다시. 이대로 갑시다. 헬기로 이동!

〈헬기 내로 환자 운반하고…〉

Pilot: 엔진, 원스타트. □□ ER. 뒤쪽, 준비되셨습니까?

헬기구급의사: 준비, OK.

Pilot: 알겠습니다. L·R 엔진, 체크 Normal. 이륙합니다.

Pilot: 이동 187. 닥터헬기 6910, 9시 35분에 이륙했다. 목적지. □□.

CS: 35분! 알겠습니다. 목적지. □□. 풍향 풍속. North-West18 knots.

Pilot: 알겠습니다. 도착 예정, 42분.

CS: 알겠습니다.

헬기구급의사: △△ 구급 헬기에서, □□ ER에 도착할 수 있습니까? 예, 그렇게 하십시오.

□□ ER: △△ 구급 헬기, 오십시오.

헬기구급의사: △△ 구급 헬기. 59세 남성. 재발성 VF. 제세동 총 6회. 아미오다론 정주. 효과 없음. 옥외 착륙장 E-CPR. Stand-by.

□□ ER: E-CPR. 알겠습니다!

Pilot: 이동 187, 6910. 온 파이널, 접근 중입니다.

CS: 접근. 알았다. 조심.

레지던트 : 드디어!

간호사 : 드디어! E-CPR!

Dr. Ogura : 여러분! 긴장되고 침착하기 힘들지만, 현장을 어지럽게 만들어서는 안 됩니다. 냉정함을 잃으면 패배합니다.

레지던트 · 간호사 : 네, 그렇군요.

Dr. Ogura : 구급헬기는 59세 남성, **재발성 VF**, 실신으로 이송하였지요.

레지던트 : 재발성 VF, 심인성 심근경색이 의심되네요.

Dr. Ogura : Shockable rhythm [Pulseless Ventricular Tachycardia (PVT) and Ventricular Fibrillation (VF)]이 지속되고 있습니다. **심인성 심폐정지**가 의심됩니다. 심근경색이 원인일까요?

간호사 : **심혈관 조영술**이 필요하겠네요.

Dr. Ogura : 이 VF가 계속되는 상태에서 심혈관 조영술 검사를 할 수 있을까요?

레지던트 : 어렵지 않을까요?

Dr. Ogura : 긴급도와 중증도로 나누어서 생각해 보면요?

레지던트 : **심폐정지 상태이기 때문에 긴급도는 매우 높습니다. 그리고 심인성 질환으로 극도로 중증이겠지요**(그림 1).

Dr. Ogura : 즉, 소생술과 동시에 진단 치료를 서두르지 않으면 이 환자에게는 희망이 없다는 뜻입니다. 그러나 헬기가 출동하여 소생술을 실시해도 안정화를 얻지 못하는 매우 어려운 상황입니다.

레지던트 : 그래서 E-CPR이 등장하게 된 거군요.

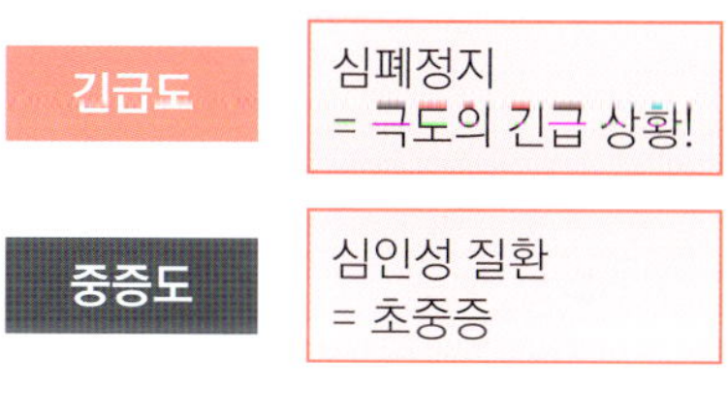

그림 1 **본 증례의 긴급도와 중증도**

Dr. Ogura : 하지만 이 사례와 헬기구급의사가 시행한 조치와 판단을 냉정하게 되짚어보았으면 합니다. 헬기구급의사는 환자 정보를 들었을 때 뭐라고 말했습니까?

레지던트 : 음, '□□ ER 리퀘스트. Full CPR'이라고 했어요.

간호사 : 잘 기억하고 있네요.

레지던트 : 응급의 세계이니까요(웃음).

Dr. Ogura : 그 말이 맞아요. '□□ 리턴…. Full CPR'이라는 것은 □□로 돌아갑니다! 전력을 다해 심폐소생술을 실시한다는 뜻입니다. **'E-CPR'이라고는 한 마디도 말하지 않았지요.**

간호사 : 맞아요.

레지던트 : E-CPR을 하는 줄 알았어요.

Dr. Ogura : 아니에요. 모든 것을 E-CPR이라고 부르는 것은 틀렸어요! 모든 **심폐정지에 E-CPR 적응증이 있는 것은 아닙니다.**

간호사 : 그럼, 헬기구급의사는 어떤 생각으로 심폐소생술의 적응증을 판단하셨나요?

Dr. Ogura : 그럼 하나하나씩 되짚어 보겠습니다.

1 심폐정지의 원인 진단과 E-CPR의 적응증

Dr. Ogura : ECMO. 그것은 단지 생명유지장치일 뿐. ECMO의 적응증을 고려하는 것과 E-CPR의 적응증을 고려하는 것은 거의 동일하다고 생각해요.

레지던트 : **초중증 호흡부전, 초중증 심부전**에도 적응증이 있다는 말씀인가요?

Dr. Ogura : 네. E-CPR은 **심인성** 쇼크로 인해 발생하는 심폐정지와 **저산소혈증**으로 인한 심폐정지에 적응증이 있다고 생각하시면 됩니다. 심폐정지의 원인은 생각해 보면 무궁무진하지요. 지주막하 출혈이나 뇌간 출혈과 같은 심각한 급성 두개 내 질환으로 인해 호흡이 정지되어 심폐정지에 빠지는 경우도 있고, 복부 자상으로 인한 대량 출혈로 심폐정지에 빠지는 경우도 있고, 교통사고로 가슴에 충격으로 긴장성 기흉이 생겨 심폐정지에 빠지는 패턴도 있지요.

간호사 : 하지만 심장이 움직이지 않으니 ECMO를 넣어도 괜찮을 것 같은데요.

Dr. Ogura : 그것도 일리가 있어요. 하지만 아까 복부 자상으로 인한 출혈의 사례를 생각해 봐요. 복강내에 출혈이 심한 상황인데, '당장 ECMO를 돌리자'라고 결정 해도 혈관에는 다량 출혈로 혈액이 얼마 남아 있지 않겠지요?

레지던트 : 선생님. 심폐정지의 원인이 여러 가지가 있다는 것은 잘 알고 있다고 말씀하셨는데, 그중 일부 한정된 심폐정지 환자에게만 E-CPR의 적응증이 있다고 하면, 그런 심폐소생술 중에 E-CPR의 적응증이 되는 질환을 쉽게 가려낼 수 있을 것 같지 않은데요.

Dr. Ogura : 사실 그 부분이 굉장히 어려운 부분입니다. 제한된 시간 내에 E-CPR의 적응 여부를 적절히 선택할 수 있는 능력이 ECMO를 능숙하게 사용하는 의사에게 요구되는 능력이지요.

Dr. Ogura : E-CPR의 적응증을 생각할 때 심폐정지가 될 수 있는 대표적인 질환이나 병태에 대해 간단히 정리하면 표 1과 같습니다. 중요한 것은 **심폐소생술의 적응증이 될 수 있는 병태나 질환을 소생술 중에 잘 파악하는 것입니다.** 반대로 E-CPR의 적응증이 되지 않는 병태나 질환을 조기에 발견하는 것도 중요합니다.

레지던트 : 소생술의 한가운데서 이 정도의 감별진단을 하는 것은 힘들겠네요.

Dr. Ogura : 네, 정말 힘들지요. 소생술의 한가운데서 완벽하게 감별진단을 할 수 있는 사람은 아무도 없고, 감별진단을 하려면 검사도 인력도 시간도 많이 걸립니다. 하지만 담당 의사는 그것을 반드시 어떻게든 해내야 합니다.

레지던트 : 믿을 수 없습니다. 표를 머릿속에 넣어도 소생술 중에 사용할 수 있을 것 같지 않아요.

Dr. Ogura : 괜찮아요. 이 표를 통째로 외울 필요는 없어요.

레지던트 : 그럼 소생술 중에 E-CPR의 적응증을 어떻게 판단하나요?

Dr. Ogura : 좋아요! 그럼 CPA (Cardiopulmonary Arrest)의 감별진단을 통해 심폐소생술의 적응증을 판단하는 방법을 공부해 보겠습니다.

표 1 심폐정지를 유발하는 대표적인 병태생리 및 질환

	병태	병명	초기 심전도 파형	특징 및 특이 소견	E-CPR
급성 순환부전	심인성 쇼크	심근경색	심실세동, 무맥성 심실조동	갑작스러운 발병 및 흉통의 병력 심혈관계 질환의 위험성	◎
		심근염과 심근증	무맥성 전기 활동, 심정지 심실세동, 무맥성 심실조동	수일 경과 서서히 진행되는 심부전 증상 심초음파 검사에서 심근이 얇아지고 비대해진 모습	○
		급성 대동맥박리	무맥성 전기 활동, 심정지 심실세동, 무맥성 심실조동	갑작스러운 발병 및 흉통의 병력 심초음파에서 심낭액 심초음파에서 상행대동맥 내 flap 왼쪽 흉강에 흉수	△ →×
	폐색성 쇼크	급성 폐색전증	무맥성 전기 활동, 심정지	갑작스러운 발병 심초음파에서 우심실 부하 소견 혈전증 위험 병력 및 기왕력	◎
	혈액분포 이상성 쇼크	아나필락시스 쇼크	무맥성 전기 활동, 심정지 심실세동	갑작스러운 발병·유발 요인(봉침** 등) 전신 발적 발진	×
		신경원성 쇼크	무맥성 전기 활동, 심정지 심실세동	병력에 의존	×
	순환혈장량 감소성 쇼크	대량 출혈	무맥성 전기 활동, 심정지 심실세동	중증 외상 병력 FAST*에서 체간 내 출혈 소견	×
	기타	급성 약물 중독	모두 포함	모두 포함	○
		체액 전해질 이상 (칼륨&acidosis)	무맥성 전기 활동, 심정지 심실세동, 무맥성심실빈맥	만성신장질환 등 기저질환이 있는 경우	△
저산소 혈증	환기 부전	상기도 폐쇄 (질식)	무맥성 전기 활동, 심정지	질식 병력 인공호흡에 대한 저항감 인공호흡 시 흉곽 상승 불량	◎
		천식 발작	무맥성 전기 활동, 심정지	천식 병력 심폐정지 전 호흡곤란 증상 인공호흡에 대한 저항감 인공호흡 시 흉곽 상승 불량	◎
		익사, 기도 출혈, 기타	무맥성 전기 활동, 심정지	익사, 객혈 등의 병력 인공호흡에 대한 저항감 인공호흡 시 흉곽 상승 불량	◎

◎ : 적응증 있음, ○ : 대체로 적응증 있음, △ : 경우에 따라 적응증 있음, × : 적응증 없음

*외상초음파(Focused Assessment with Sonography in Trauma, FAST)

**봉침: 자연 꿀벌의 독낭에서 전기추출법으로 봉독을 채취하여 정제과정을 거쳐 제조된 봉독액을 혈자리에 투입하여 치료하는 침술의 한 분야

2 CPA의 감별 진단과 E-CPR의 적응증

1) 저산소혈증의 경우

Dr. Ogura : 표 2의 부분은 **저산소혈증 및 환기부전**에 공통으로 나타나는 신체 소견입니다. 교정할 수 없는 기도장애나 환기부전의 경우, 대부분 E-CPR의 적응증이 됩니다. 심폐소생술을 시행할 때, 응급의학과 의사는 기도를 확보하여 환기시킵니다. 입을 벌리고 상기도 개방을 확인하고 기관 삽관하여 가스가 폐로 유입되는 것을 눈으로 확인합니다. 이 일련의 동작이 표 2의 부분을 확인하는 것입니다. 또한 천식 기왕력 등의 정보가 있으면 A & B의 문제가 있다는 것을 직감할 수 있습니다.

내과적 진료라면 '천식 기왕력이 있는 63세 남성. 주소: 호흡곤란. 몇 시간 전부터 호흡곤란으로 내원. 흉부 청진상, 전 폐야에 wheezing sound가 들린다. 자세히 이야기를 들어보니, 컨디션이 좋지 않아 시판되는 감기약을 복용하고 있었다고 한다'라는 에피소드 청취 후 vital sign에 대한 질문이 이어집니다. 내과 의사는 '천식 같습니다. 하지만 다른 원인은 없을까요? 흉부 엑스레이를 찍어 봅시다. 경우에 따라서는 CT도 필요할 것 같고, 현재의 호흡 상태를 평가하기 위해 혈액 가스 검사도 체크해 둡시다'라는 식으로 진료를 진행합니다.

저산소증 상태이지만, 소생 현장에 직면한 응급의학과 의사는 전혀 다른 생

표 2 저산소혈증 및 환기 장애로 심폐소생술 적응증에 해당하는 경우

저산소혈증	병태	병명	초기 심전도 파형	특징 및 특이 소견	E-CPR
	환기 부전	상기도 폐쇄(질식)	무맥성 전기 활동, 심정지	질식 병력 인공호흡에 대한 저항감 인공호흡 시 흉곽 상승 불량	◎
		천식 발작	무맥성 전기 활동, 심정지	천식 병력 심폐정지 전 호흡곤란 증상 인공호흡에 대한 저항감 인공호흡 시 흉곽 상승 불량	◎
		익사, 기도 출혈, 기타	무맥성 전기 활동, 심정지	익사, 객혈 등의 병력 인공호흡에 대한 저항감 인공호흡 시 흉곽 상승 불량	◎

각 방식으로 그 현장에 임합니다. '① 심장 마사지! ② 기관 삽관! ③ Jackson Rees circuit!* 압력이 높게 걸리고, 환기가 안 된다. 그 원인은? 천식 기왕력! 흉부호흡 소리! 천식에 의한 CPA 같다!'라는 진단을 하게 됩니다. 좋고 나쁨의 문제가 아니라, 처한 상황에 따라서 그 사고회로의 차이를 만듭니다. 응급의학과 의사는 오감으로 진찰하고 육감으로 판단합니다. 오른쪽 뇌로 반사적으로 소생시키고, 왼쪽 뇌로 감별진단과 치료를 하지요. **직관적인 잠정적 진단하에 소생술을 하면서 치료에 들어가는 것이지요.** 표 2의 [ ] 부분 = '저산소혈증에 대해 E-CPR을 적극적으로 고려하는 상황'은 신체 소견과 병력 등의 정보를 바탕으로 소생 현장에서 느낄 수 있는 부분입니다. 그리고 **심폐정지에 빠진 원인을 제거할 수 없고, 자가 심박동 회복을 얻을 수 없을 때 E-CPR의 적응증이 되는 것입니다.**

*역자주: 저항이 낮고 사용 가능한 공간이 적기 때문에 재호흡 방지하는 환기방법의 한 종류

2) 급성순환부전의 경우

1. 심실세동 / 심실조동

Dr. Ogura : 단순 명료한 이해를 위해 표 1의 '기타'는 무시하고 생각하기로 합시다. 표 3의 [ ]으로 표시된 **심실세동/심실조동**은 심인성 질환에 의한 심폐정지를 강력하게 시사하며, 이러한 경우는 E-CPR을 적극적으로 고려해봅시다. 그리고 또 다른 공통 사항인 **'갑작스러운 발병'**, **'흉통'**이 있으면 더욱 **'심인성'**이라고 확신할 수 있습니다.

2. Pulseless Electrical Activity (PEA, 무맥성 전기 활동), 심정지의 경우

Dr. Ogura : 다음은 공통사항으로 **'무맥성 전기 활동, 심정지'**에 주목합시다(표 4).
초기 파형이 무맥성 전기 활동 또는 심정지인 경우, 결과적으로 E-CPR의 적응증으로 판단될 가능성은 극히 낮습니다. 심실세동/심실조동일 때 '심인성→E-CPR'로 생각했던 것과는 정반대입니다. 그러나 무정맥성 전기 활동의 경우에도 급성 폐색전증 등에서도 E-CPR을 적극적으로 고려해야 할 경우도 있습니다. 따라서 초기 파형이 무맥성 전기 활동/심정지라고 해서 심폐소생술의 선택지를 배제할 필요는 없습니다. 중요한 것은 **그 파형이 심인성 같지 않다는 느낌과 심장이 아닌 다른 원인이 심폐정지의 원인일 가능성이 높다는 생각을 갖는 것**입니다. 따라서 감별 진단의 접근은 다음 단계로 넘어갑니다.

표 3 심실세동/심실조동으로 E-CPR 적응증이 되는 경우

급성 순환 부전	병태	병명	초기 심전도 파형	특징 및 특이 소견	E-CPR
	심인성 쇼크	심근경색	심실세동, 무맥성 심실조동	갑작스러운 발병 및 흉통의 병력 심혈관계 질환의 위험성	◎
		심근염과 심근증	무맥성 전기 활동, 심정지 심실세동, 무맥성 심실조동	수일 경과 서서히 진행되는 심부전 증상 심초음파에서 심근이 얇아지고 비대해진 모습	○
		급성대동맥박리	무맥성 전기 활동, 심정지 심실세동, 무맥성 심실조동	갑작스러운 발병 및 흉통의 병력 심초음파에서 심낭액 심초음파에서 상행대동맥 내 flap 왼쪽 흉강에 흉수	△ →×
	폐색성 쇼크	급성폐색전증	무맥성 전기 활동, 심정지	갑작스러운 발병 심초음파에서 우심실 부하 소견 혈전증 위험 병력 및 기왕력	◎
	혈액분포 이상성 쇼크	아나필락시스 쇼크	무맥성 전기 활동, 심정지	갑작스러운 발병·유발 요인(봉침 등) 전신 발적 발진	×
		신경원성 쇼크	무맥성 전기 활동, 심정지	병력에 의존	×
	순환혈장량 감소성 쇼크	대량 출혈	무맥성 전기 활동, 심정지	중증 외상 병력 FAST에서 체간 내 출혈 소견	×

◎ : 적응증 있음, ○ : 대체로 적응증 있음, △ : 경우에 따라 적응증 있음, × : 적응증 없음

Part 5

E-CPR로 유지되는 생명

3. 초음파 검사

Dr. Ogura : 표 5의 부분에는 **초음파**라는 공통된 요소가 포함되어 있습니다. 소생술 중에 초음파를 시행하는 것은 매우 어려운 일이지만, 제시된 사례에서도 알 수 있듯이 LUCAS® chest compression을 착용하거나 구급대원에게 인공호흡을 요청하고 응급의학과 의사는 초음파 검사를 할 수 있도록 합니다. 초음파 검사에서는 다양한 정보를 파악할 수 있습니다. '이상하게 우심실만 확대되어 있지는 않은가?', '심장 주변에 혈종은 없는가?', '대동맥이 찢어지지는 않았는가?', '흉강 내에 혈액이 고여 있지는 않은가?', '복강 내 출혈은 없는가?', '복부 대동맥은 어떠한가?', '중심정맥에 혈전은 없는가?'. 초음파에 익숙해지면 표 6처럼 짧은 시간 동안 많은 정보를 얻을 수 있습니다.

그 정보를 통해 어느 정도 감별 질환을 떠올릴 수 있습니다. 초음파 검사는 prehospital care나 응급실에서 특히 간편하고 유용한 검사 수단으로 소생

표 4 무정맥성 전기활동, 심정지 시 E-CPR의 적응증

급성 순환 부전	병태	병명	초기 심전도 파형	특징 및 특이 소견	E-CPR
	심인성 쇼크	심근경색	심실세동, 무맥성 심실조동	갑작스러운 발병 및 흉통의 병력 심혈관계 질환의 위험성	◎
		심근염 & 심근증	무맥성 전기 활동, 심정지 심실세동, 무맥성 심실조동	수일 경과 서서히 진행되는 심부전 증상 심초음파에서 심근이 얇아지고 비대해진 모습	○
		급성대동맥박리	무맥성 전기 활동, 심정지 심실세동, 무맥성 심실조동	갑작스러운 발병 및 흉통의 병력 심초음파에서 심낭액 심초음파에서 상행대동맥 내 flap 왼쪽 흉강에 흉수	△ →×
	폐색성 쇼크	급성폐색전증	무맥성 전기 활동, 심정지	갑작스러운 발병 심초음파에서 우심실 부하 소견 혈전증 위험 병력 및 기왕력	◎
	혈액분포 이상성 쇼크	아나필락시스 쇼크	무맥성 전기 활동, 심정지	갑작스러운 발병·유발 요인(봉침 등) 전신 발적 발진	×
		신경원성 쇼크	무맥성 전기 활동, 심정지	병력에 의존	×
	순환혈장량 감소성 쇼크	대량 출혈	무맥성 전기 활동, 심정지	중증 외상 병력 FAST에서 체간 내 출혈 소견	×

술을 담당하는 의사로서 꼭 갖춰야 할 기술 중 하나라고 생각합니다.

Dr. Ogura : 'E-CPR의 적응증 판단에 있어서 어떻게 소생술을 실시할 것인가?'에 대해 정리해 보겠습니다. 심폐소생술은 C-A-B 접근법으로 진행됩니다.

- 심장 마사지를 시작하고, 기도 상태를 평가하고, 상기도에 이물질이 있으면 제거합니다.
- 그 후 기도를 확실히 확보하여 환기시키고, 그 환기를 평가하여 기도폐색이나 폐포 저환기에 의한 심폐정지가 발생했는가를 진단합니다.
- 이어서 초기 파형의 정보를 바탕으로 심폐정지의 원인이 심인성인지 아닌지를 감별하고, 병력 및 기왕증을 파악하면서 마지막으로 초음파를 활용하여 심폐정지의 원인에 대해 진단합니다.

표 5 초음파 검사를 시행하는 경우

급성 순환 부전	병태	병명	초기 심전도 파형	특징 및 특이 소견	E-CPR
	심인성 쇼크	심근경색	심실세동, 무맥성 심실조동	갑작스러운 발병 및 흉통의 병력 심혈관계 질환의 위험성	◎
		심근염 & 심근증	무맥성 전기 활동, 심정지 심실세동, 무맥성 심실조동	수일 경과 서서히 진행되는 심부전 증상 심초음파에서 심근이 얇아지고 비대해진 모습	○
		급성대동맥박리	무맥성 전기 활동, 심정지 심실세동, 무맥성 심실조동	갑작스러운 발병 및 흉통의 병력 심초음파에서 심낭액 심초음파에서 상행대동맥 내 flap 왼쪽 흉강에 흉수	△ →×
	폐색성 쇼크	급성폐색전증	무맥성 전기 활동, 심정지	갑작스러운 발병 심초음파에서 우심실 부하 소견 혈전증 위험 병력 및 기왕력	◎
	혈액분포 이상성 쇼크	아나필락시스 쇼크	무맥성 전기 활동, 심정지	갑작스러운 발병·유발 요인(봉침 등) 전신 발적 발진	×
		신경원성 쇼크	무맥성 전기 활동, 심정지	병력에 의존	×
	순환혈장량 감소성 쇼크	대량 출혈	무맥성 전기 활동, 심정지	중증 외상 병력 FAST에서 체간 내 출혈 소견	×

표 6 초음파 검사로 연상되는 병태·질환

초음파 검사 소견	병태	연상되는 급성 질환
우심실 확대	폐동맥 고혈압	급성 폐색전증
심낭액	심낭압전	급성 대동맥박리 급성 심근경색 및 free wall 파열
상행대동맥 내 falp	관상동맥 박리 및 폐색	급성 대동맥박리
흉강 내 Echo Free Space	혈흉 좌측 흉곽 혈흉	출혈성 쇼크 급성 대동맥박리 및 대동맥류 파열
복상 내 Echo Free Space	복강 내 출혈	출혈성 쇼크
중심정맥 내 혈전 목부 대동맥류 소견	중증 심부정맥 혈전증 후복막 출혈	급성 폐색전증 복부 대동맥류 파열

3 본 증례의 prehospital care 대한 설명

간호사 : 선생님! 실제 구급헬기의 사례를 설명해 주실 수 있나요? 특히 E-CPR을 결정한 부분을요.

Dr. Ogura : 알겠습니다.

간호사 : 무선 용어로 되어 있네요.

Dr. Ogura : 그렇습니다. 그럼 하나하나 살펴봅시다.

CS: □□ CS에서 △△ 구급헬기로 환자 1명을 보고합니다. 59세 남성. 공사장에서 작업 중 흉부 불쾌감을 느끼고 쓰러짐. Cardiopulmonary Arrest (CPA) 의심. 상황실 판단으로 구급헬기 요청. 심폐소생술 실시 요청 완료. 이상입니다.

Pilot: △△ 구급헬기. 알겠습니다.

Dr. Ogura : 위는 CS가 환자 정보를 헬기구급의사에게 전달하는 통화 내용을 발췌한 것인데, 어디가 중요한 정보인지 알 수 있을까요?

간호사 : 글쎄요, **'흉부 불편감, 실신'**이라는 부분인가요?

Dr. Ogura : 예. '흉부 불편감', '실신'. '이것은 **심인성 심폐정지**가 아닐까?'라고 직관적으로 느낄 수 있는 부분입니다. 그다음에는요?

레지던트 : **'심폐소생술 실시 요청 완료'**도 중요한 정보라고 생각합니다.

Dr. Ogura : 맞아요. 'CPR 실시 요청 완료'라는 것은 **'CPR 지도'**라는 뜻으로, '소방의 구급지휘부가 119에 신고한 사람을 통해 현장에 있는 일반인에게 CPR을 실시하도록 지시했습니다'라는 뜻이지요. 이 정보는 'chain of survival이 준수되고 있다'는 것을 확인하게 하지요. 그래서 헬기구급의사는….

구급헬기의사: △△구급헬기. □□ER 환자 이송치료 가능한가요?

ER응급의사: 여기는 □□ER입니다. △△ 구급헬기!

헬기구급의사: 59세 남성, 뇌졸중 CPA. 실신. □□ ER 환자이송 요청합니다. Full CPR. 이상

Dr. Ogura : 그러니까, '아직 기회가 있다! 망설이지 말고 신뢰할 수 있는 기지병원(□□

ER)으로 전력을 다해 이송을 해야 한다!'라고 무전으로 전하고 있지요.

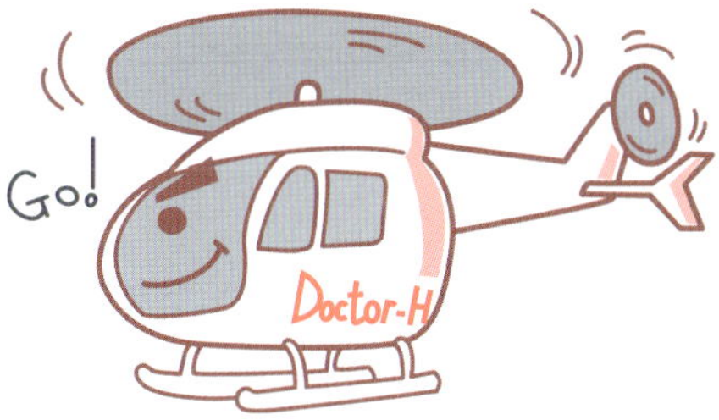

간호사 : 네. 이 짧은 대화에 서로 간에 뜻이 다 들어있군요.

레지던트 : 왠지 멋지네요.

Dr. Ogura : 네(웃음). 다음에는 구급대원으로부터 받은 정보를 구급헬기의사가 어떻게 처리했는지를 한번 보도록 하지요.

> **○○구급1:** 환자 정보를 보냅니다. 59세 남성. CPA. 초기 심전도 파형, VF. CPR 시행 후 AED를 작동시켰으나 VF가 지속됨. 여기까지. 어떻게 할까요?
>
> **헬기구급의사:** 알겠습니다. 계속해 주십시오.

Dr. Ogura : 이 정보로, 헬기구급의사는 **'초기 파형=심실세동 → 심인성!'**이라고 판단하며, 심폐정지의 원인 질환이 심인성이라는 확신을 하게 된 것 같아요.

> **○○구급1:** 기관 삽관, 정맥로 확보, adrenaline 투여. Advanced Cardiovascular Life Support (ACLS) 허가 바란다.
>
> **헬기구급의사:** ACLS. 알겠습니다. 단, 현장 출발을 우선시하고 즉시 랑데부 포인트로 이송하십시오.
>
> **○○구급1:** 알겠습니다.

Dr. Ogura : 그리고 현장 구급대원에게는 **무전기를 통해 ACLS**를 허가하지만, 자신과의 접촉이 늦어지지 않도록 즉시 랑데부 지점으로 이송하는 것을 우선시하고 있다는 것도 전달하고 있지요. 그 이유는 **'AED가 작동하지만 VF가 계속**되고 있다'고 하여 **치료에 반응 없는 지속성 VF로 소생에는 E-CPR이 필요할지도** 모른다고 생각하기 때문이지요. E-CPR이 필요한 경우에는 신속하게 병원으로 이송해야 합니다. 그래서 구급대원에게 이송을 우선순위에 두고 강조한 겁니다.

> **헬기구급의사:** 삽관, 8.0Fr. 24 cm 고정, 환기 OK. 구급대, 환기 4초에 한 번씩!
>
> **○○구급1:** 알겠습니다.

헬기구급간호사: 라인, 20 G, 좌측 중심정맥 확보. Adrenaline 1 @.
헬기구급의사: 감사합니다. 구급대원, LUCAS chest compression 장착!
○○구급1: 알겠습니다.
헬기구급의사: 심초음파 검사합니다. 우심실 OK, 심낭삼출. 대동맥 확대 없음. 늑막삼출 없음. 대동맥 박리 없음.

Dr. Ogura : 이 장면은 구급헬기의사가 직접 소생술을 하는 장면입니다. 심폐소생술이 시행되고 있는 가운데, 구급대원들과 협력하여 A → B → C의 순서로 심폐소생술을 시행하고 있습니다. 그리고 심초음파를 재빨리 실시하여 심인성 심폐정지의 원인 질환이 급성 대동맥 박리증이나 급성 폐색전증도 아니고, **급성 심근경색일 가능성이 매우 높다**는 결론에 도달했습니다.

헬기구급간호사: 파형 검사.
헬기구급의사: Sinus tachycardia(동성 빈맥). 목을 만져봅시다(경동맥 촉지). ST 분절이 올라갔습니다.

Dr. Ogura : 여기서 환자의 심박동이 재개된 후 심전도에서 ST분절의 상승이 확인되었고 급성 심근경색에 의한 심폐정지라고 확신합니다.

헬기구급의사: 그럼 stretch bed로 옮기겠습니다. 제 신호에 따라! 1, 2, 3! 좋아!
헬기구급간호사: 알겠습니다. 바이탈 체크.
헬기구급의사: … 다시 VF입니다! LUCAS chest compression 재시작. CPR 재개. 이대로 갑시다. 헬기 투입!

레지던트 : 선생님. 이 '이대로 가자. 헬기 투입!'이라는 것을 몰랐어요.

Dr. Ogura : 그럴 수밖에 없어요. 이것은 **헬기구급의사가 E-CPR을 완전히 염두에 두고 있다는 것을 보여주는 것입니다.** 급성 심근경색의 난치성 VF는 정말 급박하고 당황스럽게 하는 상황이지요. VF를 멈추기 위해 여러 가지 시도를 하기도 하지만, 헬기구급의사는 기지병원으로 이송하는 것을 최우선으로 삼고 있어요. 대대로 내려오는 집안의 가보(함부로 쓰지 않는 비법에 비유) = E-CPR이라는 것을 염두하고 있었던 것 같아요.

간호사 : 그렇군요. **그만큼 조기 이송을 중요하게 생각하시는군요.**

Dr. Ogura : 네. 사실 항부정맥제 투여는 헬기로 이송하는 동안에도 할 수 있습니다. 이 사례는 **조기 항부정맥제 투여보다는 조기 이송을 선택**한 것이군요.

구급헬기의사: △△ 구급헬기. 59세 남성. 난치성 VF로 총 6회 제세동 시행. 아미오다론 투여에 반응 없음. 옥상 착륙예정. E-CPR. Stand-by.

□□ ER: E-CPR. 알겠습니다!

Dr. Ogura : 마지막으로 헬기 안에서 **항부정맥제를 사용해도 VF가 멈추지 않았다**는 사실을 기지병원에 전달하고, **E-CPR을 준비**하라는 지시를 내린 것입니다.

간호사 : 네. 잘 알겠습니다. 구급헬기의사는 정말 여러 가지를 생각하고 판단하고, 그렇게 열심히 노력하고 있군요.

4 증례: E-CPR

증례 (계속)

59세 남성. 갑작스러운 흉부 불편감이 지속되어 심폐정지로 구급헬기 요청. 급성 심근경색으로 인한 난치성 VF로 구급헬기로 내원하여 심폐소생술이 계속되는 상태에서 심폐소생술이 시행되었다. 도착까지 제세동은 6회, amiodarone 투여를 받았으며, 발병 후 병원 도착까지 32분이 소요되었다.

응급실 경과

내원 후에도 VF가 지속되는 것을 확인하였고, 내원 직후 흉부 X선 사진에서 종격동 확장은 관찰되지 않았으며, 응급실 주치의에 의해 마지막 초음파 검사를 시행하여 우심실, 심낭삼출, 대동맥 박리, 복강 내 이상 소견은 없음을 확인하고 심폐소생술을 시행하였다. 이송 후 12분 후 심폐소생술이 시작되었고, 심혈관 조영실로 이동하였다. 심폐정지 발생 후 44분 만에 ECMO가 시작되었다.

혈액 가스 소견

(인공호흡기 설정 PC-SIMV, F_iO_2 100%, PEEP 10 cmH_2O, Pdrive 10 cmH_2O)

pH 7.13, PO_2 362 mmHg, PCO_2 45 mmHg, BE −9 mmol/L, Lactate 7.3 mmol/L

VF 지속에도 ECMO가 확립되고 CPR이 완료된 것으로 판단하여 제세동 없이 응급 CAG를 시행함. 소견은 proximal RCA 25%, 1st and 2nd RPL (right posterolateral a.).100% proximal LAD 50%였다. Culprit vessel은 병변 1st and 2nd RPL (right posterolateral a.)에 대해 응급 경피적관상동맥중재술(PCI) 및 IABP 삽입술을 시행하였다. 관상동맥 혈류 재개를 확인하고 제세동을 시행한 결과, 동조율로 회복되었다. 또한 cannulation 시행 측 대퇴동맥에 대한 bypass를 시행하여 하지 허혈을 피하고 ICU에 입원하였다.

ECMO setting

Drainage: 25Fr 우측 대퇴정맥을 통한 IVC drainage. medtronic Bio-Medicus®
Return: 19Fr 우측 대퇴동맥을 통한 복부 대동맥 return. medtronic Bio-Medicus®
좌측 대퇴동맥: IABP 삽입 (1:1 구동)
펌프: MERA HCS-CFP 시스템 HCF-MP23H 펌프
인공폐: MERA silicon coating porous polypropylene membrane Exelan®
회전수 2,650 rpm, 유량 3.5 L, sweep gas 3 L
냉온수조: 34°C 설정

E-CPR 후 활력징후

의식수준 JCS (Japan Coma Scale) 300 (진정 및 진통 시행), 혈압 85/27 mmHg (with IABP), HR 110 bpm, RR 12회/분 (인공호흡), SaO_2 100%, 체온 35.0°C (방광 온도)

E-CPR 장착 후 신체검사 소견

호흡음: 양측에서 경미한 수포음, 심음: I →, II →, III-, IV-, 심잡음 없음, 복부: 평평하고 부드러움, 동공: 오른쪽 2.5 mm, 왼쪽 2.5 mm, 동공반응 양측 모두 약함. ECMO cannula 삽입 부위: 중등도 출혈, 거즈 압박 중. 혈종 형성은 관찰되지 않음.

레지던트 : 야간에 한 명이 당직하는 2차 순환기 병원과는 다른 점이 있네요.

Dr. Ogura : 2차 순환기 병원과 응급센터 병원의 역할이 전혀 다르기 때문에 E-CPR은 응급센터에서만 할 수 있는 의료입니다. 그러나 응급센터 안에서도 결과를 남기려고 해도 잘 남기지 못하는 경우가 있습니다. 연계가 잘 안돼서 심폐소생술을 시행하기 전에 환자가 사망하거나, 심폐소생술을 시행할 수 있어도 ECMO 장착에 오랜 시간이 걸리기도 하지요. 의미 있는 심폐소생술을 시행하기 위해서는 **평소 조직 구성과 교육**이 중요합니다(그림 2). 이런 부분은 명

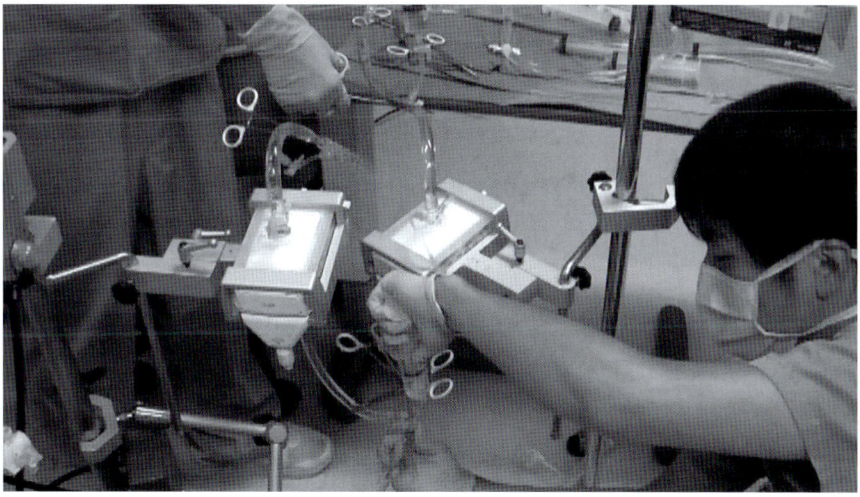

그림 2 Training 사진
(Color Atlas ❻ 참조)

확한 연구의 근거가 없는 부분이지만, 임상의 최전선에서 E-CPR을 하고 있는 저에게는 E-CPR의 결과를 좌우하는 가장 중요한 항목이라고 생각합니다.

레지던트 : 매일매일의 훈련이 왜 필요한지 이제는 알 것 같습니다.

간호사 : E-CPR은 장인정신이 필요한 기술인 것 같네요.

Dr. Ogura : 그리고 더 중요한 것은, **E-CPR이라고 해도 소생술이 완료된 이후 다음 단계는 순수한 ECMO 관리라는 점**입니다. ECMO 관리에 능숙하지 않은 시설에서는 E-CPR을 성공하더라도 결국 ECMO 관리에 실패하게 됩니다. 즉, E-CPR에 성공하여도 ECMO 관리가 부실하면, 그 결과로 축적되는 데이터는 'E-CPR 치료 성적이 좋지 않다'는 것이 되어 버립니다. 그런 데이터를 보고 있으면 'E-CPR이 의미가 있나?'라고 생각하게 되지요. 그래서 E-CPR은 ECMO에 능숙한 숙련된 구급센터에서만 좋은 결과를 낼 수 있는 의료행위라고 생각해요.

레지던트 : 넘어야 할 산이 많군요.

Dr. Ogura : 네. 그래서 우리도 ECMO 관리 시뮬레이션 훈련과 E-CPR 시뮬레이션 훈련을 정기적으로 하고 있어요. 그 교육에는 간호사들도, 저를 포함한 다른 과의 선생님들도 참여하게 하고 있어요. 그렇게 팀 퍼포먼스를 높이기 위한 노력을 매일매일 하고 있고, 그럼으로써 좋은 결과로 이어지고 있어요.

간호사　　: 왠지 고등학교 동아리 활동 같네요.

Dr. Ogura　: 열기가 뜨겁지 않습니까?

간호사　　: 예!

입원 후 경과

ICU 입실 후 저체온요법(Therapeutic Hypothermia, TH)을 실시했다. 냉온수층 34℃로 설정하고 24시간 지속했다. 그 후 1℃/일 속도로 복온하고, 복온 후에는 36℃로 체온을 유지했다. 관상동맥 재건 후 심박출량은 개선되었으나, 혈역학적으로 안정되지 않아 1일 7,000-10,000 mL의 용량 초과하여 경과를 보았다. 입원 3일째 체액과다로 인해 심인성 폐부종이 악화되었지만, 심기능의 회복과 함께 혈역학적으로 안정화되었으나, mixing point가 상행대동맥에서 하행대동맥으로 이동하여 상체 저산소혈증이 서서히 발현되었다.

다행히도 IABP의 지원만으로 혈압을 유지할 수 있을 것으로 예상되어 입원 4일째 V-A ECMO에서 V-V ECMO로 전환하였다. 그 후 일시적으로 신장대체요법이 필요했으나, IABP 지원 하에 제수를 시행하고 입원 7일째 V-V ECMO를 중단하고 다음날 IABP를 중단하였다. 입원 10일째 진정제를 중단하고 의식수준을 확인한 결과, Glasgow Coma Scale (GCS) E4VTM6이었기 때문에 입원 11일째 인공호흡기를 중단하고 입원 12일째 ICU에서 퇴실하였다.

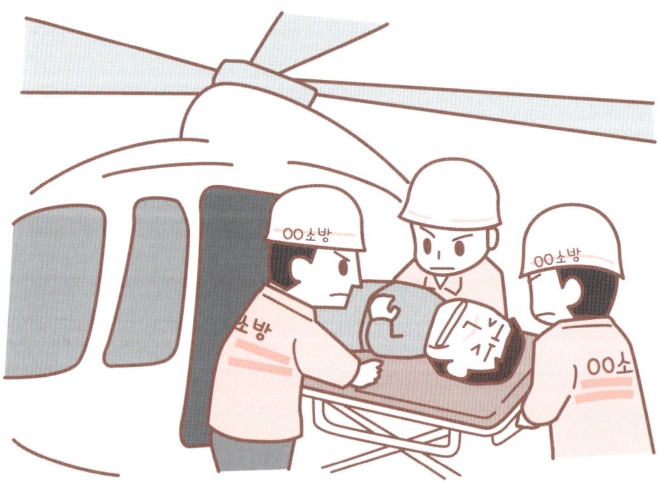

2 E-CPR의 이곳에 주목!

1 신속하고 정확하게 E-CPR을 시행하기 위해서는?

E-CPR은 무엇보다 속도가 생명입니다. 그러나 V-A ECMO를 신속하게 장착한다고 해도 실제 장착하기까지는 여러 가지 장애물이 존재합니다. 우선, 여러 번 언급한 바와 같이 **E-CPR의 적응증이 되는 질환인지 아닌지에 대한 정확한 진단이 필요**합니다. 출혈성 쇼크에 의한 심폐정지의 경우 V-A ECMO 도입의 적응증은 없으며, 이를 도입한 경우 오히려 환자에게 해가 될 수 있습니다. 또한 이후 cannula 삽입 시에도 **cannula가 다른 혈관으로 잘못 들어가거나 후복막강에 잘못 삽입되지는 않는지를 확인**하면서 시행하는 것이 필요합니다.

성급하게 cannula를 삽입하여 cannula가 후복막강으로 뚫고 삽입되면 당연히 ECMO는 drainage 불량으로 가동되지 않으며, 혈관 손상 및 후복막강 천공이라는 새로운 외상을 만들게 되므로, E-CPR에 대한 시도가 오히려 치명적인 결과를 보일 수 있습니다. E-CPR은 속도가 생명인 만큼, 잘못된 응급상황에서의 도입이나 도입 실패는 절대로 용납되지 않도록 해야 합니다.

2 RUSH Examination으로 shock 감별!

Dr. Ogura : 여기서 유용한 것이 **심초음파 검사**입니다. 심초음파는 비침습적인 검사이며, 베드사이드에서 시행할 수 있는 검사이기 때문에 소생술 현장에서 매우 유용합니다.[1] 심폐정지 환자의 원인 진단에 심초음파 검사가 유용하다는 보고는 없지만, 혈압 저하(급성순환부전) 시 원인 진단에 유용하다는 취지의 보고는 최근 증가하고 있어요.[2]

표 7 RUSH Examination

평가내용	순환혈장량 감소성 쇼크	심인성 쇼크	폐색성 쇼크	혈액분포 이상성 쇼크
심장 수축	Hyperdynamic	수축 약함		Hyperdynamic
심장 형태	심실 허탈	심장이 확장됨	심낭액 D-Shape 우심실 확장 심실내 혈전	-
심혈관내 혈액량	IVC 허탈	IVC 확장(변동 없음)	IVC 확장(변동 없음)	IVC 허탈
혈관외 혈액 저류	흉수(FAST) 복수(FAST)	흉수량 (Lung Rocket)	경정맥 확장	-
기타	-	-	흉막호흡성 변동 소실	-
혈관 이상	대동맥박리 복부 대동맥류	-	하지 DVT	-

- 허탈. Collapse
- DVT: Deep Vein Thrombosis
- IVC: Inferior Vene Cava
- Lung Rocket
  - Lung rockets. The B-line includes 7 criteria. Three are constant: 1) This is a comet-tail, vertical artifact. 2) It arises from the pleural line. 3) It moves in concert with lung sliding. Four criteria are quite always present. 4) It does not fade, descends up to the edge of the screen. 5) It is well-defined, laser like. 6) It is hyperechoic, like the pleural line. 7) It obliterates the A-lines. All these criteria make it always possible to recognize B-lines from other comet-tail artifacts (E-lines, Z-lines.). The B-line can be isolated, with little meaning. Multiple B-lines, like in this view (three being visible), are then called "lung rockets", and indicate interstitial syndrome - usually interstitial edema when seen in acute settings. (출처: researchgate.net)
- RUSH: Rapid Ultrasound for Shock and Hypotension

그중에서도 **RUSH Examination**[3](표 7)이라는 접근법은 심폐정지 환자의 평가에도 적용할 수 있습니다. RUSH는 Rapid Ultrasound in Shock protocol의 약자로, 쇼크 환자에 대한 심초음파 검사적 접근법을 묶어서 나타낸 것입니다. 평가 내용으로는 **심장, 중심정맥, 흉강내, 복강내, 대동맥, 흉벽**을 평가하며, 심낭액 유무, 좌심실 수축력, 우심실 부하 소견, 중심정맥 직경의 측정을 통한 혈관 내 용적 추정, 흉강 내 및 복강 내 체액 저류 유무, 대동맥 내 flap 및 대동맥류 유무, 대퇴 및 슬와부 정맥 내 혈전 유무, 흉막 운동을 평가합니다.

급성순환부전으로 인한 심폐정지는 이러한 쇼크를 보이는 병태를 거쳐 심폐정지에 이르는 경우가 많으므로, 쇼크 감별진단을 위한 초음파 검사를 시행하면 심정지 원인을 명확히 파악할 수 있는 가능성이 높아집니다. RUSH 검사는 **숙련된 의사라면 몇 분 안에 시행할 수 있으며**, 이를 시행함으로써 심폐정지 환자의 원인을 파악할 수 있어 매우 유용하다고 할 수 있지요.

3 Cannulation이나 혈관 puncture에도 초음파를 활용!

Dr. Ogura : 초음파를 통해 **대동맥이나 중심정맥을 평가할 때**, 그 내부를 통과하는 **ECMO cannula의 guidewire를 육안으로 확인**할 수 있습니다. Cannula가 중심정맥이나 common iliac artery에 적절하게 삽입되어 있는지를 초음파로 위치를 확인함으로써 이를 어느 정도 확신할 수 있습니다. 또한, **혈관 puncture** 시에도 초음파 영상을 guide 삼아 천자를 하면 혈관을 실시간으로 관찰하면서 puncture할 수 있기 때문인데, 특히 심폐정지 상태로 인해 해부학적으로 혈관이 collapse되어 혈관 puncture에 어려움이 있을 시에 잘 극복할 수 있습니다. 이처럼 심폐소생술 현장에서 초음파 검사는 매우 유용합니다. 그러나 심폐소생술 현장은 긴박한 곳입니다. **이러한 상황에서 초음파 진단 기술을 제대로 발휘하기 위해서는 평상시 훈련이 중요**하며, E-CPR을 담당하는 ECMO 팀은 잘 훈련된 팀이어야 합니다.

3 신은 디테일에 있다(E-CPR 편)

잠깐 설명

혈액응고 관리

심폐정지 시에는 당연히 전신의 세포가 산소 운반 부족으로 인해 손상을 입게 된다. 이러한 손상에 가장 크게 반응하는 세포 중 하나가 혈관 내피세포이다. 여러 연구에서 보고된 바와 같이 심폐소생술 후 이 혈관내피세포의 손상으로 인해 허혈성 재관류 장애로 인해 cytokine의 방출과 혈액응고 이상이 관찰된다.[4-6]

Cytokine 폭풍 속에서 혈관 내피세포의 손상 정도에 따라 혈액은 응고계가 항진하거나 용혈계가 항진하는 등 다양한 양상을 나타내며, 심정지후 증후군(Post-Cardiac Arrest Syndrome)에서 혈관 내피세포의 손상 정도는 심폐정지 시간이나 심폐소생술의 정도에 따라 다양하기 때문에, '심정지후 증후군의 혈액응고 이상은 OO이다'라고 단정적으로 설명할 수는 없다(그림 3).

그러나 우리 ECMO Physician은 이러한 변화 양상을 알 수 없는 혈액응고 이상 속에서 E-CPR을 시행하고, 그 후 ICU에서 ECMO 관리를 해나가야 한다. 지금까지 공부한 바와 같이, ECMO를 도입하는 것만으로도 혈전이 생기는 응고계의 활성화나 이를 용해시키려는 용혈계 이상이 동반되는 등 ECMO 도입 자체가 혈액응고 이상을 유발한다.

심정지후 증후군(Post-Cardiac Arrest Syndrome)에서 혈액응고 이상과 ECMO 도입에 의한 혈액응고 이상이 혼합된 병태 속에서 우리는 싸워야 한다. ECMO를 장착했다고 해서 아무 생각 없이 헤파린을 무작정 투여하면 예기치 못한 대량 출혈을 일으킬 수도 있고(소화관 출혈이나 비강 출혈, cannula삽입 출혈), ECMO 도입 자체가 혈액응고 혼란을 유발하기도 한다. 출혈을 두려워하여 항응고요법을 사용하지 않고 ECMO를 관리하다 보면 회로 내 혈전으로 인해 ECMO가 긴급 정지하는 경우도 있다(인공폐나 펌프안에서 혈전이 형성되는 경우가 많으며, 이런 경우 회로를 교체해야 하므로 의료비 낭비도 문제가 된다).

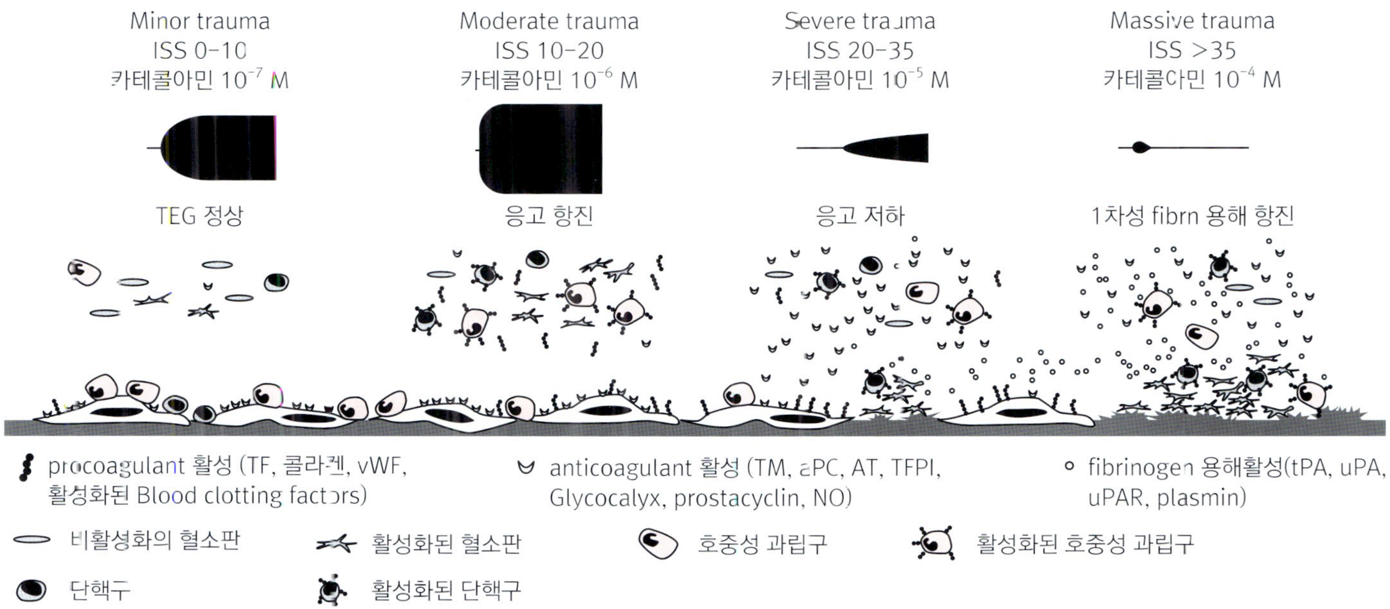

그림 3 혈관 내피세포 손상과 혈액응고 이상과의 관계

AT: anti thrombin, FDP: fibrin degradation products, ISS: injury severity score, NO: nitric oxide, PAI-1: plasminogen activator inhibitor 1, PC: protein C / aPC: activated protein C, TEG: thromboelastograph, TF: tissue factor, TFPI: tissue factor pathway inhibitor, TM: thrombomodulin, tPA: tissue plasminogen activator, uPA: urokinase plasminogen activator, uPAR: urokinase plasminogen activator receptor, vWF: von Willebrand factor

(참고문헌 7에서 인용)

일반적으로 ECMO 중 혈액응고 관리는 aPTT 모니터링과 unfractionated heparin 투여로 이루어지지만, 앞서 언급한 바와 같이 E-CPR 사례와 같이 'Critically ill'인 경우 혈액응고 관리는 그리 쉽지 않다. 혈액의 상태가 지금 어떤 상태인지 정확히 파악하기 위해서는 aPTT뿐만 아니라 섬유소분해산물(Fibrinogen Degradation Product, FDP), D-Dimer 등 다른 혈액학적 검사도 필요할 수 있으며, 경우에 따라서는 Thromboelastography (TEG)와 같은 비보험 검사가 필요할 수도 있다. ECMO Physician은 혈액응고계에 대해 잘 알고, 다양한 혈액검사를 통해 이 난해한 병태 속에서 안전하게 ECMO를 돌릴 수 있어야 하겠다. 항응고제의 선택도 신중해야 한다. 기본적으로 ECMO 관리 중에는 unfractionated heparin을 사용하는 것이 일반적이다. 그러나 용혈계가 우세한 경우에는 헤파린을 투여하지 않고 관리할 수도 있다. 심정지후 증후군에서의 혈액응고 관리는 매우 난해하다고 할 수 있으며, 명확한 관리 방법을 제시할 수 없어 안타깝지만, ECMO Physician은 혈액응고 관리에 대해 잘 알고 있어야 하겠다.

Part 5 참고문헌

1) Moore CL & Copel JA: Point-of-care ultrasonography. N Engl J Med, 364: 749-757, 2011
2) Volpicelli G, et al: Point-of-care multiorgan ultrasonography for the evaluation of undifferentiated hypotension in the emergency department. Intensive Care Med, 39: 1290-1298, 2013
3) Perera P, et al: The RUSH exam: Rapid Ultrasound in SHock in the evaluation of the critically lll. Emerg Med Clin North Am, 28: 29-56, vii ,2010
4) Adrie C, et al: Successful cardiopulmonary resuscitation after cardiac arrest as a "sepsis-like" syndrome. Circulation, 106: 562-568, 2002
5) Adrie C, et al: Coagulopalhy after successful cardiopulmonary resuscitation following cardiac arrest following cardiac arrest: implication of the protein C anticoagulant pathway. J Am Coll Cardiol, 46: 21-28, 2005
6) Wada T, et al: Coagulofibrinolytic changes in patients with disseminated intravascular coagulation associated with post-cardiac arrest syndrome--fibrinolytic shut down and insufficient activation of fibrinolysis lead to organ dysfunction. Thromb Res, 132: e64-e69, 2013
7) Johansson Pl & Ostrowski SR: Acute coagulopathy of trauma: balancing progressive catecholamine induced endothelial activation and damage by fluid phase anticoagulation. Med Hypotheses, 75: 564-567, 2010

3장
ECMO이기에 가능한 것들

Dr. Ogura : 기초 지식을 다룬 1장에 이어, 2장에서는 현장에서의 실제 사례를 통해서 이론과 실습 두 가지 모두 공부하면 자신감으로 이어지지 않을까요?

간호사 : 그렇네요. 왠지 모르게 ECMO 한지기 디 이상 두렵지 않게 되었습니다.

Dr. Ogura : 그래요! ECMO기 그렇게 어렵지는 않아요! ECMO는 정말 든든한 친구예요. 잘 사용하면 생각지도 못한 치료를 할 수도 있어요.

레지던트 : 생각지도 못한 치료요?

Dr. Ogura : 네! ECMO가 아니면 할 수 없는 치료법이 있는데, 바로 중환자 Awake(각성) 관리와 Early Mobilization(조기 활동 혹은 조기 퇴원)입니다.

레지던트 : 그게 뭐예요?

간호사 : Awake? Early Mobilization?

Dr. Ogura : 사, 바시박 강의 시작하기로 합니다!

레지던트 · 간호사 : 예!

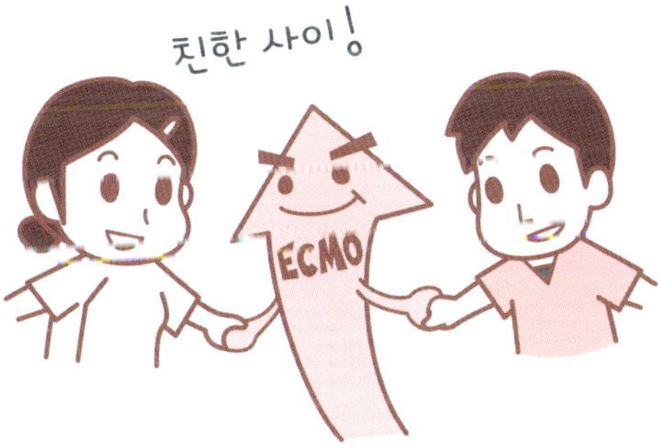

1 Awake ECMO 환자의 관리 - 편안함을 지향한다

1 왜 Awake ECMO가 필요한가?

간호사 : 선생님! 최근 **ECMO가 연결된 상태에서 환자를 깨우려는 시도**가 전 세계적으로 이루어지고 있다고 들었습니다. 일본에서도 몇몇 병원에서 시도하고 있는 것 같은데, 어떤 경위로 시작되었는지 말씀해 주시겠습니까? 매우 궁금합니다.

Dr. Aokage : 제가 Awake ECMO 환자를 본 것은 2011년 KAROLINSKA ECMO CENTER를 견학하러 갔을 때였습니다. 저로서는 처음 보는 치료법이었기 때문에 놀랐고, 그 당시에는 이런 관리가 6년 후에 전 세계적으로 보편화될 것이라고는 상상할 수 없었습니다.

간호사 : 처음 Awake ECMO 관리를 시작하신 선생님은 어떻게 그러한 생각을 하셨나요?

Dr. Aokage : 팔머 박사는 Awake ECMO를 처음 제안한 의사입니다. KAROLINSKA ECMO CENTER에서는 이미 2000년대에 이러한 관리 방법을 시행하고 있었습니다. 그는 환자를 **가능한 한 장기적으로 안정적으로 관리하기 위해서는 환자를 깨워야 한다**고 생각했습니다.

간호사 : 장기적인 관리를 위해 왜 깨워야 하는 건가요?

Dr. Aokage : 진정제를 사용해서 잠을 재우면 **진정제의 부작용**으로 혈압이 낮아지고, 소변량도 감소하고, 부종도 개선되지 않으며, 욕창이 생겨 감염에 취약해집니다. 관절은 강직되고 근력은 저하됩니다. 팔머 박사는 이러한 상태는 장기적으로 관리하기에는 부적합하다고 생각했습니다. 더군다나 깨어서 관리하게 되면서 또 다른 장점을 발견하게 되었습니다.

간호사 : 또 다른 장점이 있나요?

Dr. Aokage : **환자가 통증이나 괴로움 등 이상 징후를 알려주는 것**입니다. 뇌경색이나 출혈 합병증을 조기에 발견할 수 있었던 경우도 있었습니다. 하지만 가장 큰 장점은 환자와 대화할 수 있고, 환자가 원하는 것이 무엇인지, 치료에 대한 환자의 생각을 알 수 있으며, 환자와의 대화를 통해 직원과 가족의 유대관계를 잘 유지할 수 있다는 점입니다. 이렇게 **대화를 할 수 있다는 것은 여러모로 긍정적으로 작용합니다.**

간호사 : 그렇군요. 몇 주 동안 진정 상태의 환자를 계속 관리하다 보면, 환자가 회복될 것이라는 기대가 사라지는 경험도 있었는데 그걸 보면 선생님의 설명도 이해가 됩니다. '언제까지 이런 치료를 계속할 것인가'라고 노골적으로 말하는 의사도 나오고, '이제 심신의 한계에 다다른다'라는 생각이 든 적도 있었습니다.

레지던트 : 알아요. 그러한 상황을….

2 '기분 좋은 각성'이 중요하다

간호사 : 하지만 각성시켜도 섬망이나 불안, 호흡곤란으로 고통스러워하는 환자도 있잖아요. 어떻게 하고 계신가요?

Dr. Aokage : 사실 이것이 가장 어렵습니다. 각성은 **'기분 좋은' 각성**이 되어야 합니다. 편안한 상태로 관리하기 위해서는 먼저 **'감각적 편안함'**을 충족시켜야 합니다. 감각이란 시각, 청각, 후각, 미각, 촉각을 말합니다. 예를 들어, 보고 싶은 동영상을 보게 하거나, 음악을 들려주거나, 아이스크림이나 과일 주스를 먹게 하거나, 아프면 통증을 느끼지 않게 하는 등의 방법이 있지요. 그리고 **'공감적 태도'**입니다. "힘들었죠?", "하지만 치료는 잘 되고 있어요." 등의 말을 건네는 것으로 환자에게 용기를 북돋아 주고 신뢰 관계를 구축하는 것입니다. 그리고 **'정보 제공'**을 하는 것도 중요합니다. ECMO가 연결되어 깨어난 환자는 왜 자신이 병원에 있는지, 왜 ECMO가 장착되어 있는지, 앞으로 어떻게 될지 궁금해할 것입니다. 환자는 앞으로 어떻게 될 것인가에 대한 정보가 없어 불안할 수밖에 없습니다. 병세에 대해 편안하고 공감적 대도로 환자에게 전달할 필요가 있습니다.

그리고 마지막으로 **'지지'**입니다. 최선의 치료가 계속되고 있다는 것을 보장하고, 환자가 하고 싶은 말을 경청하고 이해해 주는 것이 중요합니다. 이러

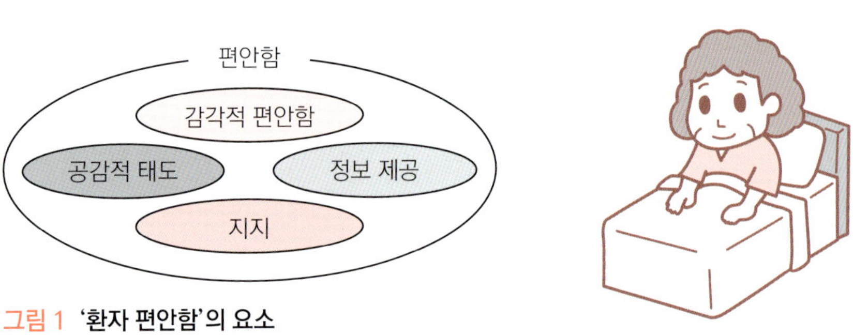

그림 1 **'환자 편안함'의 요소**

한 '감각적 편안함', '공감적 태도', '정보 제공', '지지'를 통해 환자에게 '편안함'을 제공합니다(그림 1).

간호사 : 간호는 원래 그런 느낌이 주가 됩니다. 하지만 ICU에서는 의식하지 않으면 곧 잊어버리게 되죠.

레지던트 : 그렇다고 해도 섬망 상태라면 환자에게 설명해도 내용을 이해하지 못한다고 할 수 있지요. 호흡이 힘들어 보여서 깨우는 것이 더 환자에게 힘들게 하는 것은 아닐지요.

Dr. Aokage : 각성은 **매일매일 노력하는 것이 중요**합니다. 시작 시에는 각성 1시간 만에 호흡이 빨라지거나 난동을 부리는 경우가 종종 있습니다. 그 경우에는 안전상의 이유로, 진정이 필요하게 됩니다. 그러나 그때 '이 환자는 진정제를 끊으면 난동을 부리니까 앞으로는 계속 잠을 재운 채로 관리하자'라고 생각하는 것이 아니라 '오늘은 실패했지만 내일은 괜찮을지도 모른다'라고 긍정적으로 생각하며 매일매일 도전해야 합니다. 오늘은 1시간, 내일은 1시간 15분. 그렇게 점차 깨어있는 시간을 늘려가는 것입니다. 환자에게는 상황에 적응할 수 있는 능력이 있습니다. 그 적응력에 기대를 걸고, 여러 가지 시행착오를 거치면서 조금씩 깨어 있을 수 있는 조건과 환경을 탐색하는 것입니다.

3 약물에 의한 지원

간호사 : 약물을 사용하는 것도 안정된 각성 상태에 도움이 되지 않나요?

Dr. Aokage : 좋은 지적이라고 생각합니다. 재활치료, 동증관리, 병실환경 정비를 통해 각성을 촉진하는 것이 가장 중요하지만, 현실적으로 약물로 지원하는 것도 필요하긴 합니다. KAROLINSKA ECMO CENTER의 기본 전략은 **급성기**에는 모르핀, 미다졸람, **근이완제** 등을 사용하여 깊은 진정상태를 시행합니다. 이후 **장기전(1주일 이상 관리)**으로 넘어가는 경우, 초기에 **기관절개술을 시행**합니다. 기관절개술을 시행하고, 각성할 수 있는 시기에 **근이완제를 중단하고, 미다졸람을 감량하고, 모르핀과 dexmedtomidine으로 각성을 유도합니다.** 이때 근이완제를 한꺼번에 완전히 중단하지 않고, 저용량을 사용하여 '약간 동작을 약하게 하는' 정도로 사용하는 경우가 많습니다. 저용량의 근이완제를 사용하면 노력성호흡(forced breathing exercise)에 의한 급격한 transpulmonary pressure의 상승을 방지하여 안정적인 인공호흡을 얻을 수 있고, 급격한 동작으로 인한 기도 삽관했던 관, cannula, 중심정맥 catheter가 빠지는 경우를 예방할 수 있습니다.

어느 정도 안정적으로 깨어 있을 것 같은 상황에서 oral intake에 문제가 없다면 점차적으로 **정맥주사 진정제**나 **모르핀을 경구용 진정제로 바꿉니다.** Benzodiazepine 계열의 사용을 최소화하고 **antipsychotic 약물**을 사용합니다. Dexmedtomidine은 완전히 각성을 얻을 수 있는 상황이라면 중단하지만, 실제로는 장기적으로 사용해야 하는 경우가 많습니다.

4 각성상태가 단점이 되는 경우에서 대응

간호사 : 공부가 많이 됩니다. 그런데 반대로 **각성이 적응이 되지 않는 상태**도 있나요?

Dr. Aokage : 예를 들어, **기흉**이 발생한 경우에는 진정제를 사용한 후 근이완제를 사용하여 며칠간 자발호흡을 억제하고 폐를 쉬게 합니다. 폐포 출혈이나 심한 폐부종으로 거품 같은 분비물이 다량으로 배설되는 상황도 마찬가지입니다. 그 외 강한 exertional dyspnea 등으로 transpulmonary pressure가 매우 높아지는 **'질 나쁜 호흡'이나 기침이 심할 때**는 진정제가 필요합니다. 깨우는 것이 절대적으로 옳은 것은 아니며, 상황에 따라서는 진정시키는 것이 좋을 수도 있습니다.

각성은 장기적인 관리를 염두에 두고 시행하는 것이며, **각성시키는 것이 폐 보호나 질병 회복에 불리한 경우에는 시행하지 않는 것이 좋겠습니다.**

간호사 : '각성'에도 각각 장단점이 있군요. 균형이 중요하네요. 하지만 단점 중 하나인 **cannula 사고**, 즉 cannula 제거는 아무래도 곤란한 경우입니다. 환자가 잠을 자고 있으면 그런 편이 더 편할 것 같다는 생각이 듭니다.

Dr. Aokage : Cannula 제거 사고를 예방하기 위해서는 직원들의 의식과 교육도 중요합니다. 예를 들어, 각성 시도를 할 때 **직원의 눈에 잘 띄는 곳에 침대를 배치**하거나, 환자의 얼굴을 움직일 때는 **cannula 삽입부를 확인하고 손으로 고정 여부를 확인하고 점검하는 습관을 들이는 것**이 중요합니다. 환자가 난동을 부릴 때 즉시 진정제나 근이완제를 투여할 수 있도록 약물을 준비해 두는 것도 중요합니다. 환자의 안전을 위해 cannula 고정도 중요하며, 고정실이 풀렸는지 확인하거나 튜브가 조금 움직여도 튜브가 튀어나오지 않도록 여유를 두고 침대나 시트에 고정합니다.

사실, **깨어날 수 있는지 여부는 의료진의 능력과 기술에 따라 달라집니다.** 우선 ECMO의 기본적인 간호 기술, 즉 ECMO 환자의 얼굴 방향과 체위 조정(중간 위치에서 cannula가 찌르지 않는 위치), 균형 잡힌 억제, cannula 보호 및 유지, 튜브와 시트 고정, 튜브의 위치 조정, ECMO 장비의 위치 조정 등을 숙지해야 합니다. 이 세세한 행동지침 · 현장 정비는 매뉴얼화하는 것이 좋겠습니다. 안전을 위해 의식적으로 행동하는 것이 중요합니다.

간호사 : 간호사의 역할이 조금이나마 보이기 시작했습니다!

5 환자와 가족에 대한 배려를 잊지 말자!

Dr. Aokage : 그리고 잊지 말아야 할 것은 환자의 가족입니다. **가족**은 환자에게 가장 큰 힘이 되는 존재입니다. 하지만 장기적인 관리로 인해 가족들의 부담과 불안이 커질 수 있습니다. 의료진은 가족과의 면담을 통해 가족도 지원해야 합니다. 예를 들어, 침대에 피가 묻어 있는 환경은 가족에게 다소 불안을 가중시키므로 유의해야 합니다. 또한 가족 중에는 환자와의 면회는 치료에 방해가 되기 때문에 면회를 꺼리거나, 면회 시 심박수나 혈압이 올라가는 것을 모니터로 보고 걱정을 하는 가족도 있습니다. 면회는 가족들에게도 쉽지 않은 일이기 때문에 '방문해 주셔서 감사합니다.', '환자도 기뻐하실 겁니다.' 등 가족들에게 **긍정적인 말을 건네면서 면회에 대한 거부감을 줄여주는** 시도도 좋습니다.

Dr. Aokage : 의사도 환자에 대한 배려가 필요합니다. 검사를 시행함에도 빡빡한 스케줄을 짜지 않는 것이 좋습니다. 긴급한 경우를 제외하고는 너무 많은 **처치나 검사를 몰아서 시행하지 말고, 일어나서 생활하고 잠을 자는 하루의 리듬을 만드는 것**이 중요합니다. Awake ECMO 환자의 관리는 중환자실 환자 관리보다는 일반 병동 환자 관리에 더 가깝다고 할 수 있습니다. 다만, ECMO 환자는 행동의 자유가 제한되고 스스로 움직일 수 없기 때문에 **날짜 감각이 없어지기 쉽습니다.** 매일 단조롭고 지루한 나날을 보내다 보면, 날짜뿐만 아니라 계절도 구분하지 못하는 환자들도 있습니다. 저 같은 경우는 손을 움직일 수 있게 되면 날짜 감각을 잃지 않도록 일기를 쓰게 한 적도 있었습니다. KAROLINSKA ECMO CENTER에서 퇴원 후 추적 관찰을 통해 인지기능을 검사하고 있는데, **완전히 깨어있는 상태로 관리된 환자라도 ECMO에 대한 기억이 거의 남지 않는 경우가 있었습니다.** 약간 기억하고 있는 것은 생일파티를 한 것, 계절에 맞는 행사를 한 것, 멀리서 친구가 면회 온 것 등 특별한 이벤트에 대해서만 기억하고 있었습니다.

레지던트 : 그런 상태가 기억에 남지 않는군요.

Dr. Aokage : 팔머 박사는 Awake ECMO 환자에게 필요한 것은 **엔터테인먼트와 놀라움**이라고 말합니다. 그는 ECMO 환자의 인지기능을 유지하기 위해 생일파티를 열어주고, 화장이나 염색을 허용하고, 가족과 함께 커피나 와인을 마시는 것을 허용하는 등 ICU 환자답지 않은 일들을 통해 지루한 ICU 생활을 조금이나마 즐겁게 만들려고 노력했습니다. 이처럼 전신 상태뿐만 아니라 정신적인 면에서도 안정된 관리를 할 수 있도록 KAROLINSKA ECMO CENTER에서는 여러 가지 노력을 기울이고 있었습니다. 일본의 중환자실에서는 볼 수 없는 광경이었고, 저도 당시 배울 점이 많았습니다. 이러한 관리가 Awake ECMO, 그리고 ICU 관리의 핵심이라고 생각합니다(그림 2는 깨어있는 환자의 사진).

간호사 : Awake ECMO는 어려울 것 같지만, 역시 해볼 만합니다.

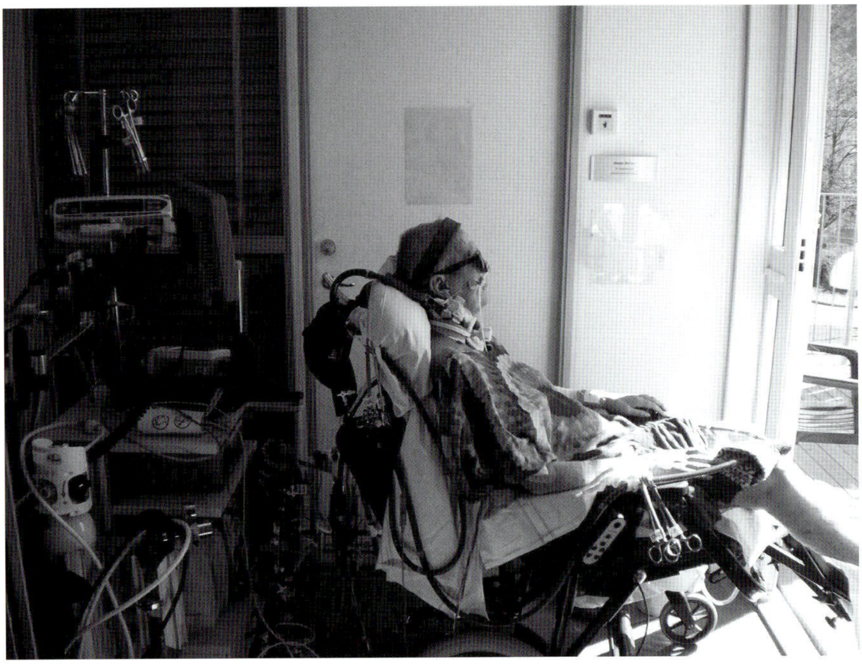

그림 2 발코니에서 일광욕을 하고 있는 ECMO 환자

POINT

- Awake ECMO의 가장 큰 장점은 환자와의 커뮤니케이션이 가능하다는 점이다.
- '기분 좋은' 각성을 위해서는 '감각적 편안함', '공감적 태도', '정보 제공', '지지'가 필요하다.

Part 7 Early Mobilization

1 ECMO 환자의 일상으로의 복귀를 목표로

Dr. Ogura : Dr. Aokage 선생님, Awake ECMO에 대한 이야기 감사합니다. Awake ECMO가 멋지네요. 중증 환자 관리의 최고봉이라고 생각합니다. 이번 세션에서는 Awake ECMO를 더욱 발전시킨 ECMO의 **Early Mobilization**에 대해 말씀드리고자 합니다.

레지던트 : Early Mobilization이란 무엇인가요!

Dr. Ogura : Early Mobilization이라는 것은 쉽게 **조기 퇴원**이라고 말할 수 있습니다 (그림 1).

간호사 : 그런 용어는 들어본 적 있어요.

Dr. Ogura : 네. Early Mobilization은 Awake ECMO의 연장선상에 있는 것으로, ECMO 환자를 단순히 'Awake'라고 하는 것만으로는 환자는 나아지지 않을 것입니다. 퇴원이라는 것은 바로 침대에서 벗어난다는 의미인데, 그것은 즉 **'병상에서 사회로 복귀하는 것'**을 나타내는 임상용어라고 저는 생각합니다. 실제로 여러분, ECMO를 장착한 환자가 사회로 복귀하는 모습을 쉽게 상상할 수 있는가요? 퇴원하고, 내 발로 걷고, 회사에 가서 일을 하고, 월급을 받고, 사고 싶은 것을 사고, 좋아하는 사람과 자유로운 시간을 보내는 그러한 일상을 되찾을 수 있을까요?

간호사 : 상상해 본 적도 없었어요.

Dr. Ogura : 우리가 상상하기 힘든 것들을 환자 본인은 상상할 수 있을까요?

레지던트 : 힘들다고 생각합니다

Dr. Ogura : 환자가 평범한 일상으로 돌아가는 것을 상상할 수 없다는 것은, 병으로 인해 병상에 누워 있는 상태에서 그 직전까지 손에 쥐고 있던 평범한 행복한 일상으로 돌아가는 것을 상상할 수 없다는 뜻입니다. 미래의 나 자신에 대한 희망을 가질 수 없다는 뜻이지요.

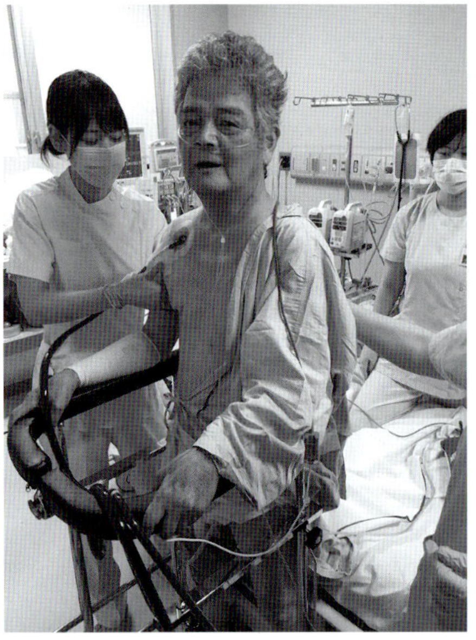

그림 1 Early Mobilization을 시행 중인 환자

간호사 : 슬프네요. ECMO를 장착하면 이제 인생이 끝나는 것 같아서요.

Dr. Ogura : 제가 대학에서 배운 것이지만, **우리는 병을 진료하는 것이 아니라 환자를 진료하는 것이고**, 이제는 환자를 진료하는 의료를 ECMO를 통해서도 해봅시다. Early Mobilization은 그런 뜨거운 마음을 임상적으로 표현할 수 있도록 도와주는 evidence based medicine입니다.

레지던트 : Early Mobilization에 대해 공부하고 싶어졌어요!

Dr. Ogura : 좋아요. 그럼 마지막으로 일반적인 Early Mobilization과 ECMO에서의 Early Mobilization에 대해 공부하고 이 책의 강의를 마무리하도록 합시다.

2 Post Intensive Care Syndrome (PICS)

1 장기 장애로 인한 신경근육 질환

Dr. Ogura : 지난 수십 년 동안 전 세계 ICU에서는 패러다임의 전환이 일어나고 있습니다. 환자를 깊숙이 묶어놓고, 안정(안전)하게 관리하려는 정책에서, **환자를 빨리 깨워서 빨리 움직이려는 정책으로 바뀌고 있는 것**입니다.

레지던트 : 왜 그런 방향으로 전환하게 되었습니까?

Dr. Ogura : 명확하게 말하자면, "환자를 편하게! 안전하게!"라는 생각으로 환자를 진정시키는 것이 오히려 환자를 더 나빠지게 하는 것이 분명해졌기 때문인데, 이것을 Post Intensive Care Syndrome (PICS)이라고 합니다.

간호사 : PICS?

Dr. Ogura : PICS의 그 원리 혹은 이유는 아직 명확하게 밝혀지지 않았지만, 그 병태의 일부는 **신경과 근육의 이상**이라고 알려져 있으며, ICU 환자 1,421명 중 655명(46%)에서 신경과 근육에 이상이 있다는 보고,[1] 그리고 인공호흡기 관리를 받은 환자의 25-30%에서 신경과 근육의 저하가 나타났다는 보고가 있습니다.[2,3] 급성호흡곤란증후군(ARDS) 환자에서는 그 비율이 60%에 이른다는 보고,[4] 그리고 패혈증 환자에서도 마찬가지로 35-70%의 환자에서 근력저하가 관찰되는 것[5-7] 등이 PICS의 존재를 우리에게 각인시키는 데이터들입니다. 바로 중환자실 환자의 신경 및 근육 이상은 **장기 손상**의 하나라고 할 수 있습니다.

레지던트 : 장기장애 중 하나라니. 생각해 본 적도 없었어요.

간호사 : 하지만 선생님. 신경과 근력 이상은 중환자실에 입실하고 어느 정도 시간이 지나면 시작되나요?

Dr. Ogura : '입실하는 그때부터'입니다.

간호사 : ICU에 입실했을 때부터요?

Dr. Ogura : 예 그렇습니다. 환자의 근육은 중환자실 입실 1일째부터 위축이 시작되어 3일째에는 5%, 10일째에는 평균 18%까지 위축됩니다.[8)]

레지던트 : 충격입니다.

Dr. Ogura : 이러한 근력저하는 환자가 중증일수록 일찍 시작되며, 그 피해는 큽니다. ECMO 환자는 특히 PICS의 영향을 많이 받는다는 생각은 그렇게 어렵지 않다고 생각합니다.

간호사 : 이 근력 저하를 막으려면 어떻게 해야 하나요?

Dr. Ogura : 움직여 줘야 합니다.

POINT

- PICS라는 신경근 질환은 ICU의 장기 장애 중 하나이다.
- PICS는 ICU 입실 초기부터 발병한다.

3 Early Mobilization

1 이름 그대로 조기에 퇴원을

Dr. Ogura : 환자를 움직이게 해야 합니다. 이것이 현재로서는 PICS에 대해 할 수 있는 유일한 방법이라고 할 수 있습니다. 그럼 언제부터 하는 게 좋을까요? 그것은 **ICU 입실 당일부터**입니다.

레지던트 : 그날부터요?

Dr. Ogura : 네, 그날부터입니다. PICS는 ICU 입실 때부터(아니, 그 이전부터?) 시작합니다. Passive exercise도 active exercise도 상관없이 환자를 1일째부터 움직인 경우와 1주일이 지난 후에 움직이기 시작한 경우, 환자의 신체기능은 현저하게 달라져[9] 빨리 움직이기 시작할수록 환자의 신체기능이 잘 유지될 수 있습니다. 즉, 빨리 exercise를 시작하지 않으면 PICS가 진행되어서 이후 재활을 해도 환자의 신체기능을 회복시키기가 어렵게 됩니다.[10,11]

간호사 : 네. 그런데 **그런 ICU에 입실하자마자 바로 움직이기 시작하면 위험하지 않나요**?

Dr. Ogura : 누구나 걱정하는 일이라고 생각합니다. 하지만 **결론부터 말하자면, 위험하지 않고 오히려 장점이 더 크다는** 것을 알게 됩니다. 조기 퇴원의 안전성은 수많은 논문에서 입증된 바 있습니다.[12,13]

간호사 : 하지만 그래도 뭔가 걱정이 됩니다. 조기에 퇴원시키는 것에 대한 거부감이 있다고 해야 하나요.

Dr. Ogura : 그것을 '장벽'이라고 말할 수도 있는데요, Early Mobilization의 장벽은 여러 가지가 존재합니다. 대충 열거를 하면, ① 퇴원 기준의 모호함, ② 불명확한 위험요소 관리법, ③ 퇴원 전문가 부족, ④ 전문 퇴원팀 부재, ⑤ 퇴원에 대한 준비 부족(목표 설정, 진통 · 진정제의 정리, 타과들과의 ICU 관리에 대한 이견), ⑥ ICU 지원, 비용 문제, ⑦ 의사와 의료종사자의 관심 부족 등입니다.

레지던트 : 여러 가지가 있네요.

2 Early Mobilization의 전문가는 누구?

Dr. Ogura : 일본에서는 해외와 ICU의 문화가 많이 달라서 Early Mobilization이라는 의료에 책임감을 가지고 임하는 전문가가 없습니다. 또한, 이를 담당할 의료 집단도 없습니다. Mobilization을 다루는 전문의가 없다는 것은 Mobilization을 하는 기준, 방법, 팀 구성, 그리고 그것을 시행하는 데 있어서의 리스크 관리가 매우 어렵다는 것을 의미합니다. 즉, 모든 것을 책임지고 관리할 수 있는 사람이 없다는 것을 의미하지요. 간호사 선생님이 말하는 막연한 불안감은 아마도 전문가(책임자)가 존재하지 않기 때문일 것입니다. 그렇지 않은가요?

간호사 : 그렇죠. 책임자가 없다는 것은 누구에게 상담하면 좋을지 모른다는 것이고, 퇴원한다고 해도 어떤 환자를 어떻게 움직이게 할 것인지, 그리고 만일의 경우에는 어떻게 대응해야 하는지, 문제 발생 시에 잘 대응할 수 있는지를 제대로 파악하지 않으면, 역시 부담감이 더해집니다. 환자에게 무슨 일이 생기고 나서야 후회해도 소용없으니까요.

Dr. Ogura : 이런 불안을 느끼는 사람은 비단 간호사 선생님뿐만이 아니겠지요. ICU에 환자를 맡기는 주치의 선생님도 분명 불안할 거라고 생각합니다. 이러한 불안을 느끼는 의료진에게 데이터와 실적으로 안심시키고, 안전한 Early Mobilization을 증명해 보이지 않으면, 그 문화는 정착되지 않기 때문에 Early Mobilization의 전문가가 필요합니다.

레지던트 : 하지만 선생님, 그 Early Mobilization 전문가는 도대체 어떤 과의 선생님이 되는 건가요? 구체적으로 떠오르지 않는데요.

Dr. Ogura : 좋은 질문입니다! 제 생각에는 아마도 **ICU 전담 의사**라고 생각합니다. ICU에 입원한 환자의 상태를 가장 잘 파악하고 있는 분은 ICU 전담 의사이고, 유사시 즉각적으로 대응할 수 있는 것도 ICU 전담 의사라고 생각합니다.[14,15] 앞으로의 Early Mobilization은 ICU 전담 의사가 담당해 나간다고 해도 과언이 아니라고 생각합니다.

간호사 : 선생님! 기대하고 있습니다!

Dr. Ogura : 맡겨주세요!

POINT

- Early Mobilization은 ICU에 입실하는 즉시, 가능한 한 빨리 as soon as possible!
- Early Mobilization은 장점이 크다.
- ICU 전담 의사를 중심으로, Early Mobilization의 장벽을 극복하자.

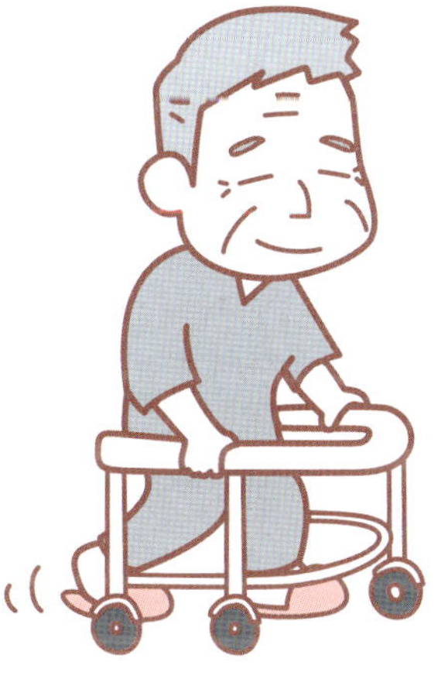

4 ECMO의 Early Mobilization

1 단순한 Awake에 만족하지 마라!

Dr. Ogura : ECMO 환자에게도 Early Mobilization은 절대적으로 필요합니다. Awake ECMO에 대해 공부했지만, 그것은 단지 'Awake', '단순히 각성을'이라고 말하는 것이 아니라, ECMO가 장착된 상태에서도 제대로 퇴원시키자는 것이 진정한 의미의 Awake ECMO라고 생각합니다. 물론, 애초에 일반적인 Early Mobilization이 되어 있지 않은 ICU에서 ECMO 환자를 적극적으로 퇴원시키는 것은 불가능하기 때문에, ECMO 환자의 Early Mobilization을 위해서는 먼저, 확고한 ICU의 Early Mobilization 시스템이 필수적입니다. 또한, ECMO 환자의 Early Mobilization을 하려고 생각한다면, 위험 관리의 관점에서도 ECMO에 대한 지식이 있는 사람이 주도해야 합니다. **ECMO 환자의 Early Mobilization은 ECMO 팀과 Early Mobilization 팀 양측의 협력이 있어야만 실현될 수 있습니다.**

레지던트 : 그렇군요. 일반 ICU 환자보다 ECMO를 장착한 환자의 Mobilization이 더 어렵다고 예상할 수 있습니다. ECMO에 문제가 생기면 그때 ECMO를 포함한 다양한 문제에 대응할 수 있는 의사는 ECMO를 조작할 수 있는 의사 외에는 아무도 없다고 생각합니다. ECMO를 장착한 환자의 경우에는 ECMO 팀의 협력이 필수적이라고 생각합니다!

Dr. Ogura : 제가 ECMO를 공부한 케임브리지 대학의 Papworth 병원이나 King's College London의 St Thomas' 병원에서는 ICU에 배치된 물리치료사, 담당 간호사, ECMO specialist (ECMO 간호사), 그리고 ECMO 전담 의사(지도의사 또는 전임의)가 팀을 이루어 Mobilization 팀을 구성하고 있습니다. ECMO에 문제가 생기면 즉시 대응할 수 있도록 응급 소생술 세트를 항상 가지고 다니며 회진했던 것이 기억에 남습니다.

간호사 : 엄청난 인력을 투입하고 있군요.

Dr. Ogura : 환자가 중증일수록 환자에게 장착하는 의료기기가 많아지는 반면, 중증 환자일수록 PICS가 중증화되기 쉽기 때문에, 이 딜레마에서 벗어나기 위해 노력해야 하며, 인력과 의료 자원을 아낌없이 투입해야 합니다. 실제로 그렇게 함으로써 입원 기간이 단축되거나,[16] ICU 체류 기간이나 인공호흡기 관리 기간이 짧아지고,[17] 결과적으로 **의료비 절감**으로 이어져[17,18] **PICS에 대한 조기 대응이 결과적으로 사회 전체에 좋은 영향을 미치게 되는 것**이지요.

레지던트 : 일본(한국)도 빨리 깨달아야 합니다. ECMO가 장착되는 중증 환자야말로 Early Mobilization이 필요한 환자들이니까요!

Dr. Ogura : 네. ECMO 환자에게 Awake & Mobilization은 매우 큰 이점이 있습니다. 특히 손상된 폐의 회복을 기대할 수 없어 폐 이식밖에 방법이 없는 중증 환자에서 Awake ECMO & Early Mobilization을 통해 폐 이식 후 생존율이 향상된다는 데이터도 있습니다.[20,21] 폐 이식 전에 PICS가 완성되어 일어나지도 걷지도 못하는 환자의 폐 이식이 성공할 확률이 높을 리가 없겠지요. 폐 이식이 필요할 정도로 중증인 경우 Awake ECMO & Early Mobilization이 효과적이라면, 상대적으로 경증인 경우에는 어떻게 해야 할까요?

간호사 : 예?

레지던트 : **PICS를 최소화하면서 ECMO 관리를 하는 것이 환자의 예후가 좋을 것** 같다는 것은 쉽게 생각할 수 있습니다.

Dr. Ogura : 사실, Mobilization이 anti-inflammatory cytokine을 유의하게 유도하는 것이 확인되었으며,[22] Mobilization이 ARDS와 같은 염증성 원발성 질환에 대한 보조요법이 될 가능성까지 거론되고 있습니다. 놀랍지 않습니까?

레지던트 : ECMO 하면서 Mobilization! 좋은 점이 생각보다 많이 있군요!

Dr. Ogura : 네. 그래서, ECMO 팀을 만들어 Early mobization 팀과 연계하여 ECMO 환자를 PICS로부터 보호하도록 합시다!

Part 7 Early Mobilization

POINT

- ECMO와 Mobilization의 다직종 팀의 연계로 ECMO 환자의 Awake ECMO & Mobilization을 실현하자.

Part 7 참고문헌

1) Stevens RD, et al: Neuromuscular dysfunction acquired in critical illness: a systematic review. Intensive Care Med, 33: 1876-1891, 2007
2) De Jonghe B, et al: Paresis acquired in the intensive care unit: a prospective multicenter study. JAMA, 288: 2859-2867, 2002
3) de Letter MA, et al: Risk factors for the development of polyneuropathy and myopathy in critically ill patients. Crit Care Med, 29: 2281-2286, 2001
4) Bercker S, et al: Critical illness polyneuropathy and myopathy in patients with acute respiratory distress syndrome. Crit Care Med, 33: 711-715, 2005
5) Witt NJ, et al: Peripheral nerve function in sepsis and multiple organ failure. Chest, 99: 176-184, 1991
6) Tepper M, et al: Incidence and onset of critical illness polyneuropathy in pati ents with septic shock. Neth.I Med, 56: 211-214, 2000
7) Khan.I, et al: Early development of critical illness myopathy and neuropathy in patients with severe sepsis. Neurology, 67: 1421-1425, 2006
8) Puthucheary ZA, et al: Acute skeletal muscle wasting in critical illness. JAMA, 310: 1591-1600, 2013.
9) Schweickert WD, et al: Early physical and occupational therapy in mechanically ventilated, critically ill patients: a randomised controlled trial. Lancet, 373: 1874-1882, 2009
10) Walsh TS, et al: Increased Hospital-Based Physical Rehabilitation and Information Provision After Intensive Care Unit Discharge: The RECOVER Randomized Clinical Trial. JAMA Intern Med, 175: 901-910, 2015
11) Puthucheary ZA, et al: Acute skeletal muscle wasting in critical illness. JAMA, 310: 1591-1600, 2013
12) Bailey P, et al: Early activity is feasible and safe in respiratory failure patients. Crit Care Med, 35: 139-145, 2007
13) Morris PE, et al: Early intensive care unit mobility therapy in the treatment of acute respiratory failure. Crit Care Med, 36: 2238-2243, 2008
14) Society of Critical Care Medicine: Guidelines for the definition of an intensivist and the practice of critical care medicine. Guidelines Committee; Society of Critical Care Medicine. Crit Care Med, Apr 20: 540-542, 1992
15) Gutsche JT & Kohl BA: Who should care for intensive care unit patients? Crit Care Med, 35: S18-S23, 2007
16) Titsworth WL, et al: The effect of increased mobility on morbidity in the neurointensive care unit. J Neurosurg, 116: 1379-1388, 2012

17) Winkelman C, et al: Examining the positive effects of exercise in intubated adults in ICU: a prospective repeated measures clinical study. Intensive Crit Care Nurs, 28: 307-318, 2012

18) Lord RK, et al: ICU early physical rehabilitation programs: financial modeling of cost savings. Crit Care Med, 41: 717-724, 2013

19) Dasta JF, et al: Daily cost of an intensive care unit day: the contribution of mechanical ventilation. Crit Care Med, 33: 1266-1271, 2005

20) Fuehner T, et al: Extracorporeal membrane oxygenation in awake patients as bridge to lung transplantation. Am J Respir Crit Care Med, 185: 763-768, 2012

21) Nosotti M, et al: Extracorporeal membrane oxygenation with spontaneous breathing as a bridge to lung transplantation. Interact Cardiovasc Thorac Surg, 16: 55-59, 2013

22) Petersen AM & Pedersen BK: The anti-inflammatory effect of exercise. J Appl Physiol (1985), 98: 1154-1162, 2005

Column

ECMO를 통해 중환자 치료의 정체성을 생각하다

현재 중환자실 관리라고 하지만 매우 다양한 형태의 중환자실이 있습니다. 저는 중환자 전담 의사가 되고 나서 중환자실의 정체성이란 무엇인지, 마취통증의학과도 아니고, 응급의학과도 아니고, 순환기 집중치료(CCU)도 아니고, 뇌혈관 집중치료(SCU)도 아니지만 집중치료의 정체성에 관해서 나름 의식을 강하게 가지고 있었습니다. 전반적인 관리의 기술적 측면은 마취통증의학과 의사가 더 뛰어나고, 초기 응급 치료에 있어서는 응급의학과 의사가 더 뛰어나다고 생각합니다. 진단과 치료에 있어서는 내과 의사가 더 뛰어나고, 순환기 질환과 뇌혈관 질환은 순환기내과, 신경과나 신경외과 의사에게 당할 수 없습니다. 중환자실 전담 의사가 가장 뛰어난 기술은 무엇일까요? 애초에 중환자실 전담 의사라는 정체성이 있었을까요?

저는 성인 내과계 중환자실부터 소아 중환자실까지 폭넓게 중환자 치료를 경험했지만, 중환자 치료 의사로서 크게 성장할 수 있었던 것은 KAROLINSKA ECMO CENTER에서의 임상 경험이었습니다. 물론 A(기도), B(호흡), C(순환) 관리는 마취통증의학과, 응급의학과와 마찬가지로 절대적으로 필요한 사항이지만, 중환자를 장기적이고 안정적으로 관리할 수 있는 기술은 중환자실 전담 의사가 가장 주요한 목표로 삼아야 할 부분이라고 생각합니다. KAROLINSKA ECMO CENTER 센터에서 배운 것은 주로 다음 3가지 항목입니다.

① 검사상의 수치를 치료 대상으로 삼는 것이 아니라 환자 자신의 신체 소견과 증상을 보면서 약물을 세세히 조절하고, 검사상의 수치에 관해서는 완벽을 추구하지 않고, '충분한' 수준에서 관리함으로써 부작용을 일으키지 않고 관리한다.

② 환자가 생존할 수 있는지를 결정하는 것은 '어떻게 관리할 것인가'보다 배경 질환의 정확한 진단과 치료가 더 큰 영향을 미친다. 집중치료는 환자가 회복될 때까지의 시간을 (안정된 상태로) 확보하여 더욱 적극적으로 검사 · 치료가 이루어질 수 있는 환경을 조성함으로써 예후 개선에 기여한다.

③ 내과적 질환의 중증 환자, 또는 진단이 내려지지 않은 환자의 경우, 장기적인 관리를

예상하여 관리 순서를 짜는 것, 특수한 질환의 호흡관리나(교원병, 혈관염, 혈액질환이 아닌 경우) 부신피질스테로이드의 대량 투여를 통해 단기 승부를 하지 않고, 특수한 관리법이나 약물을 구사하여 질병을 '치료'한다는 관점보다는 먼저 수분관리를 적절히 하여 부종을 개선하고, 그다음 영양상태를 개선하고, 동화작용(anabolism) 상태로 가져가면서 환자의 면역력과 회복력을 최대한 살릴 수 있는 전신상태를 만들어 자력으로 회복하기를 도와준다.

ECMO에서는 마취통증의학과, 응급의학과, CCU, SCU에서는 습득할 수 없는 장기적이고 안정적으로 환자를 유지하기 위한 지식과 기술이 절대적으로 필요하며, 또한 그것을 습득할 수 있는 좋은 기회이기도 합니다. 앞으로 ECMO를 공부하는 선생님들에게 전하고 싶은 것은 ECMO라는 '치료' 자체가 예후를 개선하는 것이 아니라 매우 심각한 호흡부전이나 다발성 장기부전인 경우 기존의 ICU 관리보다 ECMO가 진정관리가 용이하고 영양상태를 개선하기 쉽기 때문에 결과적으로 예후를 개선하고 있다는 것입니다. 시설에 따라서는 ECMO 도입 후 근이완제를 사용하여 진정시키고, 영양도 정맥주사로 공급하며, ECMO 중에는 CT 등의 검사를 가급적 하지 않는 시설도 있지만, 이러한 관리로는 장기적인 관리가 어렵고, 영양상태가 개선되지 않으며 환자 자신의 면역력이나 회복력 향상을 기대할 수 없습니다. 다시 한번 말씀드리지만, ECMO 도입 후에도 ICU 관리의 기본인 진정, 진통, 영양 최적화, 재활 등을 시행하는 것이 중요합니다. KAROLINSKA ECMO CENTER에서는 ECMO 도입 후 한 달이 지나도 부종이 악화되어 장기부전이 악화되는 경우는 거의 경험하지 못했습니다. 다만, ECMO를 도입하여 좋은 상태를 유지해도 원래의 폐질환이 호전되지 않는 경우가 있는데, 이 경우 ECMO 중단을 결정하기도 합니다.

마지막으로 제 스승이신 팔머 교수님(KAROLINSKA ECMO CENTER)께서 저에게 전해주신 메시지를 제가 집중치료를 지망하는 모든 분들께 전하고 싶습니다.

"(중환자실 직원인) 우리가 병을 치료하는 것이 아니라 환자가 스스로의 힘으로 병을 극복하는 것입니다. 우리가 할 수 있는 것은 그 환자의 회복을 지원하는 것뿐입니다."

Toshiyuki Aokage

글을 마치며

'ECMO는 결국 단순한 생명유지장치에 불과하다'라고 공부해 왔습니다. 그러나 그 단순한 생명유지장치를 장착하고, 자가 장기를 쉬게 하고, 합병증이 적게 세심한 관리를 하고, 환자가 편안하게 느낄 수 있는 의료를 제공하고, 그리고 안전하고 고통 없는 Mobilization을 실현함으로써, ECMO는 단순한 소생장치에서 치료장치로 변모해 간다고 생각됩니다.

몸을 일으킬 수 없는 Post-Intensive Care Syndrome (PICS)이 빈번한 중환자실 환자도 ECMO를 장착함으로써 움직일 수 있게 함으로써 이를 예방할 수도 있습니다. 깨어나서 자신의 의지로 팔다리를 움직이고, 어떤 목적에 따라 자신이 하고 싶은 행동을 할 수 있게 되는 것이지요. 그것이 환자의 삶의 희망이 되고, 살고 싶은 욕망이 되고, 병을 극복하려는 강한 의지가 되는 것입니다. ECMO란 바로 그런 장치라고 생각합니다.

Takayuki Ogura

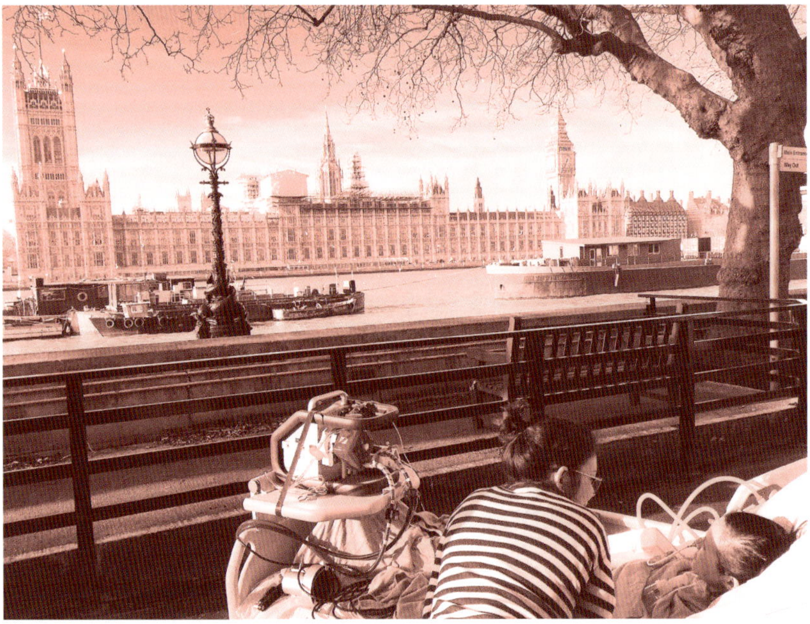

템스강변에서 빅 벤을 바라보고 있는 ECMO 환자의 사진입니다.
서두르지 않고 느긋하게 요양하게 해주는 ECMO는 정말 멋진 치료 여행이라고 생각합니다.

색인

한글

가스 교환 75
감각적 편안함 181
감염증 139
공감적 태도 181
공기 색전증 90
구급헬기 154
근이완제 137
급성순환부전 162
기계 관련 합병증 49, 56
기분 좋은 각성 181
대퇴동맥으로의 return 유량 43
동맥혈 산소포화도 80, 149
막 면적 78
무맥성 전기 활동 162
복부 대동맥으로의 혈액 공급 123
분압 75
산소 첨가량 77
산소 함량 34, 77
산소포화도 30
생명유지장치 16
소생 108
수분 82
순환혈장감소성 109
순환보조 104
신경근육 질환 189
신장 기능 장애 52
심실세동 162
심실조동 162
심인성 109
심장 ECMO 38, 104
심장 bypass 38
심정지 162
심폐정지 158
용혈 54, 98
원심펌프 64
긴급도 평가 108
이상체중 136
인공폐 60
인공폐 기능 부전 54
인공호흡기 관련 폐손상 27
인공호흡기 관리 132
재순환 83, 90
저산소혈증 158, 161
정보 제공 181
조기 퇴원 187
중증도 평가 112
중증 환자 관리의 우선순위 106
중탄산 이온 79
지원 182
체순환 23
체표면적 136
초음파 검사 163
출혈 50
패혈증 139
펌프 61
폐 보호 전략 28
폐색성 109
폐순환 23
하지 bypass 128
한계 유량 78
합병증 49
항균제 141
항응고제 92
항응고요법 92
항혈소판제 51
헤모글로빈 농도 36
헤파린 92, 95
혈관 내피세포 176

혈류량 136
혈소판 감소 50
혈액분포이상성 109
혈액응고 관리 176
혈액응고 이상 50
혈장 유리 헤모글로빈 수치 100
혈중 이산화탄소 분압 150
호흡 ECMO 23, 131
호흡보조 130, 146
혼합 포인트 123
환자 관련 합병증 49, 50
회로 모니터링 87, 100
회로 관련 합병증 49, 53
회로 67, 84
회로 내 혈전증 53

영문

ABCDE 108
aPTT 92, 96
Awake ECMO 180, 194
Biomarker 143
Cannula 삽입 부위 146
Cannula 선택 69
Cardiogenic shock 106
Catecholamine 42
Catheter 관련 혈류성 감염 52
Chiari network 127
CO_2 해리곡선 80
DAMPs 98
Drainage cannula 61
Early Mobilization 187, 191, 194
ECMO 16
ECMO weaning 119
E-CPR 154
E-CPR의 적응증 158
Fick의 확산 법칙 81
IABP 46
ICU 관리 115
Lung Rest Setting 30
PICS (Post Intensive Care Syndrome) 189
PO_2/F_iO_2 비율 132
Post ECMO fever 152
Return cannula 62
RUSH Examination 173
SaO_2 149
Shock 109
Sweep gas 81
V-A ECMO 17
V-A ECMO weaning test 119
VILI (Ventilation Induced Lung Injury) 27
V-V ECMO 17
V-VA ECMO 123

프로필

감수

うじ け よしひと
氏家良人

오카야마대학 명예교수

1975년 삿포로 의과대학 의학부 졸업, 동대학 마취과 입국

1985년 삿포로 의과대학 마취학 강좌 강사

1987년 삿포로 의과대학 부속병원 응급집중치료부 부부장 · 강사

1991년 미국 피츠버그대학 이식외과 유학(문부싱 재외연구원)

1995년 미야자키 의과대학 응급의학 강좌 조교수

2000년 오카야마 의과대학 응급의학 응급의학 강좌 교수

2015년 오카야마 의과대학 명예교수, 가와사키 의과대학 응급종합진료 의학강좌 특임교수 현재에 이름

2012년~2016년 일반사단법인 일본집중치료의학회 회장 역임.

집필

お ぐらたかゆき
小倉崇以

마에바시 적십자병원 중증구명응급센터 집중치료과 · 응급과 부부장

2009년 도쿄 지케이카이 의과대학교 졸업. 2015년 King's college London Guy's and St Thomas Hospital ECMO center 유학. 2016년 Cambridge University Health Partner Papworth Hospital ECMO center 유학. 2017년부터 현직.

의학박사, 응급의학과 전문의, 중환자치료 전문의, 호흡기치료 전문의, 일본항공의료학회 인증 지도의, 외상전문의.

World Health Organization (WHO) Emergency Medical Team Burn guideline 작성 프로젝트 위원 American Heart Association (AHA)

Resuscitation Science Symposium Young Investiger Award 2012년부터 6년 연속 수상.

あおかげとしゆさ
青景聡之

오카야마대학 대학원 의치약 종합연구과 고령자 응급의료학 · 오카야마대학병원 중증구명 응급센터

2004년 일본의과대학 졸업 후, 히로시마 시립 히로시마시민병원에서 초기 및 후기 연수를 거쳐 2009년부터 일본의과대학 부속병원 중환자실에서 근무. H1N1 인플루엔자 대유행이 발생하여 ECMO에 관심을 갖고 ECMO 프로그램을 시작. 2013~2015년 Karolinska University Hospital에 있는 ECMO 센터에 유학. 2017년 도쿄도립 소아종합의료센터 중환자실에서 근무. 2018년부터 오카야마대학병원 중증구명응급센터 소속으로 근무하고 있다. 전문의: 내과 전문의, 순환기 전문의, 중환자치료 전문의, 호흡기치료 전문의.

알기 쉽게 설명하는 ECMO의 기본

환자 친화적인 심장 ECMO, 호흡 ECMO, E-CPR에 대한 생각하는 법을 알려 드립니다!

2024년 8월 20일 인쇄
2024년 8월 30일 발행

저자 | 小倉崇以, 青景聡之
역자 | 이동원
감수 | 나승운(고려대학교 의과대학 순환기내과)

임프린트 | 도서출판 대한의학
발행인 | 신은주
책임편집 | 서선영
출판등록 | 2003년 9월 27일 제 25100-2014-000011호
발행처 | ㈜에스앤씨퍼블리싱
주소 | 서울특별시 구로구 디지털로 288 대륭포스트타워1차 1209호
전화 | (02)921-0653
e-mail | medbook2000@daum.net
홈페이지 | www.dhmbook.co.kr
www.medbook.co.kr

정가 | 50,000원
ISBN | 979-11-5590-279-0 93510

「やさしくわかるECMOの基本」氏家良人/監, 小倉崇以, 青景聡之/著